©   Verlag Zabert Sandmann
München
1. Auflage 2005
ISBN 3-89883-102-7

Redaktion	Petra Münzel-Kaiser, Karen Guckes-Kühl
Redaktionelle und konzeptionelle Mitarbeit	Ulrich Pramann
Graphische Gestaltung	Georg Feigl, Werner Kopp
Illustrationen	Axel Kock
Herstellung	Karin Mayer, Peter Karg-Cordes
Lithographie	Christine Rühmer
Druck und Bindung	Mohn Media · Mohndruck GmbH, Gütersloh

Dr. Johannes R. Weingart

So stärken wir unsere Gelenke

Strategien für ein besseres Leben

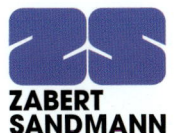

ZABERT
SANDMANN

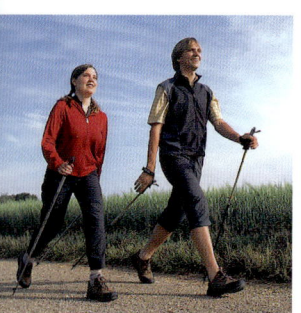

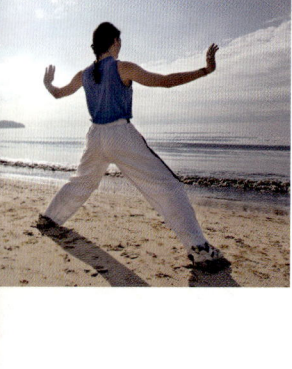

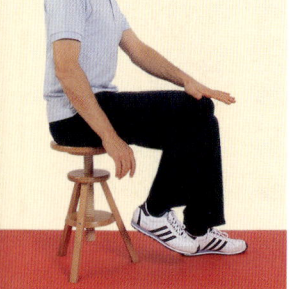

von etablierten Verfahren wie Massage bis zu neuen Methoden wie der Proliferationstherapie. Der Milliardenmarkt der Schmerz- und Gelenkmittel. Was man selbst tun kann und ab wann man sich besser in die Hände eines Spezialisten begibt

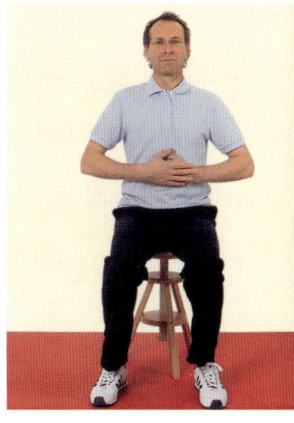

Ernährung – so versorgen Sie Ihre Gelenke optimal   142

Ernährungsumstellung – ein Muss bei Gelenkproblemen. Welche Lebensmittel Säurebildner und welche Basenspender sind. Vitamine und Mineralien für die Gelenke. Der große Check: Wie gut ist Ihre Verdauung und welcher Verdauungs-Typ sind Sie?

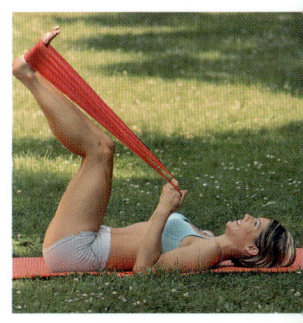

Bewegung – so trainieren Sie Ihre Gelenke optimal   178

Der Mensch – ein Bewegungstier. Die besten Sportarten für Körper, Geist und Gelenke. Die fünf goldenen Gelenkübungen. Der große Check: Welcher Gelenk-Typ sind Sie und welcher Sport ist gut für Ihren Gelenk-Typ?

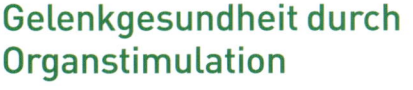

Gelenkgesundheit durch Organstimulation   220

Organstimulation durch Muskeldehnung. Stimulationsübungen für die wichtigsten »Gelenk-Organe«

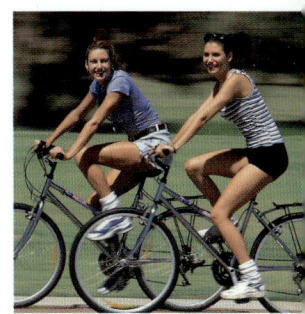

Liebe Leserin, lieber Leser,

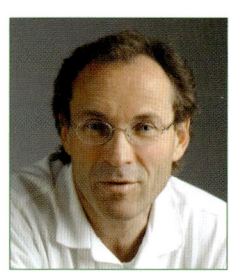

Gelenkerkrankungen zählen zu den neuen großen Volkskrankheiten. Jeder Zehnte leidet hierzulande an den Folgen von kranken Gelenken. Jeder zweite Erwachsene über 35 Jahre hat bereits Arthrose, oft ohne es zu wissen. Jahr für Jahr werden rund 180.000 künstliche Hüftgelenke eingesetzt. Vielfach unterschätzt ist auch Rheuma: Von chronischen rheumatischen Beschwerden betroffen sind immerhin etwa 800.000 Menschen. Doch wenn ein Gelenk krank ist, leidet die Lebensqualität massiv: Dauerschmerzen, mangelnde Mobilität und sinkende Lebensfreude sind die Folge.

Die Folge unseres Lebensstils

Natürlich sind Gelenkbeschwerden heute der Preis, den wir bezahlen, dass wir immer älter werden. Denn nicht alle unserer Körperteile sind auf eine deutlich längere Lebensdauer ausgerichtet: Abnutzung und Verschleiß betreffen vor allem die Gelenke, und die melden sich mitunter mit großen und chronischen Schmerzen. Wer Gelenkbeschwerden aber nur auf das steigende Lebensalter zurückführt, macht es sich zu einfach. Unser heutiger moderner Lebensstil ist es hauptsächlich, der die Sehnen, Bänder, Muskeln und Knorpel der Gelenke über alle Maßen beansprucht und schädigt. Viel zu lange sitzen wir heute vor dem Fernseher, im Büro oder im Auto – wir unterfordern unsere Gelenke geradezu. Keinen Gefallen tun wir unseren Gelenken aber auch dann, wenn wir meinen, all dieser Inaktivität ein Ende setzen zu müssen und uns dann plötzlich beim Sport verausgaben – sei es, wenn wir einmal im Monat Squash spielen oder uns ohne vorausgehendes Training beim Skiurlaub in den Alpen vergnügen. Und was viele nicht wissen: Auch falsche Ernährung und eine dadurch bedingte Fehlverdauung kann unseren Gelenken auf Dauer schaden.

Die eigene Aufmerksamkeit richtet sich häufig erst in dem Moment auf die eigenen Gelenke, wenn diese nicht mehr so richtig mitspielen, sie sich schmerzhaft zu Wort melden. Erst in dieser Situation merken die meisten, wie wichtig diese zentralen Verbindungen zwischen unseren Knochen sind. So weit muss es nicht kommen. Gelenkverschleiß kann man frühzeitig vorbeugen und mit den richtigen Therapien erste Beschwerden lindern.

Die Gelenkgesundheit selbst in die Hand nehmen

Sind Sie bereit, etwas zu ändern – Ihren Gelenken zuliebe? Wollen Sie Ihre Lebensqualität steigern, Gelenkbeschwerden keine Chance geben? Dieses Buch zeigt Ihnen, was Sie selbst dafür tun können, damit Ihre Gelenke gesund bleiben. Es ist zugleich ein Wegweiser, der Ihnen zeigt, wie Gelenkerkrankungen erfolgreich behandelt werden können. Dabei kommen etablierte Verfahren ebenso zu Wort wie neue Konzepte.

Ein ganz wichtiges Ziel dieses Buches ist: Werden Sie Ernährungsexperte. Denn bewusste und individuell abgestimmte Ernährung ist ebenso wichtig für gesunde Gelenke wie die richtige Bewegung. Sie werden begeistert sein, wie einfach es ist, sich perfekt zu ernähren. Ich bin stolz darauf, dass ich Ihnen für diesen wichtigen Bereich ein neues Konzept vorstellen kann, das ebenso einleuchtend wie leicht umsetzbar ist.

Und was die Bewegung betrifft, so erfahren Sie, welche Sportart für welchen Gelenk-Typ geeignet ist. Gezielte Bewegung ist das A und O für unsere Gelenke. Deshalb habe ich auch für Sie einfache, aber ungemein wirksame Übungen für zu Hause entwickelt: Nur 5 bis 10 Minuten pro Tag genügen, damit Ihre Gelenke ein Leben lang zufrieden sind. Ich möchte Sie begeistern für den wichtigsten Körper, den es für Sie gibt – Ihren eigenen.

Ich wünsche Ihnen von ganzem Herzen viel Spaß mit diesem Buch und so viel Energie, dass Sie sich täglich ein paar Minuten frei machen für Ihre Gelenke. Denn jeder ist so jung wie seine Gelenke!

Herzlichst
Ihr
Dr. med. Johannes Weingart

Gelenkerkrankungen – die neuen Volkskrankheiten

Otto Mayer stammt noch aus der Generation, die nichts geschenkt bekommen hat. Er musste immer hart arbeiten, hatte es mit Fleiß zum Geschäftsführer gebracht, aber es hat sich gelohnt: Er hat fast alles erreicht, was man im Leben erstreben kann.

Er war ein Arbeitstier, doch insgeheim hatte er sich schon seit Jahren auf sein Dasein als Rentner gefreut. Schon lange machte ihm zwar morgens zuweilen diese Steifheit im ganzen Körper zu schaffen und Rückenschmerzen die erste halbe Stunde des Tages. Aber diese Warnzeichen ignorierte er, schließlich musste er »Gas geben«.

Oh ja, er opferte allerhand für den Erfolg. Spaziergänge, das geliebte Tennisspielen? Es fehlte die Zeit. Immer ging das Geschäftsleben vor, er vertagte seine sportlichen Aktivitäten gedanklich auf den Ruhestand. Mit den Jahren legte er deutlich an Gewicht zu, schleppte etliche Kilos zu viel mit sich herum.

Der Tribut des Übergewichts

Irgendwann verharrte das Gefühl der Steifheit länger im Körper, beim Treppensteigen schmerzten die Sprunggelenke und besonders die Kniegelenke – das Übergewicht forderte seinen Tribut.

Karl war 64 Jahre alt, als er zum ersten Mal zu uns zur Behandlung kam. Jetzt hätte er Zeit gehabt für Tennis und andere körperliche Betätigungen, doch die Schmerzen in Rücken, Knien und Sprunggelenken waren nur noch mit Schmerzmitteln zu ertragen. Seine Lebensfreude und die Lebensqualität litten erheblich, weil der Körper nicht mehr mitspielte – vor allem seine Gelenke nicht. Otto Mayer haderte mit seinem Schicksal.

Sind Steifigkeit, Gelenkschmerzen und zunehmende Immobilität wirklich unausweichliche Begleiter des Alters?

Der Preis des Älterwerdens

Stimmt, wir werden immer älter. Oh ja, das ist ein wunderbares Geschenk, das wir unseren besseren Lebensumständen und auch der modernen Medizin verdanken. Bei den heutigen Verhältnissen werden die meisten von uns ihren 80. Geburtstag feiern, und viele Frauen unter uns werden sogar 85 Geburtstagskerzen anzünden können. Dabei ist es nur knapp 100 Jahre her, also nur vier Generationen, dass hierzulande von 100 Menschen gerade einmal 16 ihren 60. Geburtstag erleben durften.

Die Krux ist: Jeder will älter werden, aber keiner will alt sein. Das heißt: Wir möchten auch im hohen Alter noch mobil, vital und aktiv sein. Und wir erwarten, nein, wir verlangen geradezu, dass unsere Ausdauer und Flexibilität weiterhin erhalten bleiben und wir mit den Anforderungen des Lebens gut klarkommen. Nur dann glauben wir, das zu haben, was wir Lebensqualität nennen.

Unsere ständig steigende Lebenserwartung ist ein Segen, aber auch ein Fluch, denn die Jahre gehen an keinem spurlos vorüber.

Die Spuren der Jahre

Dem Privileg unserer Generation, ein hohes Lebensalter zu erreichen, stehen allerdings schnöde Naturgesetze der Biologie entgegen und oftmals auch unsere moderne, sorglose, geradezu ignorante Lebenseinstellung. Manche unserer Körperteile halten das besser aus, andere schlechter – es sind längst nicht alle auf die deutlich längere Lebensdauer oder die dauerhafte Überbelastung durch Übergewicht oder Fehlhaltungen eingestellt. Abnutzung und Verschleiß sind die Folgen. Und diese äußern sich dann in Schmerzen, die mitunter schlimm und chronisch sind.

Spätestens dann leidet nicht nur der Körper, sondern auch die Lebensqualität – und zwar massiv. Millionen Menschen hierzulande sind betroffen, sie klagen über Rückenschmerzen und über die Folgen von Arthrose. Gelenk- und Wirbelsäulenleiden, ja selbst Rheuma sind zu neuen großen Volkskrankheiten geworden. Aufgrund der hohen Brisanz des Themas hat die Weltgesundheitsorganisation (WHO) das laufende Jahrzehnt (2000–2010) zur Dekade der Knochen- und Gelenkerkrankungen erklärt.

Arthrose – Gelenkproblem Nr. 1

Arthrose ist die Folge eines übermäßigen Gelenkknorpel-Verschleißes. Das Arthroserisiko steigt bis zum 70. Lebensjahr an: In Deutschland leiden sicher mehr als 10 Millionen Menschen an arthrotischen Gelenkbeschwerden.

In Deutschland leiden heute bereits über 10 Millionen Menschen an Arthrose – Tendenz steigend.

Ausgelöst werden diese starken Abnutzungserscheinungen durch einseitige körperliche Belastung und Fehlhaltungen in Beruf und Alltag. Aber auch das Alter trägt zu dem Prozess bei: Mit zunehmenden Lebensjahren steigt der Anteil der Menschen, an deren Gelenken arthrotische Veränderungen nachweisbar sind. Bei den Senioren ab 65 Jahren sind es sicher über zwei Drittel – mit steigender Tendenz. Doch schon jeder Zweite über 35 hat bereits angegriffene Gelenke und weiß (noch) nichts davon.

Bleibt eine beginnende Arthrose unbehandelt, kann der Gelenkknorpel nach und nach völlig zerstört werden. In der Endphase reiben die Knochenenden im Gelenk ohne ihren schützenden Knorpelüberzug aneinander, was starke Schmerzen verursacht.

Hauptsächlich betroffen: Knie- und Hüftgelenke

Besonders betroffen von der Arthrose sind die Hüft- und Kniegelenke. Kein Wunder, schließlich sind sie doch laufend enormen Kräften ausgesetzt. Werden die Schmerzen unerträglich und nimmt die schmerzfreie Gehstrecke ständig ab, scheint oft ein künstliches Gelenk, das in den Körper eingebaut wird, die letzte Hoffnung zu sein. Nicht einmal erlauchte Häupter sind davor gefeit, wie das Beispiel der britischen Königinmutter gezeigt hat. Queen Mum, damals 97-jährig, stürzte unglücklich und brach sich ihre linke Hüfte. Sie erhielt einen Hüftgelenkersatz, der sie noch für einige Jahre wieder mobil machte.

Bei uns ist es immerhin schon jeder 25., der irgendwann ein neues Hüftgelenk erhält: Nach Angaben der Deutschen Gesellschaft für Orthopädie werden jedes Jahr rund 180.000 künstliche Hüftgelenke implantiert. Weltweit sind es jährlich sogar fast eine Million Kunsthüften-Empfänger, denen ein Leben im Rollstuhl oder ein steifes Becken erspart bleibt. Rund 8000 Euro kostet im Schnitt der Eingriff. Hollywood-Stars wie Liza Minelli und Liz Taylor sind ebenso hüftoperiert wie TV-Liebling Fritz Wepper oder Fußball-legende Gerd Müller. Die Routineoperation gilt als harmlos, wenn auch nicht immer als erfolgreich: Jeder fünfte Patient klagt im An-schluss über Schmerzen. Nicht selten erweist sich die Verbindung zwischen der Innenprothese und dem sie umgebenden Knochen als instabil. Dann wird ein weiterer Eingriff nötig. Selbst im güns-tigsten Fall hält eine künstliche Hüfte allenfalls 15 Jahre.

Rheuma – vielfach unterschätzt

Laut der Deutschen Rheuma-Liga leiden etwa 800.000 Deutsche unter chronischem Rheuma, das heißt, sie sind vom Zeitpunkt des Auftretens an meist lebenslang immer wieder von aufflammender Gelenkentzündung betroffen.

Streng genommen gibt es »das Rheuma« gar nicht. Es bezeich-net im allgemeinen Sprachgebrauch eine Vielzahl an Schmerzzu-ständen mit ähnlichen Symptomen. Der Arzt greift deshalb lieber zu der Bezeichnung »rheumatische Erkrankungen«. Gemeinsam ist allen rheumatischen Erkrankungen der ziehende Schmerz in Knochen, Gelenken, der Wirbelsäule, den Nerven und der Mus-kulatur. Sie können in jedem Alter auftreten, die Wahrscheinlich-keit dafür steigt allerdings mit zunehmendem Alter. Dennoch sind auch bereits Kinder und Jugendliche betroffen, hierzulande leiden immerhin rund 50.000 an Rheuma.

Über die Ursache von rheumatischen Erkrankungen weiß man – trotz intensiver Forschungen – bis heute wenig. Die Vererbung könnte eine gewisse Rolle spielen, bestätigt ist dies aber noch nicht. Die meisten Mediziner gehen von einer Fehlsteuerung des Im-munsystems aus. Dabei werden körpereigene Substanzen von Zel-len des eigenen Immunsystems angegriffen. Die Folge: Die kör-pereigene Abwehr richtet sich gegen körpereigenes Gewebe und Gelenke, und es kommt zu Entzündungen, wo kein eigentlicher Auslöser oder Erreger zu finden ist.

Nicht nur alte Menschen leiden unter Rheuma, allein 50.000 Kinder und Jugendliche sind bei uns davon betroffen.

Gicht – ebenfalls eine Folge des Lebensstils

Gicht ist eine Stoffwechselkrankheit, bei der ein Zuviel an Harnsäure im Blut dazu führt, dass diese im Gelenk kristallisiert und dort eine äußerst schmerzhafte Entzündung auslösen kann. Betroffen sind meist das Großzehengrundgelenk oder das Daumengelenk. Ein Gichtanfall kann unbehandelt über Tage anhalten. Ein bis drei Prozent aller Deutschen leiden unter Gicht, Männer sind dabei zehnmal häufiger betroffen als Frauen.

Früher galt die Gicht als »Fürstenkrankheit«. Und auch heute klagen eher diejenigen über die schmerzhafte Gelenkerkrankung, die ihr Leben sonst in vollen Zügen genießen. Ein üppiges Essen, ein edler Tropfen und von allem ein bisschen zu viel – das sind die typischen Auslöser der Gichtanfälle.

Fibromyalgie, die rätselhafte Krankheit

Die Fibromyalgie ist eine häufige, aber oft nicht richtig diagnostizierte Erkrankung. Das mag auch daran liegen, dass man über ihre Ursachen immer noch nicht viel weiß.

Das Fibromyalgie-Syndrom, das übersetzt so viel bedeutet wie »Faser-Muskel-Schmerzzustand« ist eine Form von »Weichteilrheumatismus«. Die Betroffenen haben »überall« im Körper Schmerzen, besonders auch am Rücken, wo die Muskeln in die Sehnen übergehen. Hinzu kommen unterschiedlichste weitere Beschwerden wie Schlafstörungen, Depressionen und Magenbeschwerden. Zwischen ein und drei Prozent der Bevölkerung leiden darunter, man geht von über einer Million Betroffenen hierzulande aus – 90 Prozent davon sind Frauen. Meist beginnen die Beschwerden zwischen dem 35. und 40. Lebensjahr.

Zwar ist die Fibromyalgie nicht lebensbedrohlich, doch schränkt sie unbehandelt die Lebensqualität drastisch ein. Und sie stellt langfristig wegen der ständigen Muskelanspannung auch für die eigentlich gesunden Gelenke eine echte Gefährdung dar, da der Gelenkknorpel durch die Anspannung ständig zusammengepresst wird und sich so nicht mehr mit Nährstoffen versorgen kann.

Das Krankheitsbild ist selbst heutzutage weitgehend rätselhaft und noch wenig verstanden, da es der Wissenschaft bis jetzt nicht gelungen ist, eine echte Ursache dafür zu finden.

Das moderne Leben und seine Folgen

Wer seine Gelenkbeschwerden nur auf sein steigendes Lebensalter zurückführt, macht es sich aber zu einfach. Nicht erst heute werden Menschen alt, auch wenn es in früheren Zeiten eher die Ausnahme war: Hippokrates, der berühmte hellenische Arzt, soll 104 Jahre alt geworden sein. Michelangelo brachte es immerhin auf 92, Isaac Newton und Albert Schweitzer auf 90, Wolfgang von Goethe auf 82 Jahre. Von Gelenkerstarrung, Bewegungsunfähigkeit oder Arthrose ist bei diesen Menschen nichts bekannt.

Gelenkprobleme sind also keine reine Alterserscheinung: Erst das, was wir modernes Leben nennen, wird für unsere Gelenke, die Bandscheiben, Sehnen und Muskeln häufig zur Strapaze.

Einerseits fördert unser moderner Lebensstil den Bewegungsmangel, andererseits verführen immer neue Funsport-Arten zu einseitigen Überbelastungen.

Unter- und Überlastung – beides hat Folgen

Wir Autofahrer, Bürohocker, Fernsehglotzer, Sitzriesen und Aktivzwerge belasten uns entweder sehr einseitig, manchmal überfordern und meist unterfordern wir uns. Doch jedes Gelenk lebt von der Bewegung. Inaktivität führt zu Unterversorgung des Gelenks mit lebenswichtigen Nährstoffen, weil das Knorpelgewebe nicht durchblutet und nur über das »Auspressen« und Wiederaufsaugen der im Gelenk vorhandenen Flüssigkeit bei Bewegung ernährt wird (ausführlicher dazu s. S. 31). Das bedeutet: Die Gelenkflüssigkeit muss immer in Bewegung bleiben und ständig erneuert werden, wenn der Knorpel optimal versorgt werden soll.

Wer sich aber permanent einseitig überlastet, im Beruf oder in der Freizeit, tut seinen Gelenken auch keinen Gefallen. Ebenso wenig derjenige, der sich einmal im Monat aufrafft, körperlich aktiv zu werden und es dann gleich übertreibt – da können seine untrainierten Gelenke einfach nicht mit, die Verletzungsgefahr ist groß.

Zum Beispiel beim Squash, dieser Modesport der 70er- und 80-er-Jahre ist heute wenig populär. Aber die Aktiven von einst spüren jetzt die Folgen. Und zwar schmerzhaft. Hauptsächlich getroffen hat es viele der damals schon Übergewichtigen, die es sich ein- bis zweimal die Woche richtig »gaben«, aber auf Ausgleichssport für die besonders beanspruchten Kniegelenke verzichteten. Das rächt sich heute. Sie leiden an Arthrose in Knie- und Sprunggelenken.

Jede sportive Generation macht ihre eigenen Fehler. Die Mehrzahl der vielen Inliner- und Mountainbiker geht heute ebenso sorglos an die Belastung heran wie damals die Squasher. Zwar werden die Gelenke weniger belastet, dafür rückt ein anderes Problem in den Vordergrund, die große Verletzungsgefahr. Die Statistik beweist es: In den Sommermonaten ist jeder Zehnte, der ein Krankenhaus akut aufsucht, ein verletzter Inliner oder Mountainbiker. Am häufigsten sind Schulter-, Knie- und Sprunggelenke betroffen mit Brüchen, Bandverletzungen und Schürfwunden. Die Folgen: lange Ausfallszeiten und bleibende Gelenk- und Funktionsschäden.

Bewegung ist wichtig – keine Frage. Sie sollten jedoch wissen, wie und welche Bewegung Ihnen und Ihren Gelenken gut tut. Ab Seite 178 finden Sie dazu ausführliche Empfehlungen.

Die Gelenke essen mit: falsche Ernährung

Bei unserer Ernährung ist durchaus nicht nur wichtig, was wir essen, sondern auch, wie wir es verdauen können.

Auch falsche Ernährung kann unseren Gelenken auf Dauer erheblich schaden. Doch was ist eigentlich die richtige Ernährung? Darüber sind sehr viele und fast immer sehr pauschale Empfehlungen im Umlauf. Doch was keine berücksichtigt, ist: Über die Gesundheit der Gelenke entscheidet nicht allein, was wir essen, sondern vor allem auch, wie gut wir es verdauen können.

Der Dünndarm ist unser Energieorgan Nummer 1. Erst wenn wir seine Funktion und seinen Zustand kennen, sind wir in der Lage, zu entscheiden, welche Ernährung für uns die richtige ist (mehr dazu Seite 142). Der erste Schritt ist also eine Selbstdiagnose (»Wie gut ist meine Verdauung?«), die jeder mit meinem Fragebogen treffen kann. Danach stellen wir fest: Welches Mischungsverhältnis von Eiweiß zu Kohlenhydraten ist optimal? (Check: Seite 156). Erst wenn beide Ergebnisse feststehen, sind Sie in der Lage, perfekte Entscheidungen für die Optimierung Ihrer Ernährung zu treffen – sowohl für Ihre Gelenke als auch für den übrigen Körper.

Übergewicht

Auch das steht fest: Übergewichtige haben viel häufiger Gelenk-probleme. Nur eine nachhaltige Gewichtsreduktion kann von die-sen Beschwerden befreien. Die großen Gelenke der Beine (Hüfte, Knie, Sprunggelenke) sind durch Übergewicht übermäßig belas-tet, weil sie bei jedem Schritt fast das gesamte Körpergewicht tragen und bewegen müssen. Darunter kommt es zur verstärkten Abnut-zung der Knorpeloberflächen. Das betrifft nicht nur die Knie- und Sprunggelenke, sondern auch und besonders die Gelenkflächen der Wirbelsäule. Die Arthrose der Wirbelgelenke führt zu Rü-ckenschmerzen, denen wie allen anderen arthrotischen Schmer-zen mit einem schlüssigen Therapiekonzept begegnet werden muss: Wichtig ist vor allem, den Teufelskreis von Schmerz, Mus-kelverspannung und Gelenkminderversorgung mit anschließend noch stärkerem Schmerz zu durchbrechen (s. S. 55).

Es ist ganz eindeutig: Wer Übergewicht hat, sollte das unbedingt reduzieren – auch seinen Gelenken zuliebe. Viel besser aber als ei-ne der unzähligen Kurzzeitdiäten ist folgendes einfache Rezept: Ab sofort mehr Bewegung und die richtige Ernährung. Welche Er-nährung und welche Sportart dabei für Sie persönlich die richti-gen sind, lesen Sie ab den Seiten 142 und 181.

> Jedes Kilo Über-gewicht bedeutet eine größere Abnut-zung für die Gelenke, vor allem die der Füße, Beine, Hüfte und auch die der Wirbelsäule.

Nehmen Sie Ihr (Gelenk-) Schicksal in die Hand

Mitten im Fortissimo des Schlusssatzes von Beethovens Appassio-nata krachte sein Klavierschemel zusammen. Das Publikum starr-te erschrocken zur Bühne. Doch der 81-jährige Arthur Rubinstein erhob sich ungerührt und brachte – halb auf den Trümmern des Schemels hockend, halb kniend – das schwierige Stück zu Ende, ohne Fehler, ohne Pause. Hinterher fragten sich viele, welche Leis-tung denn höher zu bewerten sei – seine künstlerische oder seine sportliche. Als Rubinstein nach dem Geheimnis beider Leistungen gefragt wurde, antwortete er lapidar: »Üben, üben, üben!«

Das Zauberwort Bewegung

Gelenkprobleme sind also kein Altersschicksal. Allerdings muss man etwas dafür tun, wenn man seine Gelenke bis ins hohe Alter funktionstüchtig halten möchte. Das Zauberwort heißt »Bewegung«. Sie ist nicht nur wichtig: Sie ist unerlässlich.

Bewegung heißt dabei regelmäßige, am besten tägliche Bewegung. Diese Regel gilt für alle Altersgruppen, jedem tut sie gut.

Bewegung muss wohl dosiert sein, weder zu viel auf einmal, noch gar keine ist der Gelenkgesundheit zuträglich. Man muss sich objektiv einschätzen und dann die richtige Sportart und Dosierung für sich wählen. Hilfestellungen dabei finden Sie auf Seite 181.

Auch wenn Sie bereits an Arthrose oder anderen Gelenkerkrankungen leiden, dürfen Sie auf keinen Fall die Hände in den Schoß legen. Im Gegenteil: Für Sie ist es umso wichtiger, (wieder) in Gang zu kommen. Gegen die akuten Schmerzen hat die Medizin inzwischen wirkungsvolle Konzepte erarbeitet, die weit über die klassischen Schmerztabletten hinaus reichen (s. S. 86–141).

> Mit regelmäßiger und richtiger Bewegung sowie der optimalen Ernährung sind gesunde Gelenke auch im Alter kein Hexenwerk.

Das Zauberwort Ernährung

Bewegung aber ist nicht der alleinige Schlüssel zum »Kombinationsschloss« Gelenkgesundheit. Wenn die Gelenke nicht mit den optimalen Nährstoffen versorgt werden, bleibt auch die beste Bewegungstherapie ohne Erfolg. Wie man sich optimal ernährt, wie man feststellt, welcher Verdauungs-Typ man selbst ist und in welchem Zustand das eigene Hauptorgan der Verdauung, der Dünndarm, ist, lesen Sie ab Seite 153.

Ein ganz neues Lebensgefühl

Kommen wir zurück zu Otto Mayer, der sich zu einem Paradepatienten entwickelt hat. Als er sich bei uns vorstellte, schien es, als habe er sich in sein Schicksal gefügt: lebenslange Gelenkschmerzen, kleiner Lebensradius, vielleicht würde er sogar bald einen Rollstuhl brauchen. Wir entwickelten für ihn ein Konzept für das nächste Jahrzehnt. Dabei ging es um die Ernährung, ein individuelles Bewegungskonzept und eine regenerative Injektionstherapie für Knie- und Sprunggelenke. Karl machte aktiv mit, er setzte sich ein wie in alten Zeiten – denn jetzt tat er das alles für sich. Auf das klar definierte Übungsprogramm und die Aufbauspritzen für die Gelenke (Proliferationstherapie, s. S. 135) sprach er perfekt an. Nach nur sechs Wochen konnte er wieder schmerzfrei gehen, die Treppen dieser Welt gehörten wieder ihm.

Was ihm weniger leicht fiel, war das neue Ernährungskonzept. Otto Mayer hatte stets nach dem Motto gelebt: »Wie man arbeitet, so isst man auch.« Immer zügig, immer schnell. Er musste erst lernen, langsam zu essen und häufiger zu kauen. Heute startet er seinen Tag nicht mehr mit der toten schwarzen Brühe, die man Kaffee nennt und die bei ihm nur dazu führte, dass er schnell sauer wurde – auf sich und andere. Inzwischen greift er zu Müsli und Tee statt Kaffee. Und auch wenn es dem Genussmenschen Otto Mayer schwer fiel, abends nicht mehr »voll reinzuhauen«: Inzwischen hat er das auch im Griff, nicht immer – aber immer öfter.

> Es ist (fast) nie zu spät, mit einer gesunden Lebensweise zu beginnen – doch am besten wäre es gleich heute.

Langsame, aber effektvolle Genesung

Er kennt außerdem nun sein Verdauungssystem besser, weiß um das für ihn optimale Mischungsverhältnis zwischen Eiweiß zu Kohlenhydraten. So hat sich sein Energieniveau zusätzlich verbessert.

Erfolge von solchen grundlegenden Korrekturen zeigen sich leider nicht sofort, bei den meisten erst nach frühestens drei bis sechs Monaten. Otto Mayer stand auch das durch. Er hatte ein klares Ziel vor Augen: Er wollte schmerzfrei in eine große Golfrunde gehen. Das ist heute, ein Jahr später, tatsächlich möglich. Er wiegt sechs Kilo weniger, hat neue Muskeln aufgebaut, seine Gelenke regeneriert. Neuerdings schwärmt er von Nordic Walking, dreimal pro Woche ist er mit den Stöcken unterwegs.

Otto Mayer genießt sein neues Leben und seine neue Bewegungsfreiheit in vollen Zügen. Er sagt: »Ich fühle mich jetzt 20 Jahre jünger als vor einem Jahr.« Und es stimmt tatsächlich: Denn jeder ist so jung wie seine Gelenke.

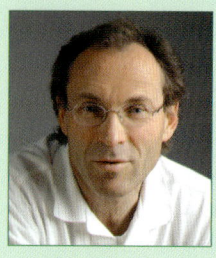

Dr. med.
Johannes R. Weingart

Führt zunehmendes Alter automatisch zu Gelenkschmerzen?

Nein, keinesfalls. Es ist nicht allein der Alterungsprozess, der unseren Gelenken zusetzt. Es gibt genügend prominente und weniger prominente Beispiele dafür, dass man in fortgeschrittenem Alter vital, gelenkig und schmerzfrei leben kann. Doch wie so oft: ohne Fleiß kein Preis. Je älter man wird, umso weniger sollte man es dem Zufall überlassen, ob die eigenen Gelenke fit bleiben. Wer aktiv dazu beitragen will, seine Mobilität bis ins hohe Alter zu konservieren, muss die Grundregeln beherzigen und sich »regelmäßig bewegen« und »vernünftig ernähren« – je früher Sie damit starten, desto besser.

Welche Dimension haben Gelenkerkrankungen bei uns inzwischen erreicht?

Mittlerweile leiden über zehn Millionen Deutsche massiv an den Folgen von Arthrose und Rheuma. Für die meisten beginnt der Leidensweg bereits zwischen dem 30. und 50. Lebensjahr. Das Hauptproblem ist aber ein anderes: nämlich, dass jeder Zweite über 35 bereits eine beginnende Arthrose aufweist – und noch nichts davon spürt, denn der Abbau von Knorpel tut lange Zeit nicht weh. Vom 60. Lebensjahr an haben fast alle Menschen an irgendeinem Gelenk eine mehr oder minder ausgeprägte Arthrose. Je früher man von dieser Degenerierung weiß, desto früher kann man gegensteuern.

Wie kann ich meine Gelenke bis ins hohe Alter fit halten?

Zwar muss jeder sein individuelles Konzept finden, was seinen Gelenken (und damit seinem Körper) gut tut, doch gibt es zwei gemeinsame Nenner für ein gesundes Leben: vernünftige, natürliche Ernährung und moderate, möglichst tägliche Bewegung. Und noch eine Regel sollten Sie beherzigen: Versuchen Sie ganz bewusst, Überlastungen körperlicher und psychischer Art zu vermeiden – das ist nicht nur für Ihre Gelenke die sicherste Garantie, fit bis ins Alter zu sein.

Wie nachteilig wirkt sich unser moderner Lebensstil auf die Gelenke aus?

Was wir modernes Leben nennen, erleben die Gelenke, Sehnen und Muskeln häufig als Strapaze: Einerseits unterfordern wir sie ständig durch konsequente Vermeidung von Bewegung (Auto- und Rolltreppenfahren, Fernsehschauen als Freizeitfüller), wir lassen sie im wahrsten Sinne des Wortes »verhungern«, andererseits fordern wir von den Gelenken aus dem Stand Höchstleistungen, z. B. ein Ski-Wochenende ohne jegliche körperliche Vorbereitung, ein anstrengendes Squash-Turnier nach einem Monat Bewegungspause. Das nehmen uns unsere Gelenke wirklich übel, das sollten wir unbedingt unterlassen. Wie hat doch Frank Sinatra in einem Interview einmal gesagt: »Wenn ich gewusst hätte, wie alt ich werde, hätte ich besser auf mich Acht gegeben.«

Was ist das wahre Gift für unsere Gelenke?

Nicht die normale Belastung der Gelenke führt zur Arthrose, sondern andauernde Unterbelastung bzw. die plötzliche oder ständige Überlastung unseres Bewegungsapparats beschleunigt den Untergang des Gelenkknorpels.

Schon wer die ersten Symptome spürt wie morgendliche »Anlaufschwierigkeiten«, Gelenkknarren oder gar immer wiederkehrende Schmerzen, sollte über den Umgang mit seinen Gelenken nachdenken.

Was kann ich tun, wenn ich schon Schmerzen habe?

Keine Panik, denn die meisten Gelenkschmerzen sind nicht gleichbedeutend mit einer Einbahnstraße Richtung Gelenkunbeweglichkeit. In praktisch allen Fällen ist ein Aufhalten der Verschlechterung, wenn nicht sogar eine Umkehr möglich.

Allerdings ist Ihre Eigeninitiative bezüglich Bewegungs- und Ernährungsumstellung unabdingbar. Von ärztlicher Seite kann die Regeneration zwar unterstützt werden, etwa durch Knorpel aufbauende Substanzen und Injektionen, doch das alles bringt nichts ohne Ihr Zutun.

Welche Bewegungsformen sind denn besonders empfehlenswert?

Meine Favoriten sind Aquajogging, also Gymnastik unter (Wasser-)Entlastung, aber auch Radfahren in ebenem Gelände bzw. auf dem Hometrainer und Nordic Walking. Jeder sollte seine Bewegungsform entsprechend seiner Beschwerden, aber auch seinen Neigungen auswählen, ab Seite 181 finden Sie dazu entsprechende Hinweise und Selbst-Checks.

Welche Rolle spielt die Ernährung?

So viel steht fest: Falsche Ernährung kann unseren Gelenken auf Dauer erheblich schaden. Falsche Ernährung führt dazu, dass die wichtigen Substanzen für die Gesunderhaltung und die Regeneration der Gelenke dem Körper nicht immer zur Verfügung stehen.

Was die richtige Ernährung ist, entscheidet aber nicht allein, was wir zu uns nehmen, sondern vor allem auch, wie gut wir es anschließend verdauen können. Deswegen empfehle ich Ihnen dringend, unsere Checks zur Verdauung und zum Verdauungs-Typ zu machen (s. S. 154).

Gelenke – die wahren Wunderwerke

Seit Jahrzehnten wird experimentiert, weltweit mit sehr großem Aufwand geforscht, alles versucht. Die modernsten Materialkombinationen aus Metall und Polyethylenkunststoff, aus Aluminiumoxidkeramik oder extrem teuren Titan-Keramik-Verbund wurden erprobt. Doch nichts, keine noch so aufwändige Technik oder Materialkombination erwies sich als so stabil, als so bruch- und verschleißfest und zudem so beweglich, wie ein menschliches Gelenk. Unsere Gelenke sind wahre Wunderwerke, die erstaunliche Leistungen vollbringen können.

Ohne Gelenke würden wir uns bewegen wie eine hölzerne Puppe. Wir könnten uns nicht drehen oder beugen, wir könnten nicht greifen, heben oder Hebel bedienen, wir könnten nicht kauen, laufen, tanzen, tippen, schreiben oder Sport betreiben. Damit wir uns von früher Kindheit an bis ins hohe Alter so differenziert bewegen können, hat die Natur unser Skelett mit rund 100 Gelenken ausgestattet. Diese sitzen an den Verbindungs- und Berührungsstellen vieler Knochen, verhindern, dass Knochen an Knochen reibt, und eröffnen ungeahnte Bewegungsmöglichkeiten.

Gelenke sind Schwerstarbeiter

Unser Bewegungsapparat besteht aus einem komplexen System – Knochen, Gelenke, Bänder, Sehnen, Nerven und Muskeln –, das auf faszinierende Weise funktioniert und deren Zusammenspiel minutiös koordiniert werden muss. Zum Beispiel beim Laufen: Beim Aufsetzen des Fußes auf den Boden werden dessen Gelenke mit dem Zwei- bis Dreifachen des Körpergewichts belastet – bei jedem Schritt. Doch nicht nur der Fuß, sondern auch Knie-, Hüft- und Schultergelenke sind aktiv in die Bewegungsarbeit eingebunden.

■ HOHE SCHUHE – HOHE BELASTUNG DER GELENKE

Je höher der Absatz des Schuhs, desto größer die Belastung der Gelenke – dieser einfache Zusammenhang wird von der Mode gern ignoriert. Tatsache ist: Hohe Absätze verändern das Haltungsbild. Man geht mehr ins Hohlkreuz, Menschen mit untrainierter Rückenmuskulatur entwickeln als Ausgleich einen Rundrücken. Oft sind dann Rückenschmerzen die Folge. Auch die Druckverhältnisse im Sprunggelenk und im Fuß verändern sich erheblich, weil die Schrittachse ja gekippt wurde. Die Druck- und Scherkräfte, die auf den einzelnen Gelenken dieser Region lasten, können sich auf diese Weise mehr als verzehnfachen.

Richtig gefährlich wird es auf Dauer für alle Gelenke der Hüfte abwärts dann, wenn der Absatz hoch und zudem schmal ist. Bei den meisten Frauen ist das Gehen auf Stöckelschuhen eine wacklige Angelegenheit. Die Folge ist häufiges Umknicken. Jedes Umknicken aber verursacht zumindest eine extreme Knorpelbelastung, wenn nicht sogar eine Verletzung. Dies ist häufig der Beginn einer schleichenden Arthrose. Aber nicht nur das Sprunggelenk schwebt in dieser Gefahr, sondern auch die benachbarten Gelenke von Knie und Fuß. So trägt die jeweilige Schuhmode zu einem erheblichen Teil zu den belastungsbedingten Arthrosen bei.

Beobachten Sie einmal das Zusammenspiel der vielen Beteiligten bei einem einzigen einfachen Schritt: Jeder Schritt beginnt mit dem Oberschenkelmuskel: Er hebt das Bein an, Muskel und Oberschenkelknochen drehen sich leicht nach außen. Diese Außenrotation endet mit dem Aufsetzen des Fußes auf dem Boden. Berührt der Fuß den Boden, wird das aufkommende Gewicht zunächst vom Fersenbein aufgefangen. Es wirkt selbst schon wie ein Stoßdämpfer, gibt aber auch die einwirkenden Kräfte an die Bänder von Waden- und Schienbein weiter. Nur einen Moment später rollt der Fuß nach vorn ab. Das Fersenbein wird entlastet und gibt die »Druckwelle« an die vielen Knochen des Vorderfußes weiter. Durch das feste Bandsystem des Fußes federt der Fuß gleich anschließend in die normale Form zurück.

Sobald das Gewicht des Körpers durch seine Vorwärtsbewegung die Fußgelenke wieder »freigegeben«, also entlastet hat, kann aus deren (passiver) Pufferleistung eine (aktive) Unterstützung des

Drangs nach vorn werden: Die Muskeln und die Bänder der Sprung- und Fußgelenke straffen sich, und der Fuß gibt dem Bein einen Schwung nach vorn.

Das Bein schwingt im Hüftgelenk nach vorn, dabei dreht sich das Hüftgelenk minimal und verteilt dadurch geschickt die Druckbelastung auf einen größeren Bereich in der Pfanne des Hüftgelenks. So wird der Druck für keine Stelle zu groß, ein breiterer Bereich des Gelenkknorpels wird jeweils kurz zusammengedrückt, aber auch gleich wieder entlastet. Das Schultergelenk dreht sich zur gleichen Zeit gegenläufig nach außen, der Arm pendelt nach vorn und unterstützt die Vorwärtsbewegung, bis der Oberschenkelmuskel wieder die Führung übernimmt. Koordiniert wird dieses perfekte Zusammenspiel aller Einzelelemente vom motorischen Zentrum im Gehirn, das jedem Muskel laufend Einsatzzeitpunkt, -richtung und -stärke übermittelt.

An jeder Bewegung, jedem Schritt ist eine Vielzahl von Strukturen beteiligt: Gehirn, Nerven, Muskeln, Gelenke, Sehnen und Bänder – was für eine Koordinationsleistung des Gehirns.

So viele »Räder« müssen bei einem einzigen Schritt ineinander greifen, damit alles schön rund läuft. Geht es Ihnen auch so, dass Sie jetzt (noch mehr) Hochachtung vor Ihrem Körper empfinden? Für diese unglaubliche Koordinationsleistung, die im Kopf und im Körper abläuft? Für jedes einzelne Gelenk mit allen seinen Strukturen, das an jeder Bewegung aktiv Anteil nimmt?

Die Gelenkformen

Weil von unserem Körper einerseits Festigkeit und gleichzeitig auch Flexibilität verlangt wird, ist ein komplex zusammenwirkendes System erforderlich. Unser Stützgerüst besteht aus rund 200 Knochen – kleinen und großen, flachen und röhrenförmigen. Dieses knöcherne Skelett und seine Verbindungen, die Gelenke, bilden den passiven Teil des Bewegungsapparats. Der aktive Teil besteht aus der Muskulatur. Die Muskeln sind durch Sehnen mit den Knochen fest verbunden, während die Bänder die Gelenkverbindungen wie straffe Spanngurte zusammenhalten.

Die Gelenke sind also als Verbindungsstellen zwischen den Knochen für die Beweglichkeit unseres Körpers zuständig. Sie sind entscheidend dafür, welche Beweglichkeit überhaupt möglich ist. Es ist bei weitem nicht für alle Gelenke ratsam, »total« beweglich zu sein, im Gegenteil: Die Beweglichkeit ist lediglich auf die Richtungen ausgelegt, die für unsere täglichen Anforderungen notwendig sind. Und deshalb wird eine Bewegung in alle anderen Richtungen von stabilen Strukturen verhindert. Das macht Sinn, um Stabilität und Flexibilität zu vereinigen.

Könnte z. B. unser Kniegelenk sich auch nach hinten falten, wäre ein so kraftvolles Abstoßen beim Gehen oder Laufen kaum oder nur unter erheblichem Muskeleinsatz möglich. Da die Natur ökonomisch arbeitet, werden nur die wirklich nötigen Bewegungsrichtungen ermöglicht (und von Muskelkraft gelenkt), alle anderen Richtungen werden durch (Kraft sparende) »Haltevorrichtungen« blockiert.

Entsprechend ihrer Beweglichkeit kann man die über hundert Gelenke des Menschen in zwei Hauptgruppen unterteilen: in die so genannten unechten und die echten Gelenke.

Nicht jedes Gelenk ist auf Beweglichkeit ausgelegt. Die unechten Gelenke sind mehr stabile Verbindungselemente zweier Knochen mit eingebauter Pufferfunktion.

Unechte und echte Gelenke

Bei den *unechten Gelenken* (Fugen, Haften, Synarthrosen) sind zwei Knochen über Bindegewebe (sog. Syndesmosen), Knorpel (sog. Synchondrosen) bzw. knöcherne Brücken (sog. Synostosen) miteinander verbunden. Diese Verbindungen ermöglichen nur eine geringe oder überhaupt keine Beweglichkeit, sie sorgen mehr für eine stabile Verbindung der Knochen.

- Beispiele für eine bindegewebige Verbindung sind Schädelknochen, die Verbindung Wadenbein – Schienbein und die Zahnwurzeln mit Kieferknochen.
- Klassische Beispiele für Knorpelverbindungen unter den unechten Gelenken sind die Bandscheiben, die die Wirbelkörper miteinander verbinden, aber auch die beiden Schambeinknochen, zwischen denen sich ein Knorpel befindet.
- Das Kreuzbein ist ein gutes Beispiel für die Verbindung knöcherner Art: Bei Kindern besteht es noch aus fünf einzelnen Wirbeln. Ist das Wachstum abgeschlossen, haben sich diese einzelnen Wirbel zu einem Kreuzbein verbunden.

Das »klassische«, echte Gelenk

Bei den *echten Gelenken* (auch Diarthrosen genannt) sind die Knochen durch einen Gelenkspalt voneinander getrennt. Trotz aller Unterschiede in der Form gibt es einen typischen Aufbau:

- Zentrale Elemente sind der Gelenkkopf und die Gelenkpfanne, die perfekt aufeinander passen.
- Die Gelenkflächen sind mit Knorpel überzogen. Er schützt die Gelenkflächen des Knochens vor zu schnellem Abrieb.
- Das Gelenk ist von einer Gelenkkapsel umgeben.
- Einige Gelenke haben an besonders beanspruchten Stellen Gelenkbänder, die der Bewegungsführung dienen (z. B. beim Knie).
- Die innere Schicht der Gelenkkapsel ist mit einer Haut, der Membrana synovialis, ausgekleidet. Diese Haut sondert die Gelenkflüssigkeit (auch als Synovialflüssigkeit bezeichnet) ab, die den Gelenkspalt ausfüllt und als Gleitmittel dient.

Alle echten Gelenke sind beweglich, sie unterscheiden sich aber zum Teil erheblich in ihrem Bewegungsspielraum.

Die Formen echter Gelenke

Trotz aller Gemeinsamkeit gilt auch beim echten Gelenk: Gelenk ist nicht gleich Gelenk. Denn nicht jedes Gelenk erlaubt alle Bewegungsrichtungen: Beugen und Strecken, Anziehen und Wegspreizen, Nach-innen- und Nach-außen-Rollen.

Die Hüfte arbeitet wie ein Kugellager, die Finger werden durch Scharniergelenke bewegt. Auch das Knie ist ein Scharniergelenk, aber es kann mehr: Dieses größte Gelenk lässt sich dank seiner ausgeklügelten Mechanik nicht nur beugen und strecken, sondern erlaubt bei gebeugtem Knie auch eine Rotation. Unterschenkel und Fuß können nach innen oder außen gestellt werden. Welche Art der Bewegung ein Gelenk gestattet, hängt von seiner Form ab:

- Den geringsten Bewegungsspielraum bietet ein *Gleitgelenk*, bei dem zwei ebene Knochenflächen aufeinander treffen. Diese Gelenke können sich weder beugen noch drehen, sondern lassen nur gleitende Auslenkungen nach vorn oder zur Seite zu. Sie finden sich beispielsweise in der Hand- und Fußwurzel oder zwischen Brust- und Schlüsselbein.

- Das *Scharniergelenk* arbeitet nach dem Prinzip Türangel: Ein Knochenende in Form einer Walze ist in ein schalenförmiges Gegenüber eingepasst. Wie am Ellbogen, am Knie und zwischen allen Fingergliedern wird so Beugen und Strecken in nur einer Ebene ermöglicht.
- Ebenfalls nur um eine Achse beweglich ist das *Zapfengelenk*. Durch eine solche Verbindung, wie zwischen dem ersten und dem zweiten Halswirbel, kann sich der Kopf um eine vertikale Achse hin und her drehen.
- Das *Sattelgelenk* bietet zweierlei Möglichkeiten der Bewegung: Eine der Gelenkflächen ähnelt einem Sattel, die andere einem Reiter, der darauf breitbeinig sitzt. Auf diese Weise ist der Daumen an der Handwurzel verankert und kann sowohl seitwärts als auch vorwärts kippen.
- Den größten Spielraum bietet das *Kugelgelenk*, z. B. an der Hüfte oder an der Schulter. Hier sitzt eine kugelige Gelenkfläche, der Gelenkkopf, in einer kugelförmig ausgehöhlten Gelenkpfanne. Das Kugelgelenk kann in alle Ebenen des Raums gedreht werden. Solche Gelenke sind darauf angewiesen, dass außerordentlich starke Bänder die Knochen zusammenhalten.
- Eine Variante des Kugelgelenks ist das *Eigelenk*. Sein Kopf hat die Form eines Ellipsoids (Beispiel: das Handwurzelgelenk). Eigelenke ermöglichen zwei Drehrichtungen: Sie erlauben sowohl die Beuge-Streck-Bewegung als auch die Seit-zu-Seit-Bewegung. In geringem Umfang ist auch eine Rotation möglich.

Die Gelenkformen – und wo sie vorkommen	
Form des Gelenks	**Beispiel**
Gleitgelenk	Hand- und Fußwurzel, Verbindung von Brust- und Schlüsselbein
Scharniergelenk	Knie, Ellbogen
Zapfengelenk	Halswirbel
Sattelgelenk	Daumen
Kugelgelenk	Schulter, Hüfte
Eigelenk	Hand

Die Teile des Ganzen

Die Knochen – lebendige Strukturen

Die Aufgabe eines Gelenks ist es also, verschiedene Knochen beweglich miteinander zu verbinden. Knochen sind nicht nur feste, sondern auch lebendige Strukturen. Damit sie die permanenten Zug- und Druckbelastungen ein Leben lang aushalten können, werden sie ständig erneuert, solange der Mensch lebt. Für diese Erneuerung sorgen hoch spezialisierte Zellen in den Knochen: Die einen lösen die strapazierten Knochenstrukturen auf (Osteoklasten), die anderen (Osteoblasten) bauen neue, vitale Knochenmasse auf. Wo neuer Knochen »angebaut« wird, wird indirekt durch die Belastung gesteuert: Wo mehr Druck standgehalten werden muss und mehr Halt gebraucht wird, wird mehr angebaut.

So massiv Knochen auch wirken, befinden sie sich doch in einem beständigen Umbau. So können sie sich in relativ kurzer Zeit auf aktuelle Belastungen einstellen.

In gesundem Zustand bauen wir in jeder Sekunde Millionen von Knochenzellen auf und ab. Vor allem für den ständigen »Wiederaufbau« ist eine perfekte Versorgung mit den notwendigen Substanzen erforderlich: Mineralien, Vitamine, Eiweiße und so genannte Spurenelemente. Sie werden über die Blutgefäße herbeigeschafft, die in der feinen, die Knochen überziehenden Knochenhaut (Periost) verlaufen. Diese Knochenhaut hat zugleich eine schützende Funktion. Sie meldet deshalb Reize sehr schnell an das Gehirn. Ein Tritt gegen das Schienbein ist nur deshalb so schmerzhaft, weil der Reiz ziemlich direkt auf die Knochenhaut geht – und das tut weh! Für unsere Beweglichkeit ist aber nicht nur eine potenziell bewegliche Verbindung vonnöten, sondern es müssen auch »Aktivposten« ins Spiel kommen: die Muskeln.

Das koordinierte Zusammenspiel unserer Muskeln

Insgesamt 430 verschiedene Muskeln sorgen dafür, dass wir uns in Windeseile oder ganz langsam und vorsichtig, etwa auf einem Hochseil ausbalanciert, fortbewegen können. Jede aktive Bewegung entsteht erst durch die Aktivierung von Muskeln.

Die zentrale Aufgabe der Muskeln besteht also darin, Bewegungen kontrolliert ablaufen zu lassen. Stellen Sie sich vor, Ihr Kniestreckermuskel würde nicht wissen, dass sein Einsatz ansteht: Sie würden prompt stürzen, weil Sie Ihr Bein nicht mehr im richtigen Moment durchstrecken und damit den nächsten Schritt setzen könnten. Damit so etwas nicht passiert, haben wir eine Steuerungszentrale für die Muskeln im Großhirn. Diese Steuerungszentrale ist einerseits auf die Ausführung unserer Bewegungsabsicht bedacht, aber gleichzeitig auch darauf aus, dass diese Bewegungen in jedem Gelenk in bestimmten, vorgegebenen Richtungen ablaufen, damit das Gelenk nicht übermäßig belastet und abgenutzt wird.

Die Bewegungsmelder der Muskeln

Ist diese eine »gelenkschonende« Bewegung aber nicht mehr ohne weiteres möglich, z. B. wenn die Gelenkfläche durch Schwellung oder Entzündung verändert ist, schlägt die große Stunde der Muskeln. Sie übernehmen stabilisierende Zusatzaufgaben, für die sie eigentlich nicht geschaffen sind. Meldet das Gelenk über seine besonderen »Bewegungsmelder« an das Großhirn »unnatürliche Bewegungsabläufe innerhalb des Gelenksystems«, erhöht die Schaltzentrale die Grundspannung der Muskeln, damit das Gelenk trotzdem »läuft«. Ständig angespannte Muskeln geben dem Gelenk zwar wieder Stabilität, aber um welchen Preis?

Erste fatale Folge ist: Durch die dauerhaft stärkere Anspannung des Muskels werden seine versorgenden Blutgefäße zusammengedrückt, es kommt weniger Blut auch zum Gelenk durch, was zu schlechterer Sauerstoff- und Nährstoffversorgung sowie ungenügendem Abtransport von Stoffwechselabfallprodukten führt. Die Konsequenz dieser Unterversorgung ist über kurz oder lang: Schmerz. Auch das Bindegewebe wird langfristig durch diese Unterversorgung in seiner Funktion gestört.

Die zweite Folge: Der ständig angespannte Muskel drückt bei jeder Bewegung die Gelenkpartner stärker aneinander als ein entspannter Muskel. Gelenkbewegung unter ständig erhöhtem Druck radiert den Gelenkknorpel schneller ab – Arthrose entsteht.

> Muskeln können zwar kurzzeitig instabile Gelenke stabilisieren, indem sie in Dauerspannung gehen. Langfristig aber sind sie mit dieser Aufgabe überfordert.

Das Bindegewebe – ein Organ

»Das Bindegewebe?«, werden Sie fragen. »Was hat denn das mit den Gelenken zu tun?« Sehr viel! Aber nicht nur für die Gelenke hat das Bindegewebe eine entscheidende Bedeutung, sondern auch für alle anderen Teile unseres Körpers, denn es ist das verbindende Organ. Ohne Bindegewebe wäre es unmöglich, dass Informationen und Nähr- oder Abfallstoffe bis in die letzten Winkel unseres Körpers gelangen oder von dort zurück.

Das Bindegewebe ist das wohl am wenigsten beachtete Organ unseres Körpers. Dabei ist es fast dessen wichtigste Versorgungs- und Kommunikationseinrichtung.

Die wenigsten wissen, dass das Bindegewebe ein eigenes Organ darstellt, genau wie Herz, Leber oder Lunge. Dabei ist es eigentlich nicht zu übersehen: Es wiegt bei einem durchschnittlich großen und schweren Menschen immerhin 12 Kilogramm – und ist damit sogar schwerer als die meisten anderen Organsysteme unseres Körpers. Allerdings ist es nicht kompakt und abgegrenzt wie diese, sondern es durchzieht den Körper wie ein vielmaschiges Netz. Es ist auf Röntgen- oder Ultraschallaufnahmen nicht so schön zu erkennen, und doch verknüpft das Bindegewebe 60 Billionen Körperzellen miteinander und schafft, dass eine Hautzelle am linken kleinen Zeh mit einer Gehirnzelle kommunizieren kann, die 1,80 Meter und viele Billionen Zellen weit entfernt ist.

Kommunikation zwischen den Zellen

Die Verständigung funktioniert mit Hilfe von Flüssigkeiten wie Blut oder Lymphe, durch chemische Botenstoffe, zum Beispiel Hormone, aber auch über magnetische Schwingungen oder elektrochemische Signale. All diese »Funksignale« leitet das Bindegewebe weiter, in jede beliebige Richtung.

Doch nicht nur die innermenschliche Kommunikation ist auf das Bindegewebe angewiesen, auch die Nährstoffversorgung für viele Gewebe bräche ohne dieses Organ zusammen. Nicht zuletzt hängt der Gelenkknorpel von einer guten Versorgung auf diesem Weg ab. Er hat keinen Zugang zur direkten Ernährung über die Blutgefäße, er erhält die benötigten Stoffe über die Gelenkflüssigkeit und kann nur über diesen Weg seine Abfallstoffe loswerden.

Die Schulter

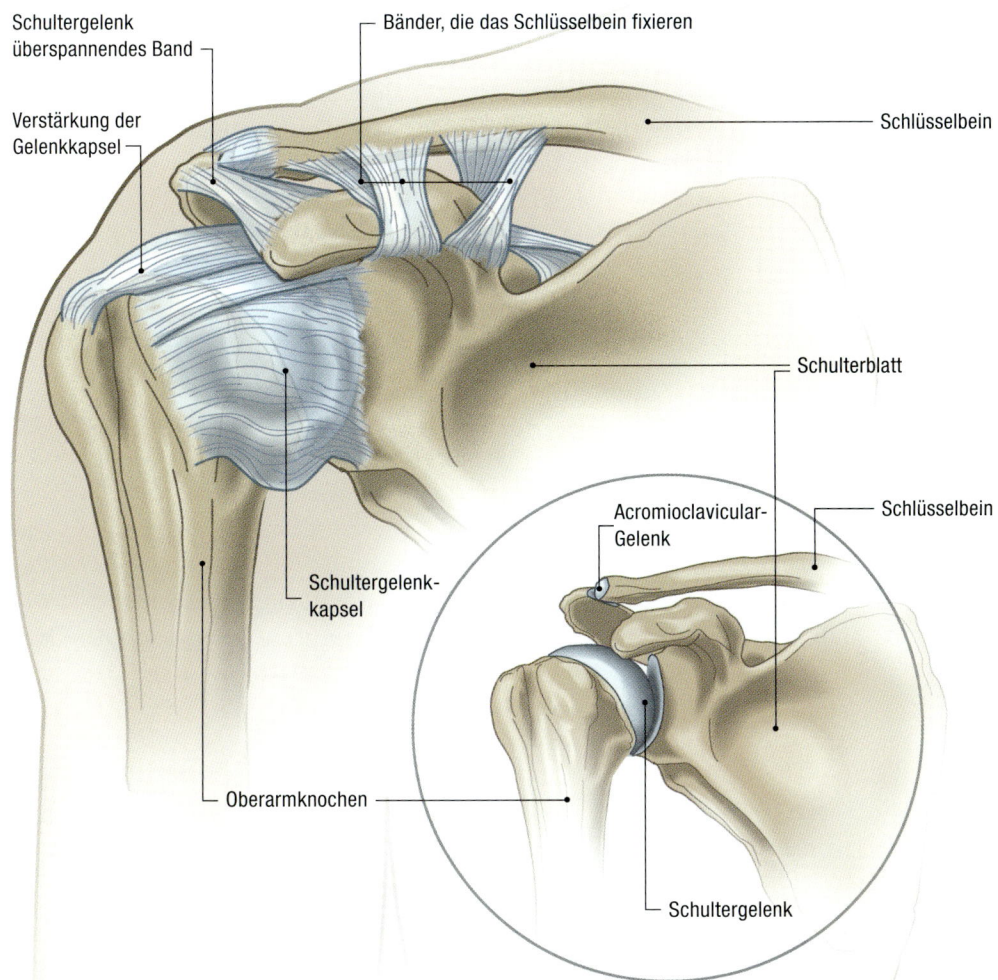

Schultergelenk überspannendes Band

Verstärkung der Gelenkkapsel

Bänder, die das Schlüsselbein fixieren

Schlüsselbein

Schulterblatt

Schultergelenk-kapsel

Acromioclavicular-Gelenk

Schlüsselbein

Oberarmknochen

Schultergelenk

Das Schultergelenk weist von allen unseren Gelenken die größte Beweglichkeit auf. Je freier jedoch ein Gelenk in seiner Beweglichkeit ist, desto weniger stabil ist es von sich aus. Daher übernehmen bei der Schulter starke Bänder und die umgebenden Muskeln eine erhebliche Stabilisierungsfunktion.

Sind die Muskeln des Schultergürtels schwach, wächst die Gefahr einer Verletzung des Gelenks bei schnellen, weit ausholenden Armbewegungen, das Schultergelenk wird »ausgekugelt«. Das heißt nichts anderes, als dass der kugelige Gelenkkopf nicht mehr richtig in der gegenüberliegenden Gelenkpfanne sitzt.

Häufig sind auch die Brustmuskeln verkürzt und ziehen die Schulter nach vorn. Die hinteren Muskeln um das Schulterblatt herum halten dagegen und verkrampfen auf Dauer. So entstehen Schmerzen, und auch die Versorgung des Schultergelenkknorpels wird durch die fehlende Entlastung eingeschränkt.

Die Gelenkflüssigkeit aber wird allein über das Bindegewebe gespeist und erneuert. Wenn dieses nicht mehr richtig arbeiten kann, zehrt der Gelenkknorpel aus. Er kann dem durch die tägliche Belastung entstehenden Regenerationsbedarf nicht mehr nachkommen, die nicht »reparierten« Furchen werden von Tag zu Tag tiefer – der vorzeitige Gelenkverschleiß nimmt seinen Lauf.

Wichtigster Grundbaustein des Bindegewebes ist das Kollagen. Dies ist eine elastische Kette aus Eiweißen, die auch das Grundgerüst des Knorpels bildet. Um diese Ketten bilden und die täglich anfallenden Schäden reparieren zu können, müssen wir über unsere Nahrung genügend Eiweiße aufnehmen. Doch nicht nur die Eiweißversorgung entscheidet über das optimale Nährstoffreservoir für das Bindegewebe: So kommt einer der wichtigsten Eiweißbestandteile unseres körpereigenen Kollagens nicht in unseren Lebensmitteln vor, sondern muss erst in unserem Körper gebildet werden. Dazu bedarf es nicht nur einer ausreichenden Eiweißversorgung, vielmehr müssen wir auch genügend Eisen und Vitamin C mit der Nahrung zu uns nehmen.

Gelenke sind mehr als simple Verbindungsglieder zweier Knochen. Sie erfüllen eine Reihe von Aufgaben, deren man sich oft erst bewusst wird, wenn sie nicht mehr erfüllt werden.

Unser Bindegewebe ist eines der wichtigsten und gleichzeitig eines der am wenigsten beachteten Organe unseres Körpers. Dabei genügt es, zu seiner Pflege zwei einfache, aber entscheidende Grundrezepte zu beherzigen: Achten Sie auf die richtige Ernährung und sorgen Sie für ausreichend Bewegung.

Der Gelenkknorpel – im Zentrum von Bewegung und Belastung

Ein Gelenk muss mehr leisten, als nur die Beweglichkeit in bestimmte Bewegungsrichtungen zu ermöglichen oder zu hemmen. Es muss zudem in der Lage sein, den beispielsweise beim Stehen und Aufspringen entstehenden Druck auf das Skelettsystem aufzufangen. Das Gelenk muss:

- verhindern, dass bei Bewegung und Belastung Knochen auf Knochen scheuert,
- sich erhöhten Anforderungen anpassen können und
- die Fähigkeit haben, sich zu regenerieren.

All diese Aufgaben übernimmt eine unscheinbare und doch eminent wichtige Substanz: der Gelenkknorpel. Er überzieht die Knochen an den Stellen, wo sie aufeinander stoßen, mit einer drei bis fünf Millimeter dicken Schicht.

Es ist ein ganz besonderes Gewebe, das da als Stoßdämpfer und Gleitlager zugleich dient: Es besteht aus einer bestimmten Art von Kollagen, dem Typ-II-Kollagen. Dieser besteht aus Eiweißbestandteilen (einzelne Aminosäuren), die wie ein Tau aufgebaut sind. So können sie mit Druckbelastung besonders gut umgehen. Man kann sie vergleichen mit einem Zopf aus drei Strängen, die aber untereinander wieder quer vernetzt sind. Dadurch wird eine großartige Zug- und Druckbelastbarkeit erreicht, die relativ zu ihrer Größe nicht einmal von denen der großen Ankertaue von Supertankern erreicht wird. Außerdem enthält jeder Knorpel Proteoglykane, eine Eiweiß-Zucker-Verbindung. Was beiden Bestandteilen gemeinsam ist, ist dass sie wie ein Schwamm funktionieren: Ein unbelasteter Knorpel besteht nur zu 20 Prozent aus dem Kollagen-Proteoglykan-Gerüst, aber zu etwa 80 Prozent aus Flüssigkeit. Bei starker Belastung wird ein großer Teil dieser Flüssigkeit herausgepresst und bei Entlastung wieder aufgesogen.

> Ein Knorpel ist wie ein Schwamm: Unbelastet enthält er etwa 80 Prozent Flüssigkeit, die bei Belastung zu einem großen Teil ausgepresst wird. So ist er ein optimaler Puffer.

Ausgeklügelte Architektur

Der Gelenkknorpel ist eine geniale Struktur unseres Körpers. Für eine optimale, lebenslange Funktion ist er in drei Schichten aufgebaut: Die erste Schicht ist die Pufferschicht, die die auftreffende Maximalbelastung auffängt. Die zweite Schicht ist die Verteilungsschicht, die punktuelle Belastungen auf eine größere Gelenkfläche streut, um die Überlastung einzelner Stellen zu verhindern. In der dritten Schicht, der Übergangsschicht, verzahnen sich Knorpel und Knochen. So empfindlich der Gelenkknorpel auch ist, so perfekt ist auch seine Regenerationsfähigkeit – ein ausgetüfteltes Gebilde.

Ernährung durch Bewegung

Die Versorgung des Knorpels funktioniert nach dem Prinzip eines Schwamms. Nur wenn er zusammengedrückt wird, fließt die »verbrauchte« Nährflüssigkeit aus und »frische« kann nachfließen.

■ ARTHROSERISIKO: SCHRUMPFENDE GELENKKAPSELN

Bei vielen Gelenken, wie etwa beim Knie oder der Schulter, wird die äußere Gelenkkapsel mit Hilfe von Bändern verstärkt. Sie stabilisieren und führen das Gelenk. Wird ein Gelenk für längere Zeit ruhig gestellt oder zu wenig bewegt, verkürzen sich diese. Die Folge ist, dass die Gelenkkapsel schrumpft. Eine »eingelaufene« Gelenkkapsel aber schränkt die Beweglichkeit des Gelenks ein. Gleichzeitig erhöht sich wie bei einer mit Flüssigkeit gefüllten Blase, die zusammengedrückt wird, der Druck im Gelenk. Dies hat zur Folge, dass die Knorpel ständig aufeinander gequetscht und nicht mehr gut versorgt werden. Und damit ist die Entstehung von Arthrose schon vorprogrammiert.

Denn im Gegensatz zu den meisten Gewebearten in unserem Körper ist seine Versorgung nicht über Blutgefäße sichergestellt. Vielmehr nehmen die Knorpelzellen über einen Konzentrationsausgleich ihre Nährstoffe direkt aus der sie umgebenden Flüssigkeit auf: Auf dem gleichen Weg geben sie die bei ihrem Stoffwechsel anfallenden Abfallstoffe an die Flüssigkeit ab. Nur wenn im Umfeld jeder Knorpelzelle immer frische Nährstoffe bereitstehen und sich wenig Stoffwechselabfallstoffe anstauen, wird der Knorpel optimal ernährt. Wird die Flüssigkeit aber nicht laufend erneuert, besteht bald kein Konzentrationsgefälle mehr zwischen Zellinnerem und der Flüssigkeit – ihr Austausch kommt zum Erliegen. Die Erneuerung der Flüssigkeit findet über den beschriebenen Schwammmechanismus statt, der immer dann einsetzt, wenn das Gelenk be- und entlastet wird. Deshalb ist für den Knorpel Bewegung und Entlastung überlebensnotwendig.

Ist die Knorpelernährung nicht sichergestellt, ist der Knorpel verletzungsanfälliger und kann sich auch schlechter regenerieren. Einmal zerstörte Knorpelzellen werden mit weniger elastischen Kollagen-Ersatzfasern gefüllt, die nicht so robust sind: Der erste Schritt auf dem Weg zur Arthrose.

Durch moderates Be- und Entlastungstraining lässt sich ein Knorpel aber auch stählen: Er wird dicker, kann seine Pufferfunktion besser ausfüllen und ist weniger anfällig für Verletzungen.

Die Gelenkkapsel – Halt für das Gelenk

Die Gelenkkapsel umschließt das gesamte Gelenk. Sie erfüllt dabei zwei unterschiedliche Aufgaben: Sie schirmt das Gelenk von äußeren Einflüssen ab und gibt dem ganzen System gleichzeitig Stabilität durch ihre feste Struktur.

Die *äußere Schicht* der Gelenkkapsel (Membrana fibrosa) ist eine feste Schicht aus Kollagenfasern. Dieses »Baumaterial« kommt also nicht nur im Knorpel, sondern auch an dieser Stelle vor. Die Kollagenhülle gibt dem Gelenk Stabilität in alle Richtungen, bei vielen Gelenken unterstützt durch ein festes Bandsystem, das die beiden Knochen miteinander verbindet.

Die *innere Schicht* enthält weniger Kollagenfasern, ist locker und reich an Nerven und Blutgefäßen. Sie ist für das Gelenk-Innenleben verantwortlich. Dazu gehört zum Beispiel die Herstellung der dickflüssigen Gelenkgleitflüssigkeit: Sie ernährt den Gelenkknorpel und dient gleichzeitig als »Schmiersubstanz«. Wichtig ist dabei, dass die Menge genau stimmt.

Produziert die Gelenkkapsel *zu viel Gelenkflüssigkeit* (häufig nach Verletzungen oder Entzündungen), kommt es zum so genannten Erguss. Durch die zusätzliche Flüssigkeit ist der Druck im Gelenk erhöht, was wiederum die Blut- und damit die Nährstoffversorgung, aber auch die Entsorgung von Stoffwechselabfällen drosselt. Diese reizen das Gelenk zusätzlich zu der verursachenden Störung: Ein Teufelskreis beginnt (s. S. 59).

Steht jedoch *zu wenig Gelenkflüssigkeit* zur Verfügung, wie das häufig bei rheumatischen Erkrankungen der Fall ist, kann die Innenschicht der Gelenkkapsel ihre wichtigste Funktion nicht mehr perfekt erfüllen: die Ernährung des Knorpels. Dies ist der Fall bei den seltenen sehr rasch verlaufenden Arthroseprozessen. Sie sind daran zu erkennen, dass oft von einem auf den anderen Tag das Gelenk bei Bewegung knirscht. Die Ursache ist häufig eine minimale Verletzung oder eine Verschlechterung der Blutversorgung (Arteriosklerose). Vorsorglich hat die Natur in diese wichtige Innenhaut viele Nerven eingebaut, damit jede Störung in diese Richtung immerhin sofort (schmerzhaft) gemeldet wird.

> Die Gelenkkapsel schließt den »Orbit« Gelenk nach außen hin ab. Ihre weiche, innere Schicht produziert Gelenkschmiere – die Gleit- und Ernährungsflüssigkeit des Knorpels.

Die Bänder – die Stabilmacher

Die Bänder (auch als Ligamente bezeichnet) sind strangförmige Gebilde aus Bindegewebe, die die Knochen fest miteinander verbinden. Außerdem begrenzen sie den Bewegungsspielraum der Gelenke auf das Notwendige: So kann z. B. unser Knie nicht nach hinten klappen, da die Bänder diese Bewegung nicht zulassen. Bestünde dieser Haltemechanismus nicht, müssten wir viel mehr Energie in die Muskelarbeit beim Stehen stecken, die ja dann die Klappbewegung der Knie verhindern müsste.

Die Funktionen der Bänder

Bänder erfüllen wichtige Aufgaben:
- Sie verbinden die Knochen miteinander und halten die Gelenkpartner zusammen.
- Sie vermeiden das Verrutschen der Gelenkflächen.
- Sie verhindern das Auskugeln aus dem Gelenksystem.

Sie sind also für die Stabilität des Gelenks und für ein langes, schmerzfreies Leben des Gelenks maßgeblich verantwortlich. Deshalb sind sie ähnlich einem Schiffstau der Länge nach verdrillt und spiralförmig aufgebaut. Je nach Anforderung kann der Körper dieses »Schiffstau« sogar verlängern (z. B. für den Schlangenmensch im Zirkus) und verdicken (etwa für den Schwergewichtheber). Doch die Bänder haben noch eine Aufgabe, die den meisten Menschen nicht bewusst ist: Sie speichern Bewegungsenergie.

Bänder speichern Energie?

Ja, das tun sie. Es ist die spiralförmige Verdrillung des Bänderkollagens, die diesen sensationellen Nebeneffekt bewirkt.

Stellen Sie sich einen Ölriesen vor, der an einem dicken Tau im Hafen befestigt ist. Zieht nun der steife Ostwind an diesem Abend das Schiff in die entgegengesetzte Richtung, spannt sich das Tau. Durch den Zug in der spiralförmigen Verdrillung wird Energie in die Gegenrichtung aufgebaut. Je mehr nun in Ostrichtung daran gezogen wird, umso dünner wird das Tau und umso höher seine »gespeicherte« Energie. Lässt der Wind endlich nach, so wird das

Die Hüfte

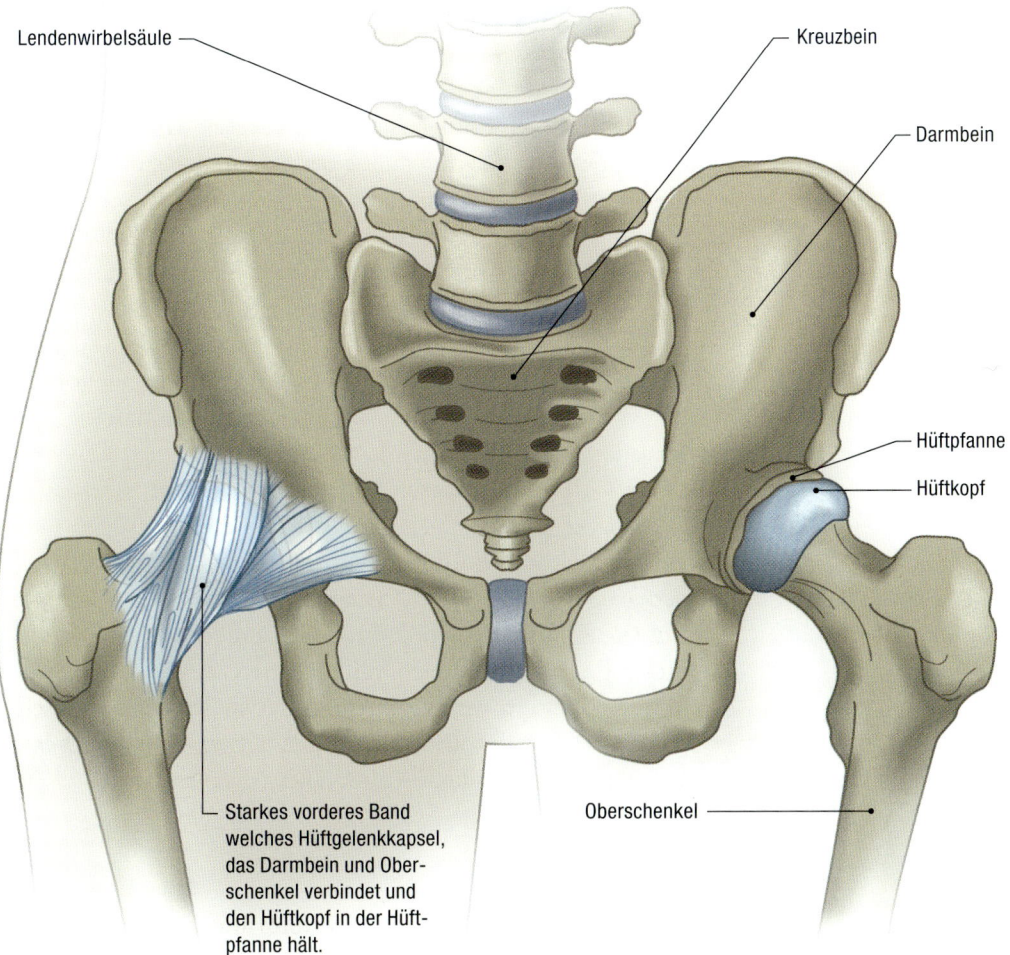

Lendenwirbelsäule

Kreuzbein

Darmbein

Hüftpfanne

Hüftkopf

Starkes vorderes Band welches Hüftgelenkkapsel, das Darmbein und Oberschenkel verbindet und den Hüftkopf in der Hüftpfanne hält.

Oberschenkel

Das Hüftgelenk trägt neben den Knie- und den Sprunggelenken die Hauptlast des Körpergewichts. Im Gegensatz zum Kniegelenk aber verteilt sich der Druck auf ein relativ kleines Areal. Der Gelenkknorpel wird an dieser Stelle dann besonders stark belastet.

An diesen belasteten Stellen setzt der Verschleiß als Erstes ein. Übergewicht oder übermäßiger Alkoholkonsum können ihn massiv beschleunigen. Und ohne Bewegung bilden sich wichtige Gelenkanteile zurück und zu wenig Gelenkschmiere wird gebildet.

Eine fortgeschrittene Arthrose des Hüftgelenks aber schränkt die Mobilität eines Menschen und damit seine Lebensqualität enorm ein. Aus diesem Grund ist das Hüftgelenk dasjenige Gelenk, das am häufigsten einen künstlichen Ersatz erfährt.

Schiff vom Tau zurückgezogen, bis es in seine ursprüngliche Position zurückgefunden hat. In ähnlicher Weise wie beim Schiffstau funktioniert das mit den Bändern auch.

Das bedeutet: Wenn wir eine Bewegung ausführen, die im Gelenk mit einer Dehnung der Bänder einhergeht, bringen uns diese aus der Dehnung ohne muskuläre Hilfe zurück in die Ausgangsstellung. Auf diese Weise sparen wir enorm an Muskelenergie.

Dieser Energiespareffekt wird oft übersehen und deshalb der Muskel beim Sport mehr trainiert als das Band, was fatale Folgen haben kann. Die Bänder müssen mindestens ebenso stark sein wie die Muskeln (z. B. durch Bändertraining, s. S. 196).

Wachsen mit dem Strom

Bänder befinden sich genauso wie Knochen in einem täglichen Regenerationsprozess. Während dieses Prozesses kann der Körper die Bänder in Dicke und Festigkeit an die aktuellen Bedürfnisse anpassen.

Soll der Körper Bänder perfekt aufbauen, regenerieren oder reparieren, muss er sich bewegen. Mit dieser Maxime hat es folgende Bewandtnis: Durch Bewegung von zwei gegenläufigen Strukturen entsteht Reibung, die wiederum elektrische Ladung erzeugt – das gilt auch im Körper, wenn die Gelenkpartner sich gegeneinander bewegen. Die entstandene elektrische Ladung polarisiert auch biologische Strukturen: So richtet das Kollagen bei der täglich stattfindenden Regeneration seine Wachstumsrichtung danach, also letztlich nach der größten Beanspruchungsrichtung. Damit wird gewährleistet, dass maximale Reiß- und Zugfestigkeit da aufgebaut werden, wo sie am meisten benötigt werden.

Jedes Gelenk ein Einzelstück

Alle Gelenke sind nach dem einen großen Plan geschaffen, und doch ist jedes an seine besondere Aufgabe speziell angepasst. So ist das Knie unser größtes Gelenk. Es soll uns einen festen Stand garantieren, Drehungen erlauben und Bewegungen abfedern. Es ist ein geniales Konstrukt. Doch das runde Ende des mächtigen Oberschenkelknochens und das Plateau des Schienbeinknochens passen nur schlecht ineinander. Deshalb ist ein aufwändiger Apparat aus Bändern, Sehnen, Knochen und Puffern erforderlich, um Ober- und Unterschenkel zusammenzuhalten (s. S. 65):

- Da sichern im Knie die seitlich am Gelenk verlaufenden Bänder (Innen- und Außenband) bei jeder Bewegung den Kontakt der Gelenkflächen (von Oberschenkel- und Unterschenkelknochen). Die beiden Kreuzbänder wiederum verhindern eine Streckung des Gelenks über die gerade Stellung hinaus und stabilisieren es bei Rotationsbewegungen.

- Da ist die Kniescheibe der knöcherne Bestandteil der Sehne (Patellasehne), die den großen Oberschenkelmuskel (Quadrizeps) mit dem Schienbein verbindet. Bei jeder Beugebewegung »gleitet« sie über das Gelenk. Hätte die Natur in die Patellasehne nicht eine knöcherne Struktur eingebaut, würde sich diese Sehne wie ein Wollfaden, den man über eine Tischkante hin und her zieht, allmählich durchscheuern.

- Da haben Ober- und Unterschenkelknochen nur an wenigen Punkten Kontakt. Die zwei halbmondförmigen Puffer aus Knorpel-Faser-Geflecht, der Innen- und der Außenmeniskus, gleichen das aus und verteilen so den Druck auf eine größere Fläche.

Auf seine Weise ist so jedes Gelenk an seine Beanspruchungssituation optimal angepasst. Darüber hinaus ist jedes Gelenk, wie auch jeder andere Körperteil, eingebunden in den Prozess der ständigen Erneuerung und Regeneration, der die Grundvoraussetzung für eine jahrzehntelange perfekte Funktion ist.

Jedes Gelenk ist optimal auf seine Aufgabe zugeschnitten: fest dort, wo die Stabilität zählt, beweglich dort, wo Bewegung wichtig ist.

Hormone und Enzyme – Jungbrunnen der Gelenke

Altern unsere Gelenke nun, weil die unvermeidlichen Abnutzungserscheinungen zu groß sind oder weil die Stimulation zur Regeneration nachlässt? Diese Frage stellen sich auch heutige Gelenkspezialisten immer noch.

Mit der fatalistischen »Verschleißtheorie« – »alles lässt eben irgendwann nach – da hilft nix« – machen wir es uns jedenfalls zu einfach, wie neuere Forschungen zeigen. Dagegen geben manche Erfolge der so genannten Anti-Aging-Medizin mehr und mehr Hinweise darauf, dass der Körper und seine Gelenke dann altern, wenn (altersbedingt) weniger Hormone und Enzyme produziert werden. Die Anhänger dieser Richtung sprechen deshalb von einer »Hormontheorie des Alterns«.

Daneben wird noch die »Programmtheorie« diskutiert: Sie basiert auf der Beobachtung, dass bei den Zellteilungen, die bei jedem Regenerationsvorgang ablaufen, mit zunehmendem Alter immer mehr Informationen verloren gehen. Dieser Schwund passiert durch den Verlust von Chromosomenenden (Chromosom = Gebilde, das Erbanlagen enthält) bei der Zellteilung, als einer Art unvermeidlicher Verschleißerscheinung. Jeder Informationsverlust vermindert die Qualität des regenerativen Prozesses.

Egal, welche dieser verschiedenen Theorien für uns am wahrscheinlichsten klingt – in jedem Fall sollten wir uns dafür interessieren, welche Organe das Altern unserer Gelenke beeinflussen und wie wir die Vorgänge der Zellteilung und Regeneration darin positiv beeinflussen können. So viel steht fest: Hormone und Enzyme spielen dabei eine wichtige Rolle.

Hormone – alles unter Kontrolle

Hormone spielen nicht nur für die Frühlingsgefühle eine Rolle. Sie sind an fast allen Kontroll- und Steuerungsvorgängen in unserem Körper beteiligt.

Hormone gelten oft als die Hooligans im Gefühlshaushalt, die plötzlich und ohne Vorwarnung auftauchen und die Emotionen aufmischen – ganz wie eine »Streetgang, die lärmend durch den Körper zieht und permanent für Rambazamba sorgt« (Süddeutsche Zeitung). Das ist ein schönes Bild, es stimmt so aber nicht. Tatsächlich sind Hormone ständig präsent und für nahezu alle Vorgänge in unserem Körper die wichtigsten Kontroll- und Steuerungssubstanzen. Ohne die kontinuierliche »Hormon-Kommunikation« würde in unserem Körper Chaos herrschen, ein kontrolliertes Leben wäre nicht möglich.

Das Zusammenwirken der Hormone ist hoch kompliziert, jedes einzelne Hormon wirkt auf die verschiedensten Organe ein. Doch meist gibt es »Haupteinsatzgebiete«, d. h., bestimmte Hormone haben in einigen Körperregionen und Funktionen mehr Bedeutung, in anderen weniger. Welche Hormone haben nun besonderen Einfluss auf das Alter unserer Gelenke?

Die Freisetzer-Hormone

Unsere hormonelle Kommandozentrale und Datenzentrum ist eine kirschgroße Drüse namens Hypothalamus, die sich mitten in unserem Gehirn befindet. Hier, in einem Teil unseres Zwischenhirns, werden viele Hormone produziert, die dann ausgesandt werden, um anderswo im Körper wiederum die lokale Produktion von Hormonen in Gang zu setzen, zu regulieren oder stoppen. Diese Startersubstanzen nennt man die Releasing-(Freisetzer-)Hormone, die Bremsersubstanzen die Inhibitor-Hormone.

Der Hypothalamus ist aber nicht nur die Produktionsstätte der Releasing-Hormone, sondern auch eine Art Kontrollstation: Er stellt fest, ob zu wenig oder zu viel von einem bestimmten Hormon bzw. ein erhöhter Bedarf vorhanden ist, und sendet die entsprechend regulierend wirkenden Signalsubstanzen aus. Viele von diesen Substanzen betreffen direkt die Gelenke:

Einige Hormone spielen für unser Gelenkalter eine größere Rolle als andere. So sind die Releasing-Hormone der Schlüssel zur Regeneration.

Das *Wachstumshormon* (HGH, Human Growth Hormon) wird in der Hirnanhangsdrüse (Hypophyse) produziert. Es hat viele Aufgaben, unter anderem für unsere Gelenke:

- Das Wachstumshormon erhöht die Aufnahme von Aminosäuren (Grundbausteine der Proteine) aus dem Darm in die Blutbahn und die Proteinsynthese (Aufbau von körpereigenen Strukturen wie Bindegewebe). Die gute Versorgung mit Proteinen, den Grundbausteinen von Knochen, Bändern und Knorpeln, ist die Voraussetzung für die Gewebeerneuerung im Körper und damit auch entscheidend für die Regenerationsaktivität der Bänder und des Knochens samt des Knorpels.
- Es beschleunigt die Wundheilung und damit auch die Reparatur von Kleinstverletzungen des Knorpels.
- Es regelt das Knochenwachstum und den Stabilitätsgrad des Knorpels, aber auch dessen Dicke.

Die Produktion des Wachstumshormons nimmt bei fast allen Menschen ab dem 30. Lebensjahr deutlich ab. Doch haben auch die Lebensgewohnheiten einen Einfluss auf ihre Produktionsrate: Das Wachstumshormon wird zu circa 75 Prozent während der Tiefschlafphase produziert und in die Blutumlaufbahn gebracht. Achten Sie deshalb immer auf ausreichend tiefen Schlaf!

Das *Releasing-Hormon für die Schilddrüse* wird ebenfalls im Hypothalamus produziert. Es stimuliert die Hirnanhangsdrüse, die das schilddrüsenstimulierende Hormon ausschüttet (Thyroidstimulierendes Hormon TSH). Dieses wiederum veranlasst die Schilddrüse, ihre Hormone T3 (Trijodthyronin) und T4 (Thyroxin) zu produzieren.

Die Funktion dieser wichtigen Hormone erkennt man am besten, wenn sie fehlen. Ist dies bereits im Kindesalter der Fall, sind die Folgen Kleinwuchs und Gelenkdeformationen. Tritt der Hormonmangel erst im Erwachsenenalter auf, äußert sich dieser in verringertem innerem Antrieb, rascherer Alterung, verlangsamter Regeneration aller Gewebe, ständigem Frieren, aber auch durch Gelenkschmerzen und Hautschwellung. Deutlich überhöhte Schilddrüsenhormon-Konzentrationen können unter anderem eine Osteoporose (Knochenschwund) verursachen.

Glucocorticoide

Die Produktion körpereigener Glucocorticoide hat ihre ganz eigene Tagesrhythmik. Stress und unregelmäßige Lebensweise bringen sie durcheinander.

Vermutlich kennen Sie Glucocorticoide in Form des Medikaments Cortison. Doch Glucocorticoide sind eigentlich körpereigene Hormone, die in der Nebenniere hergestellt werden und zu deren Hauptvertretern das Cortison gehört. Ihre Auswirkungen im Körper sind immens, sowohl eine Minder- als auch eine Überproduktion hat fatale Folgen: Sie beeinflussen das Wachstum, die Calciumaufnahme und -ausscheidung sowie die Aktivität der Knochen aufbauenden Zellen (Osteoblasten). Die Produktionsmenge der Glucocorticoide unterliegt einem Tageszyklus, ist morgens hoch und nimmt gegen Abend hin ab. Faktoren, die die Produktion erheblich durcheinander bringen, sind Stress und unregelmäßige Lebensweise. Die Folgen sind für viele Abläufe im Körper negativ. Was den meisten nicht bewusst ist, dass sie dadurch auch ihre Gelenke schädigen: Es kommt nämlich zur Verlangsamung der Gelenkregeneration, zu Eiweißabbau im Gewebe, das das Gelenk umgibt, zu Gelenkschwellungen bei Überlastung und zu langsamerer Heilung bei Gelenkverletzungen. Vor allem ein zu hoher Glucocorticoidspiegel im Blut schadet Knochen und Gelenken (weshalb sich eine langjährige Cortisoneinnahme dort fatal auswirkt).

DHEA – ein wichtiges Anti-Aging-Hormon

Dehydroepiandrosteron (kurz: DHEA) ist ein wichtiger Baustein zur Herstellung der männlichen und weiblichen Geschlechtshormone (Androgene) im Körper und zugleich beeinflusst es unseren Alterungsprozess. Es wird wie die Glucocorticoide überwiegend über die Hypophyse gesteuert und auch in der Nebenniere produziert. Am meisten DHEA wird zwischen dem 20. und 30. Lebensjahr hergestellt, danach nimmt die Produktion rasch ab. Im Alter um 65 Jahre sind es dann nur noch circa 10 bis 20 Prozent der einstmals erreichten Höchstmenge.

Untersuchungen aus den USA zeigen, dass DHEA ein wichtiges Anti-Aging-Hormon ist. Es gilt als Stress abbauendes Hormon – als Gegenspieler zu den Glucocorticoiden –, aber auch als Stimulator der Körperabwehr; außerdem unterstützt es den Abbau von Fettgewebe. Da es zusätzlich über verschiedene Effekte der Arterienverkalkung vorbeugt, wird ihm eine lebensverlängernde Wirkung zugeschrieben. Und da besteht der Zusammenhang mit den Gelenken: Die Jungerhaltung unserer Gefäße wirkt sich unmittelbar auf die Jungerhaltung unserer Gelenke aus.

Sexualhormone

Östrogene sind Sexualhormone, die bei Frauen in bis zu zehnfacher Konzentration vorhanden sind im Vergleich zu Männern. Im weiblichen Körper werden sie hauptsächlich in den Eierstöcken produziert sowie in geringen Mengen in den Nebennieren; beim Mann werden diese Sexualhormone sowohl in den Nebennieren als auch in den Hoden gebildet.

Doch man darf sich durch die Bezeichnung »Sexualhormon« nicht täuschen lassen: Östrogene wirken zu über 80 Prozent auf Organe, die nichts mit der Fortpflanzung zu tun haben. Auch für unsere Gelenke und Knochen haben sie wichtige Aufgaben:

- Sie haben für das Bindegewebe einen leicht anabolen (also Gewebe aufbauenden) Effekt. Ein Hormonabfall bedeutet eine reduzierte Regenerationsfähigkeit.
- Sie senken den peripheren Gefäßwiderstand, die Adern werden weiter und erlauben damit einen höheren Blutdurchfluss, was

Östrogene kennen die meisten nur aus der »Pille«. Sie sind aber für viel mehr als nur die Sexualfunktion zuständig.

FEINDE DES TESTOSTERONS

Einer der größten Feinde der Testosteronproduktion im Körper ist der Stress. Wer seinen Testosteronhaushalt in Ordnung halten möchte – aus welchen Gründen auch immer –, sollte auf eine regelmäßige Lebensweise achten, die genug Raum lässt für Stressabbau, Erholung und Entspannung. Entwickeln Sie also keinen falschen Ehrgeiz: Machen Sie im Alltag einfach öfter Pausen, versuchen Sie, regelmäßig zu essen und achten Sie auch auf ausreichend Schlaf!

Und noch einen Feind des Testosterons kann man beeinflussen: das Körperfett. Die beste Methode, den Testosteronspiegel zu erhöhen, ist, Fett abzubauen. Im Fettgewebe findet sich das Enzym Aromatase, das Testosteron in Östrogen umwandelt. Verringern Sie Ihr Körperfett, reduzieren Sie auch die Umwandlung von Testosteron in Östrogen: Der dadurch erhöhte Testosteronspiegel führt u.a. zu einem vermehrten Muskelaufbau und einer Regeneration des Bindegewebes.

einer besseren Versorgung gleichkommt. Nimmt der durchblutungsfördernde Effekt bei sinkendem Östrogenspiegel ab, sind die Folgen eine Störung des Stoffwechsels und eine Verlangsamung der Regeneration.

■ Sie steigern die Aufnahme von Calcium aus dem Darm und seinen Einbau in den Knochen sowie die Arbeit der Knochen aufbauenden Zellen. Damit beugen sie der Osteoporose, also dem Dichteverlust der Knochen, vor. Der Rückgang der Östrogenkonzentration ist mit Eintritt in die Wechseljahre (Menopause) bei der Frau stärker ausgeprägt als beim Mann (Andropause). Durch diese starke Änderung innerhalb eines relativ kurzen Zeitraums sind auch die Folgen für die Frau stärker spürbar. Am häufigsten sind dabei Gelenk- und Muskelschmerzen, aber auch die Leistungsfähigkeit lässt nach.

Das Testosteron gilt als das wichtigste männliche Sexualhormon. Seine Blutkonzentration ist beim Mann bis zu 15-mal höher als bei der Frau. Es wird beim Mann hauptsächlich im Hoden, aber auch in den Nebennieren gebildet, bei den Frauen nur in den Nebennieren. Die Steuerung der Hormonproduktion erfolgt bei beiden über Hypothalamus und Hirnanhangsdrüse.

Neben seinen geschlechtsspezifischen Eigenschaften hat Testosteron auch eine Muskel aufbauende und wachstumsfördernde Wirkung im ganzen Körper:

- Es fördert gezielt den Eiweißaufbau (Proteinsynthese) und damit den Muskelaufbau sowie die Bindegewebsregeneration.
- Es dynamisiert den Fettabbau.
- Es führt zu einer Straffung der Muskulatur.
- Es fördert die Lust auf Liebe.

Enzyme – die Turbos

Enzyme sind so etwas wie die Turbosubstanzen im Energiestoffwechsel des Körpers. Sie setzen in den Zellen biologische Prozesse in Gang oder beschleunigen sie, die normalerweise einen wesentlich höheren Energie-»Input« (z. B. Temperatur, Druck) brauchen würden. Da ein lebendiger Körper aber weder eine ständig überhöhte Temperatur noch ein Übermaß an Druck aushalten kann, werden die chemischen Reaktionen unseres Stoffwechsels durch Enzyme nicht nur gesteuert, sondern überhaupt erst möglich.

Der Enzymname gibt meist Auskunft darüber, welche Substanz das Enzym spaltet: Hinter die Substanz, die vom Enzym gespalten wird, setzt man den Begriff »ase«. So ist Amylum im Lateinischen die Stärke und Amylase das Enzym, das die Stärke spaltet.

Für das Gelenksystem ist vor allem die Gruppe der Hydrolasen wichtig. Sie spalten mit Hilfe von Wasser komplexe Zucker, Eiweiße und Fette in ihre Einzelbestandteile – und diese brauchen Sie zur Regeneration Ihrer Gelenksysteme.

Eine wichtige Untergruppe dieser Hydrolasen sind die proteolytischen Enzyme. Diese Enzyme sind darauf spezialisiert, in den Eiweißstoffwechsel einzugreifen. Sie werden von der Bauchspeicheldrüse produziert und zerlegen im Darm die Eiweiße so, dass wir sie über die Darmwand in unseren Körper aufnehmen können.

Knorpel und Bänder unterliegen durch unsere Bewegung einer mehr oder weniger großen Belastung. Um sie in einem perfekten Zustand zu erhalten, müssen sie täglich regeneriert werden. Dazu sind die Eiweißbausteine unerlässlich.

Enzyme dienen nicht nur der Verdauung. Sie machen viele chemische Abläufe im Körper erst möglich.

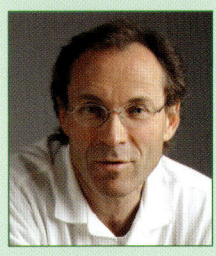

Dr. med.
Johannes R. Weingart

Gelenke sind wahre Wunderwerke – warum würdigen wir sie dann eigentlich so wenig?

Der Mensch hält es für selbstverständlich, dass bei ihm immer alles perfekt funktioniert. Alles, was ohne Probleme abläuft, wird praktisch nicht registriert. So sind unsere Gelenke phantastisch abgestimmte Präzisionssysteme, die haltbar sind und sehr hohe Belastungen tolerieren. Sie arbeiten und arbeiten, ohne Beachtung zu finden. Wir nehmen sie erst in dem Moment wirklich wahr, in dem sie sich mit Schmerzen melden. Schade, dass es dann für die Gelenkgesundheit schon oft kurz vor zwölf ist.

Woran merke ich, dass eines meiner Gelenke anfängt abzubauen?

Erste Anzeichen sind Morgensteifigkeit (das Gelenk fühlt sich beim Aufstehen »eingerostet« an), Einlaufschmerz (die ersten Bewegungen am Morgen tun weh) und abnehmende Beweglichkeit (Sie können die Bewegung im Gelenk nicht mehr so weit ausführen wie früher). Typische Zeichen für Letzteres sind z. B., wenn die Kopfdrehung beim Rückwartsfahren mit dem Auto schwer fällt oder gar wehtut. Oder wenn es beim Schuhanziehen in der Hüfte spannt oder schmerzt.

Was können und sollten wir prinzipiell besser machen?

Setzen Sie sich neue Ziele: Bewegen Sie sich regelmäßig. Machen Sie möglichst jeden Tag mindestens 15 Minuten spezielle Gelenkübungen (s. S. 201) und am besten dreimal pro Woche die Sportart, die Ihrem Gelenktyp entspricht (s. S. 181).
Eine regelmäßige ärztliche Gelenkfunktionsuntersuchung beim Orthopäden oder Hausarzt gibt Ihnen Hinweise dafür, welchem Gelenk Sie besondere Aufmerksamkeit widmen sollten.

Woran sollte ich beim Training denken?

Die Lebensdauer jedes Gelenks wird ganz entscheidend davon beeinflusst, wie stabil es ist. Und für die Stabilität sind nahezu ausschließlich die Bänder verantwortlich. Sie verbinden die Knochen miteinander und halten die Gelenke zusammen, sie verhindern weitgehend das Verrutschen oder sogar Auskugeln der Gelenksysteme. Ihr Handicap ist, dass sie hinterherhinken, und zwar bei der Anpassung an plötzlich steigende Belastung. Ein Muskel schafft es, sich schon nach zwei Wochen an Mehrarbeit anzupassen, ein Band schafft das dagegen frühestens nach sechs Wochen. Es ist die eigentliche Kunst des Trainings, sowohl der Leistungsfähigkeit der Muskeln als auch der der Bänder gerecht zu werden. Zu schnell zu viel wollen ist jedenfalls immer der falsche Weg. Regelmäßiges Training, ohne sich zu überfordern – das ist das bessere Motto.

Jugendliche Gelenkfunktion bis ins hohe Alter – ist das wirklich möglich?

Ja, das geht! Denn wenn Gelenke sorgsam behandelt und trainiert werden, dienen sie uns ein ganzes Leben lang schmerzfrei und sicher. Eine kluge Anti-Aging-Strategie für die Gelenke ist nichts weiter als kluge Ernährung, regelmäßige Bewegung, die Spaß macht, und darüber hinaus eine gesunde Mischung aus Belastung und Erholung für Körper und Geist.

Spielen Hormone tatsächlich eine entscheidende Rolle bei der Gelenkdegeneration?

Jein. Hormone haben zwar einen großen Einfluss auf die Gelenkregeneration, aber die Gelenke können sich auf den normalen Hormonrückgang im Alter ganz gut einstellen. Am Rückgang der Hormone krankt ein Gelenk allein sicherlich nicht. Aber eine dauerhaft gesunde Lebensweise trägt in jedem Fall dazu bei, die verbliebene Hormonproduktion optimal zu nutzen und sie auch möglichst lange auf hohem Niveau zu halten.

Wie können Enzyme das Gelenkalter beeinflussen?

Enzyme sind »Fast-Alles-Könner«. Sie arbeiten an unglaublich vielen Abläufen in unserem Körper mit. So wirken sie zum Beispiel entzündungshemmend, sie helfen also zu verhindern, dass kleine Entzündungsstellen ungebremst um sich greifen. Und sie sind an der Rückbildung für Flüssigkeitseinlagerungen im Gewebe beteiligt, sie verbessern damit die Regenerationsprozesse und verzögern den Alterungsprozess. Darüber hinaus erledigen sie ihre eigentliche Hauptaufgabe im Verdauungssystem: Ohne sie könnten die eigentlich unverdaubaren Bissen, die aus Zeit- und Hektikgründen bei den »Schlingern« unzerkaut im Magen landen, niemals in kleinere, weiter aufspaltbare Bröckchen zerlegt werden. Die Folge wäre letztlich: Unsere »Ersatzteil-Komponenten-Lager« blieben leer, die Gelenke könnten sich nicht, wie nötig, täglich regenerieren.

Gelenkverschleiß – was genau im Körper passiert

Große Belastungen für den Körper fordern über kurz oder lang ihren Tribut. Doch es ist bei weitem nicht nur der Spitzensport, der zu Problemen bei den Gelenken führt.

Sie ist groß, hübsch, schlank, durchtrainiert – ein Profi von Kopf bis Fuß. Ihr Lächeln begeistert trotz aller Coolness, die sie auch bei ihren Siegen zeigt. Seit über zehn Jahren ist Claudia Bokel die beste Degenfechterin Deutschlands und in der absoluten Weltspitze. Weltmeistertitel, olympische Medaillen, hunderte internationale Wettkampfsiege. Sie hätte sich als Kind auch für Tennis entscheiden können und wäre bei ihrem Trainingseifer, ihrer Durchsetzungskraft, ihrer taktischen Raffinesse wahrscheinlich auch eine der Besten geworden und zugleich steinreich.

Doch beim Degenfechten ist alles ein bisschen anders: Bei den Kämpfen geht es direkter zur Sache, das Training ist härter, die Belastungen für Gelenke und die Verletzungsgefahren größer. Zum Ausgleich gibt's weniger Geld – selbst für Weltmeistertitel. Aber das hat sie noch nie gestört. Sie liebt ihren Sport und lebt für ihn.

Wenn die Gelenke protestieren

Doch dann kam das Jahr 2003, für Claudia Bokel das Vorbereitungsjahr für die Olympischen Spiele in Athen. Das Training wurde gegenüber den vorangegangenen Jahren noch intensiviert. Dabei traten erstmals Schmerzen auf und zwar genau da, wo der Fechterkörper einer maximalen Belastung standhalten muss: am Sprunggelenk. Die Schmerzen kehrten immer wieder: nach jeder Trainingseinheit, nach jedem Wettkampf.

Claudia Bokel und ihr Team experimentierten mit stabilisierenden Schuhen und einer Änderung der Trainingseinheiten, -dauer und -intensität. Schließlich erhielt sie die ernüchternde Diagnose: Arthrose im Sprunggelenk – der Tribut für ein Jahrzehnt an der Weltspitze. Das Schicksal Arthrose teilt sie mit fast allen Weltklassesportlern. Sie wollte sich schon fast von Athen verabschieden, als sie in unsere Ambulanz kam. Die Diagnose war klar, nun galt es, eine Therapiestrategie zu entwickeln. Die bestand zum einen aus Substanzen, die den Knorpelaufbau unterstützen und den entstandenen Reizzustand vermindern sollten. Und zum anderen aus Aufbauinjektionen sowie zuletzt durch die Proliferationsinjektionen (s. S. 135), die die Stabilität steigern sollten.

Begeistert war sie nicht von den Injektionen: »Die tun ganz schön weh die ersten ein, zwei Tage.« Aber das Ergebnis zählte und das brachte sie zurück auf die Erfolgsspur. Sie fuhr nach Athen und kam mit einer Medaille zurück. Arthrose ist kein Schicksal, dem man sich ergibt – nein, man kann kämpfen und siegen.

Arthrose ist keine Endstation

Die Prognose für Claudia Bokel ist günstig, und das kann sie auch für die meisten anderen von Arthrose Betroffenen sein. Mit der richtigen Behandlung, aber auch der eigenen Verhaltensänderung bei Sport (s. S. 181) und Ernährung (s. S. 142) kann jeder das Ruder herumreißen bzw. es gar nicht erst so weit kommen lassen. Wichtig ist, selbst die Initiative zu übernehmen.

Tatsächlich sind hierzulande Millionen Menschen von Gelenkverschleiß (Arthrose) betroffen, ohne dass sie je Spitzensportler gewesen sind. Arthrose ist zu einer Volkskrankheit geworden, der unter unseren heutigen Lebensbedingungen kaum einer entkommen kann. Doch mit den richtigen Maßnahmen kann jeder für sich selbst Arthrose vermeiden bzw. eine grundlegende Verbesserung seiner Beschwerden erreichen.

In die Diagnose »Arthrose« darf und soll man sich nicht kampflos ergeben. Wer aktiv sein Leiden in die Hand nimmt, kann ungeahnte Erfolge erzielen.

Wie sich Gelenkverschleiß entwickelt

Den wenigsten Menschen ist klar, dass die unterschiedlichsten Ursachen eine fatale Arthroseentwicklung auslösen können:

- vorzeitige Alterung der Gelenke, ausgelöst z. B. durch Übergewicht oder ständige ungünstige Bewegungsabläufe,
- zu wenig Bewegung und Belastung – denn wer rastet, der rostet!
- zu viel Belastung durch übertriebenes Training – dies ist allerdings fast nur bei Spitzensportlern der Fall,

Jedes Gelenk ist ein hoch kompliziertes System. Da ist es wahrlich nicht verwunderlich, dass Störungen selbst in den kleinsten Komponenten Folgen haben.

- muskuläre Schwäche, die beispielsweise mit Haltungsverfall einhergeht (Rundrücken durch falsches Sitzen),
- verminderter Zu- und/oder Abfluss von Blut und Lymphe (die Lymphe wird über ein eigenes Gefäßsystem durch den Körper geleitet und spielt eine große Rolle sowohl bei der Immunabwehr als auch der Gewebereparatur),
- Mangel an Nährstoffen für den Aufbau und die Regeneration aller Gelenkstrukturen als Folge einer langfristig falschen Ernährung oder von Fehlverdauung,
- Infektionskrankheiten, deren Erreger in Gelenke eindringen,
- Folgen von Gelenkverletzungen,
- Fehlstellung von Gelenken: angeborene (z. B. Klumpfuss) oder erworbene (z. B. Fußballer-O-Beine),
- hormonelle Einflüsse z. B. Schilddrüsenhormone, Nebennierenrindenhormone,
- vererbte Krankheiten, z. B. Bluterkrankheit, Hüftdysplasie (Fehlbildung des Hüftgelenks),
- Schadstoffbelastungen, z. B. durch Amalgam,
- rheumatische Erkrankungen (s. S. 79).

um hier nur die wirklich häufigsten Auslöser, die zu Arthrose in den Gelenken führen können, zu nennen.

Egal, welcher dieser Faktoren zugrunde liegt, der eigentliche Gelenkverschleiß verläuft fast immer nach dem gleichen Muster nacheinander auf folgenden drei Ebenen.

Die erste Verschleißebene: der Knorpel

Die gesunde Knorpeloberfläche ist absolut glatt, die sich gegenüberliegenden Gelenkoberflächen gleiten problemlos aneinander vorbei. Kommt es jedoch aus einem oder mehreren der oben genannten Gründe zu Störungen, beginnt die Abnutzung der ersten Zellen. In diesem Stadium sind sie mit dem bloßen Auge nicht erkennbar. Unter dem Elektronenmikroskop kann man jedoch die Aufrauung der Oberfläche schon frühzeitig sehen.

Erhält der Knorpel in dieser Phase keine hilfreiche Therapie, werden immer tiefer liegende Knorpelzonen abgewetzt, und der Gelenkverschleiß weitet sich auf die nächsten Ebenen aus.

Die zweite Verschleißebene: Gelenkkapsel und Bänder

Nutzt der Knorpel sich immer weiter ab, wird er dünner und verliert dadurch an Höhe. Die umgebende Gelenkkapsel und die Bänder sind aber auf die ursprüngliche Höhe »eingestellt«. Wie ein nicht verstellbarer Ledergürtel, der nach einem Diäterfolg die Hose nicht mehr an der Taille halten kann, können Gelenkkapsel und Bänder das Gelenk nicht mehr stabilisieren. Die Folge beispielsweise am Fußgelenk: Man knickt öfter um. Es stoßen die vom schwindenden Knorpel ohnehin nicht mehr ausreichend gepufferten Gelenkflächen immer häufiger hart aufeinander.

Unabhängig von der Ursache läuft Gelenkverschleiß fast immer in denselben drei Abstufungen ab.

Auch an der Wirbelsäule gibt es dieses Phänomen. Durch Überlastung, Fehlhaltung und viele andere Ursachen baut sich die Dicke des Knorpels der kleinen Wirbelgelenke ab. Instabilität der Wirbelsäule ist die Folge, was sich in vermehrtem Gleiten der Wirbelkörper gegeneinander widerspiegelt. Dem Zuviel an Gelenkbewegung steuert der Körper durch vermehrte Anspannung der umgebenden Muskeln entgegen. Das führt nicht nur zu einer Muskelverspannung und zu Schmerzen, sondern durch das ständige Aufeinanderpressen des Knorpels auch zu dessen verminderter Versorgung, mit der Folge der schnelleren Degeneration.

Die Muskeln reagieren auf die Gelenkinstabilität als Erste. Die Bänder und die Gelenkkapsel sind nicht so schnell, sie brauchen dazu viel mehr Zeit – Monate bis Jahre. In der Zwischenzeit fängt auch der Knochen an, auf diese neue Situation zu reagieren, ausgelöst durch die ständig wiederkehrenden Reize, die die Instabilität mit sich bringt. Er bildet an seinen ursprünglichen Gelenkrändern »neuen« Knochen aus (sie sind im Röntgenbild als Randzacken erkennbar), der das Gelenk zwar »zementiert« und so die Stabilität wiederherstellt. Das Gelenk wird durch die Zementierung allerdings dauerhaft in seiner Beweglichkeit eingeschränkt, es kann in diese Richtung immer weniger weit agieren.

Die Folgen sind verhängnisvoll: Die Ernährung des Knorpels, die von der regelmäßigen, ausreichenden Bewegung im Gelenk angetrieben wird, lässt noch weiter nach, der ohnehin stark angegriffene Knorpel wird durch die Mangelernährung und die geschwächte Regenerationsfähigkeit noch mehr geschädigt.

Die dritte Verschleißebene: der Knochen

Durch die veränderte Belastung ändern sich auch die Strukturen innerhalb des Knochengerüsts. Wie im vorherigen Kapitel geschildert, besteht ein Knochen aus vielen Knochenbälkchen, die sich in der Richtung der Hauptbelastung bilden. Durch die krankhaft veränderte Belastung im Gelenk baut sich der Knochen um: Einige Knochenbälkchen werden abgebaut, die Nachbarbälkchen werden verdickt, um die Last der untergegangenen mit zu übernehmen. Es entstehen also Hohlräume (Zysten) an den Stellen der untergegangenen Bälkchen und starre verdickte Bälkchen daneben. Die Folgen: geringere Belastbarkeit, geringere Elastizität und bei Sturz erhöhte Bruchgefahr.

Welche Ursachen Gelenkverschleiß hat

Arthrose ereilt fast jeden von uns. Die folgende Häufigkeitsverteilung zeigt dies deutlich:

Gelenk	Anteil der Betroffenen
Knie	92 %
Hüfte	36 %
Wirbelsäule	29 %
Schulter	13 %
Sonstige Gelenke	5–6 %

Das bedeutet, dass nicht einmal jeder Zehnte sein Leben ohne Kniegelenkarthrose beschließt. Und viele Menschen leiden sogar an Arthrose in mehreren Gelenken. Diese Zahlen sind erschreckend! Doch lässt sich das Fortschreiten von Gelenkverschleiß beeinflussen. Wer versteht, welche Faktoren sich negativ auf die Gelenke auswirken, begreift auch, warum und wie die geschilderten Gegenmaßnahmen wirken.

Gerade von den wichtigsten krank machenden Einflüssen ist kaum bekannt, dass sie direkt auf die Gelenke wirken: Hätten Sie z. B. gedacht, dass Ihre Ernährung oder Ihre Verdauung in engem Zusammenhang mit Ihren Gelenken steht?

Wie Fehlernährung die Gelenke vorzeitig altern lässt

Übergewicht und Übersäuerung sind Todfeinde der Gelenke. Durch *Übergewicht* werden besonders die Hüft-, Knie- und Sprunggelenke sowie die Wirbelsäule buchstäblich auf Schritt und Tritt über Gebühr belastet. Dadurch kommt es zu einer verstärkten Abnutzung der Knorpeloberflächen. Dicke Menschen tragen ihr Übergewicht ja ständig mit sich herum, so als schleppten sie immerzu einen Rucksack von 10, 20 oder gar 30 Kilogramm. Wer jemals einen schweren Rucksack über längere Zeit getragen hat, weiß, was so eine Belastung auf Dauer bedeutet.

Doch nicht nur zu viel, auch *falsche Ernährung* schadet den Gelenken. Früher hielten sich Säuren und Basen in der Ernährung der Menschen etwa die Waage. Heute dagegen herrscht ein Ungleichgewicht vor: Statistisch betrachtet, nehmen wir circa 80 Prozent saure und nur noch 20 Prozent basische Ernährung zu uns (s. S. 145). Das bleibt nicht ohne Folgen. Der massiven Überflutung mit Säuren werden die Ausscheidungsmechanismen des Körpers kaum noch Herr. Und wenn die Säuren nicht mehr vollständig ausgeschieden werden können, verbleiben sie im Körper und werden an bestimmten Stellen abgelagert. Dies passiert bevorzugt in den Gelenkstrukturen. Es ist bekannt, dass die Gicht (Ablagerung von Harnsäure in den Gelenken) auf diese Art entsteht. Dass aber außer der Harnsäure noch viele weitere Säuren hier ihr »Endlager« finden und die Gelenke schädigen, ist kaum bekannt. Das liegt auch daran, dass die Standard-Laboruntersuchungen, die der Arzt bei Gelenkerkrankungen veranlassen kann, diese Säuren nicht erfassen – und was nicht dezidiert gemessen wird und als Wert vorliegt, wird nicht in die Überlegungen mit einbezogen.

> Nicht nur zu viel, sondern auch die falsche Ernährung wirkt sich negativ auf die Gelenke aus.

Fehlverdauung – die stille Gefahr

Der Verdauungsprozess ist ganz entscheidend für unser Energieniveau. Wenn unsere Verdauung gestört ist, erreichen wir nur einen Bruchteil des Energieniveaus, das für uns möglich und erforderlich wäre. Wichtig ist es deshalb, die Folgen der Fehlverdauung möglichst zu reduzieren, um dadurch die Regenerationsfähigkeit unserer Gelenkstrukturen zu fördern.

Der Prozess der Verdauung ist außerordentlich kompliziert und daher auch störanfällig. Zwei Störungen sind besonders häufig, die Fehlverdauung von Eiweiß (Aminosäuren) und die Fehlverdauung von Zucker (Kohlenhydraten).

■ **Die Eiweißfehlverdauung:** Lassen Sie uns einen Fleischbissen auf seinem Weg durch den Magen-Darm-Trakt begleiten: Er wurde, da sein Esser es mal wieder eilig hatte, weitgehend unzerkaut hinuntergeschluckt. Jetzt landet dieser größere Brocken Eiweiß plus Fett im Magen, die Magensäfte nehmen ihre Arbeit auf. Sie beginnen zwar entgegen der landläufigen Meinung nicht bereits mit der Verdauung, aber sie bereiten die Nahrung für die Verdauung vor: Die enthaltene Säure tötet einerseits im Speisebrei vorhandene Keime ab und aktiviert andererseits so genannte Zymogene (inaktive Vorstufen von Verdauungsenzymen). Diese Zymogene brechen die Eiweiße des Fleischbrockens in ihre Einzelbestandteile auf, die dadurch für den Darm besser verdaulich werden. Ist der Brocken aber groß, gelingt das Aufbrechen nur oberflächlich, der (innere) Großteil des Fett-Eiweiß-Brocken bleibt unbearbeitet.

> Eiweiß ist für unsere Verdauung nicht leicht zu knacken. Und alles, was unverdaut bleibt, geht in Fäulnis über – mit entsprechenden negativen Folgen.

Schafft es nun der Dünndarm nicht rasch, den Fleischbrocken in seine Bestandteile (Aminosäuren) zu zerlegen und diese über die Darmzotten aufzunehmen und in die Blutbahn zu leiten, kann sich hier oder spätestens im Dickdarm ein fataler Fäulnisprozess entwickeln. Jeder weiß, dass bei Fäulnisprozessen Gase entstehen, so auch bei der Fleischfäulnis. Darüber hinaus entwickeln sich auch giftige Substanzen wie Ammoniak und Schwefelwasserstoff. Das sind starke Zellgifte (im Volksmund auch als Leichengifte bezeichnet), die schon in geringer Konzentration schädliche Wirkungen haben können. Darüber hinaus entstehen so genannte Fuselöle. Man kennt sie auch aus billigen Alkoholika: Sie haben narkotische Wirkung und machen Kopfschmerzen (den berühmten »Kater«).

Die meisten dieser giftigen Substanzen sind leicht flüchtig, passieren ohne weiteres die Dünndarmwand und werden mit dem Blut- und Lymphstrom im Körper verteilt. Auf ihrem Weg zur »Waschstation« Leber reizen sie die Gefäße, die sich – kommen sie häufiger mit den Giften in Kontakt – entzünden. Um diese Gefäßentzündung herum lagert der Körper Flüssigkeit ins Gewebe ein, es entsteht eine Schwellung (Ödem). Dieses beeinträchtigt wiederum den Dünndarm bei der Verdauung – ein Teufelskreis beginnt.

Über die Gase und Gifte hinaus entstehen bei Fäulnis noch weitere Übeltäter: Auch Säuren werden freigesetzt, die zusätzlich zur Übersäuerung unseres Körpers durch die heutigen Ernährungsgewohnheiten (s. o.) beitragen.

Die Eiweißfehlverdauung ist aber nicht nur durch das ungenügende Kauen bedingt. Selbst sehr schön zerkleinertes Eiweiß kann schwierig zu verdauen sein, wenn man zu viel davon auf einmal isst. Was zu viel Eiweiß ist, kann von Mensch zu Mensch unterschiedlich sein: Je nach Verdauungs-Typ verträgt der eine mehr, der andere weniger Eiweiß. Auf die Verdauungs-Typen und auch dazu, wie Sie selbst feststellen können, welcher Verdauungs-Typ Sie eigentlich sind, gehe ich auf Seite 153 näher ein.

Eiweißfehlverdauung ist ein massiv unterschätztes, aber häufig auftretendes Problem, das besonders den Gelenksystemen Schaden zufügt. Der Grund dafür ist, dass die entstehenden sauren Substanzen ganz bevorzugt im Gelenkbereich abgelagert werden und ihre schädigende Wirkung dort entfalten.

Ein Apfel pro Tag ist wunderbar – solange Sie nicht an Verdauungsschwäche leiden.

■ **Die Zuckerfehlverdauung:** Die Zuckerfehlverdauung kommt ähnlich häufig vor. Die Engländer haben einen herrlichen Spruch geprägt, den die Deutschen beherzigen wie kaum ein anderes Volk: *An apple a day keeps the doctor away* (Ein Apfel pro Tag hält den Doktor fern). Das kann funktionieren – muss aber nicht. Ein Apfel kann auch Energie kosten, insbesondere dann, wenn der Apfelesser an Verdauungsschwäche leidet (Haben Sie Verdauungsschwäche? Den Selbst-Check dazu finden Sie auf S. 154).

In einem Apfel sind nämlich die Zuckeranteile eng an die Ballaststoffe gekoppelt. Bei dem Verdauungs-Typ, der diese Verbindung nicht gut aufschließen kann, bleibt der Zucker teilweise an den Ballaststoffen kleben, der Apfel kann so nicht ganz verdaut werden. Liegt er aber unverdaut im Dünndarm, beginnt er in dessen feucht-warmem Milieu schnell zu gären. Da im Dünndarm auch Luft ist, läuft eine so genannte aerobe Gärung ab. Es entsteht nicht, wie bei der normalen alkoholischen Gärung unter Luftabschluss, praktisch nur Ethanol (auch als Weingeist bezeichnet), sondern es werden unter anderem auch Essigsäure, Methylalkohol und – wie bei der Eiweißfehlverdauung – Fuselöle produziert. Jede dieser drei Substanzen entfaltet eine fatale Wirkung:

- Die Essigsäure trägt zur allgemeinen Übersäuerung bei und schädigt sowohl die Gefäße als auch die Leber.
- Der Methylalkohol reizt ebenfalls die Gefäße und die Leber.
- Die Fuselöle wirken betäubend – vor allem auf das Nervensystem – und lösen darüber hinaus Übelkeit und Kopfschmerzen aus (das typische »Kater-Gefühl«).

Die Zuckerfehlverdauung kann immer dann auftreten, wenn der Zucker in einer ungünstigen Kombination mit Ballaststoffen mit der Nahrung aufgenommen wird. Auch der ach so gesunde Salat kann so zur Verdauungsfalle werden, wenn der Koch die Salatsoße mit einer ordentlichen Portion Zucker verfeinert hat.

Die Probleme der Fehlverdauung können Sie leicht einschränken, wenn nicht gar vermeiden, durch perfektes Kauen und die optimale Kombination von Kohlenhydraten und Eiweiß (s. S. 155).

Bewegungsmangel und seine Folgen

Die meisten von uns verbringen ihren Arbeitstag sitzend und ihren Abend oft auch – das ist Gift für unsere Gelenke.

Vor 100 Jahren verdienten 80 Prozent der Menschen ihr täglich Brot mit körperlicher Arbeit, heute sind es allenfalls noch 15 Prozent. Die meisten verbringen ihre Arbeitszeit zum großen Teil sitzend. Tägliche Bewegung – das ist aber genau das, was Ihr Körper verlangt. Verweigern Sie ihm diesen täglichen natürlichen Kick, leiden Sie garantiert über kurz oder lang an den Defiziten.

Bewegungsmangel schadet im Prinzip allen Organen. Das betrifft nicht nur den Bewegungsapparat, sondern auch eine ganze Reihe von inneren Organen, an die wir zunächst gar nicht denken würden. Natürlich ist uns allen klar, dass tägliche Bewegung als Training für unser Herz und die Lungen günstig ist. Aber wer denkt schon daran, dass Bewegung z. B. die Tätigkeit des Dickdarms stimuliert: Der Dickdarm ist am Zwerchfell befestigt. Sportliche Bewegung vertieft die Atmung und das geht einher mit mehr Bewegung des Zwerchfells. So kommt mehr Dynamik in den Dickdarm.

Ganz direkt betroffen von (zu wenig) täglicher Bewegung sind aber natürlich die Gelenke. Lassen Sie uns auf die Folgen von zu wenig Belastung für den Bewegungsapparat sehen.

Wie der Körper auf zu wenig Belastung reagiert

Die Funktionstüchtigkeit von Gelenken und speziell der Wirbelsäule hängt von ausreichend täglicher Bewegung ab. Hier nennen wir die Auswirkungen von zu wenig Belastung:

- Die Gelenkknorpel, die von Be- und Entlastung leben, »verhungern« und verlieren an Elastizität und Belastbarkeit (die Folge: schnellere Arthroseentwicklung, Bandscheibenvorfall).
- Die stabilisierenden Bänder werden schlaff, die Gelenke werden instabil (die Folge: schnellere Arthroseentwicklung).
- Die bewegenden Muskeln verkümmern (die Folge: alle Aktivität fällt schwerer, man bewegt sich noch weniger).
- Da die Knochen unterversorgt sind, werden sie porös (die Folge: Osteoporose mit Knochenbrüchen).
- Untrainierte Gelenkkapseln schrumpfen (die Folge: erhöhter Druck auf die Gelenkpartner, Beschleunigung der Arthrose).
- Weniger Bewegung führt zu weniger Durchblutung der Knochen (die Folge: verzögerter Abtransport von schadhaften Stoffwechselprodukten, Schmerz z. B. durch Übersäuerung).
- Die Knorpeloberflächen werden uneben und rau, es entsteht das Gefühl, als wäre das Gelenk ein rostiges Scharnier, das bei jeder Bewegung ruckt und quietscht (die Folge dieser geringeren Gleitfähigkeit ist erhöhter Bewegungswiderstand mit erhöhtem Reiz, der zu Schmerz und sogar zum Gelenkerguss führen kann).

All diese Punkte können zu einem Zustand führen, bei dem jede Bewegung gegen einen erhöhten Widerstand durchgeführt werden muss. Widerstand löst aber einen Reiz aus und der mündet in Schmerz. Dieser Schmerz löst wiederum ein natürliches Verhalten aus, nämlich Schmerz vermeiden! Die Folge ist die so genannte Schonhaltung der Wirbelsäule oder Schongang bei Gelenkbeschwerden in den Beinen. Das heißt, man nimmt möglichst immer die Stellung ein bzw. entwickelt den Gang, bei dem kein Schmerz zu spüren ist, und vermeidet jede andere Bewegung. Diese Reak-

Bewegungsmangel trifft nicht nur die direkt beteiligten Organe wie Herz, Lunge und Bewegungssystem, sondern z. B. auch die Verdauung.

tion läuft unbewusst ab, oft bemerkt man selbst diese Verspannung anfangs kaum. Die andauernde Muskelanspannung und die dadurch verminderte Bewegung des Gelenks aber hat durch das Ausbleiben des Ausdrückens und Wiederaufsaugens der Gelenkflüssigkeit fatale Folgen: Die Durchblutung und damit die Versorgung des Gelenks nimmt noch weiter ab.

Die fatalen Folgen von gedrosselter Durchblutung

Die Ernährung des Knorpels wird zur Hälfte durch den Austausch über die Gelenkflüssigkeit gesichert. Kommt dieser Flüssigkeitsstrom und damit der Austausch zum Stehen, verbleiben die Abfallstoffe in den Zellen, und es werden keine neuen Nährstoffe aufgenommen. Das bedeutet, dass die Gelenkflüssigkeit immer in Bewegung bleiben und auch ständig erneuert werden muss, um den Knorpel gut zu versorgen. In einem sich bewegenden Gelenk zirkuliert die Gelenkflüssigkeit besser, der Knorpel wird besser ernährt, und das beugt den Knorpelschäden vor.

Doch woher bezieht die Gelenkflüssigkeit ihre Nährstoffe? Natürlich aus dem Blut, das sie vom Darm in den ganzen Körper transportiert. Unsere Gelenke profitieren genauso wie jedes andere Organ von einer perfekten Durchblutung.

Die wichtigsten Feinde der Durchblutung sind Bluthochdruck, Diabetes mellitus, zu hohe Cholesterinwerte, Nikotin, Übergewicht, fettreiche Kost, Bewegungsmangel und häufiger Stress.

Das Tückische daran ist: Wenn für Sie schon zwei dieser Risikofaktoren zutreffen, bedeutet das für Ihr Gelenk nicht nur die doppelte, sondern womöglich die vierfache oder gar noch größere Gefahr. Denn die Gefahren addieren sich nicht nur – nein, sie multiplizieren oder potenzieren sich!

Die Folgen: Die Gefäßdicke nimmt zu und zwar nach innen, was das Gefäßvolumen verengt. Es kann entsprechend weniger Blut durchströmen, das Gelenk kann nicht mehr optimal ernährt werden. Erst verlangsamt sich die Regeneration, der nächste Schritt ist Degeneration, also der Abbau. Übrigens: An den Folgen von Durchblutungsstörungen sterben in den westlichen Ländern fast doppelt so viele Menschen wie an Krebs!

■ ERMITTELN SIE DIE FEINDE IHRER GELENKE

	Die Wirkung auf die Gelenke	Optimaler Wert
Zu hoher Gesamtcholes- terinwert	Cholesterin ist ein Baustoff für Hormone und Zellwände. Dauerhaft hohe Werte fördern die Gefäßverkalkung und senken die Durchblutung und Regeneration der Gelenke.	< 150 mg/dl
Zu hoher LDL- Cholesterinwert	Erhöhte Werte dieser schädlichen Cholesterinform führen zu Gefäßverkalkung!	< 130 mg/dl
Zu hoher Blutzucker	Starke Schwankungen des Blutzuckers belasten das Gefäßsystem und verschlechtern so auch die Versorgung der Gelenke. Der so genannte HbA-1C-Wert erfasst Überzuckerungen der letzten drei Monate. Dadurch wird zuckerreiche Fehlernährung messbar!	Nüchtern < 100 mg/dl
Zu hohe Triglyzeridwerte	Bei zu hohen Konzentrationen an Triglyzeriden (Fetten) im Blut lagern sich diese an der Gefäßinnenwand an und verschlechtern so letztlich die Durchblutungssitu- ation der Gelenke.	< 100 mg/dl
Zu geringe Folsäure- konzentration	Folsäure ist ein wichtiges Vitamin zur Geweberegene- ration und Blutbildung (Sauerstoffversorgung) und schützt auch vor Gefäßalterung.	15–25 ng/ml
Zu hoher Cortisolspiegel	Ein zu hoher Spiegel des Stresshormons Cortisol lässt die Knochen schneller altern.	< 150 ng/ml
Zu hoher Homocysteinwert	Zu viel Homocystein im Blut beschleunigt die Gefäß- alterung und fördert Thrombosen. Ist zugleich der LDL- Cholesterinwert erhöht, potenziert sich die Gefahr!	6–9 µmol/l
Zu hoher Harnsäurewert	Wie viele andere Säuren lagert sich die bei zu hoher Konzentration ausgefällte Harnsäure als Salzkristall in Gewebe und besonders gern in Gelenke ein (s. S. 81). Dies äußert sich dann als Gichtanfall.	< 5 mg/dl
Ungleichgewicht im Säure- Basen-Haushalt	Ist das Bindegewebe übersäuert, häufen sich ent- zündliche Reizungen der Gelenkinnenhaut, diese wird in der Folge anfälliger gegenüber Verletzungen, die Schmerzschwelle sinkt.	Urin-pH: 6–7, Speichel- pH: 6,4–6,9

Probleme des Bindegewebes

Das Bindegewebe ist das Verbindungsorgan zwischen allen Geweben (s. S. 28). Von ganz entscheidender Bedeutung für den Zustand des Bindegewebes ist die Flüssigkeit, mit der es umgeben ist. Diese nennt man extrazelluläre Flüssigkeit, um sie von der Flüssigkeit in den Zellen abzugrenzen (extra = außerhalb).

In jeder lebenden Zelle laufen Stoffwechselprozesse ab und dabei entstehen auch Abfallstoffe. Diese muss die Zelle so rasch wie möglich loswerden, um Platz für neue Nährstoffe zu schaffen und um sich nicht langsam zu vergiften.

Normalerweise kann die Zelle den Abfall in die vorbeiströmende extrazelluläre Flüssigkeit abgeben. Dort herrscht eine geringe Konzentration an Abfallstoffen, aber eine hohe Konzentration an frischen Nährstoffen. Da die Zellwände für diese Substanzen durchlässig sind und unterschiedliche Konzentrationen nach einem Ausgleich streben, strömen die Abfallstoffe aus der Zelle hinaus und Nährstoffe hinein.

■ DIE MACHT DER GENE

Auch an den Genen lassen sich individuelle Faktoren ermitteln, die für die Anfälligkeit unserer Gelenke ausschlaggebend sind. Zwar sind diese Gentests heute noch Zukunftsmusik, doch wenn die Entwicklung auf diesem Gebiet weiterhin so rasant verläuft, könnte schon bald jeder frühzeitig über seine ererbte Gelenkdisposition Bescheid wissen:

■ Gene, die Aussagen darüber erlauben, ob der eigene Alterungsprozess beschleunigt ablaufen wird: Durch die Mutation bestimmter Gene können Zellschäden beschleunigt und vorzeitige Alterungsprozesse eingeleitet werden. Eine erste Information liefert die Untersuchung der Gene SOD 1 und SOD 2.

■ Gene, die Aussagen darüber erlauben, ob man ein erhöhtes Risiko gegenüber den Gefahren des Rauchens hat: Rauchen führt zu einer permanenten Reizung und Vergiftung des gesamten Körpers, schadet den Gefäßen und damit der Durchblutung und Gesunderhaltung der Gelenke – und erhöht das Krebsrisiko. Einen ersten Hinweis, ob bei Ihnen eine erhöhte Gefährdung vorliegt, ergibt die Untersuchung der Gene GST M1, CYP 1A1, NAT 2.

Wo die extrazelluläre Flüssigkeit aber nicht mehr strömt oder gar mit Abfallstoffen überladen ist, findet kein Austausch mehr statt. Die Zelle bleibt auf ihrem Müll sitzen und wird davon krank.

Der gefährlich schnelle Weg zur Arthrose

Gelenkverletzungen gehen immer mit einem Knorpelschaden einher. Fehlbelastungen der Gelenke – am häufigsten resultieren sie aus Übergewicht, Fehlhaltung oder falschem Training – führen langsam, Schritt für Schritt zu einer Knorpelschädigung. Verletzungen und Fehlbelastungen haben die im Prinzip gleichen Reaktionen im Gelenk zur Folge. Bei Verletzungen laufen die Prozesse allerdings beschleunigt ab.

Ein Knorpelschaden führt zum Verlust der optimalen Gleitfähigkeit der Gelenkpartner. Erinnern Sie sich an das Bild des rostigen Scharniers: Wie dort können sich mehr und mehr kleine Partikel aus dem Knorpel lösen, die dann in der Gelenkflüssigkeit umherschwimmen und bei jeder Bewegung einen Reiz auslösen. Dieser ständig wiederkehrende Reiz führt zu einer Entzündung – einer Entzündung ohne Bakterien.

Jede Entzündung im Körper aber führt zu einer Schwellung und diese verschlechtert die Durchblutung, weil im Bereich der Schwellung ein höherer Druck vorliegt. Dadurch entstehen Schmerzen.

Bei Schmerzen schonen sich die meisten natürlich, sie schränken also ihre Bewegung deutlich ein. Leider führt dieses Schonen zu einem weiteren Rückgang der Durchblutung des Körpers und des nährenden Auspressens und Aufsaugens der Gelenkflüssigkeit. Das heißt: Die Nährstoffversorgung wird noch schlechter. Es beginnt ein Teufelskreis, der nur schwer zu durchbrechen ist.

Verschleißerscheinungen an Sehnen und Bändern

Sehnen, Bänder (Ligamente) und Gelenkkapseln sorgen für die Stabilität der Gelenke. Von ihnen wird eine enorme Reißfestigkeit und zugleich Elastizität gefordert. Beide Eigenschaften müssen auf das Anforderungsprofil des jeweiligen Gelenks angepasst werden. Diese Anpassung funktioniert – im positiven, aber auch im negativen Sinne. Durch wohl dosiertes Training erstarken die Struktu-

> Lösen sich aufgrund der zunehmenden Abnutzung kleine Partikel vom Gelenkknorpel, lösen diese bei jeder Bewegung einen Reiz aus, der schließlich zur Entzündung führt.

ren und sind größeren Belastungen gewachsen. Aber schon nach einer vierwöchigen Ruhigstellung oder Reduktion auf Minimalbelastung gehen bis zwei Drittel der erreichten Belastbarkeit wieder verloren. Die Bänder werden lax, die Sehnen verkürzen, die Spannung auf die Muskeln steigt, die Gelenkkapseln neigen zum Schrumpfen. All diese Prozesse stören die natürliche Regeneration.

Wenn so eine gestörte Struktur dann plötzlich wieder nur durchschnittlich strapaziert wird, kann dies bereits zu Überlastung, Überdehnung und zu kleinen Verletzungen führen. Die Folgen liegen auf der Hand: Der Teufelskreis beschleunigter Verschleißerscheinungen des Gelenks (Arthrose) setzt ein.

Nach einer längeren Trainingspause oder wenn Sie über Jahre keinen Sport mehr betrieben haben, dürfen Sie sich also auf keinen Fall gleich wieder so belasten wie vor der Schonung. Sie müssen nicht nur Ihre Muskeln, sondern auch Ihre Gelenke erst wieder behutsam vortrainieren und sich erst langsam steigern, sonst laufen Sie Gefahr auch bei durchschnittlicher Belastung, die Struktur zu überfordern und dadurch zu verletzen.

Verschleißerscheinungen an Sehnen und Bändern entstehen also auf der einen Seite durch Sportverletzungen und Reizzustände infolge von Überlastungen, auf der anderen Seite durch Nichtstun, weil dadurch die Gelenkregeneration gedrosselt wird.

Wie chronische Infekte den Gelenken schaden

Entzündungen, egal, wo sie im Körper lokalisiert sind, wirken sich immer auf den gesamten Körper aus. Vielleicht haben Sie es am eigenen Körper schon einmal erfahren: Ein »simpler« Brechdurchfall, unter dem Sie im Urlaub leiden, kann Sie innerhalb von Stunden in eine totale Erschöpfung und in einen schwer kranken Zustand bringen – und gleichzeitig meldet sich der alte Hüftschmerz heftiger denn je. Ist das nur Einbildung?

Nein, das ist es nicht, sondern hat seine Gründe: Die »Krankheitsinformation« legt sich wie ein Schleier über den gesamten Körper. Vorhandene Reizungen, etwa in einem Gelenk, können durch die zusätzliche Störung, auch wenn diese an ganz anderer Stelle im Körper auftritt, eine massive Verschlechterung erfahren.

AKTIVIERTE ARTHROSE

Eine Besonderheit ist die so genannte aktivierte Arthrose. Sie tritt auf wie eine typische Gelenkentzündung: Das Gelenk ist schmerzhaft, geschwollen und heiß. Eine aktivierte Arthrose ist nur schwer von einer Gelenkentzündung im Rahmen von Infekten oder dem ersten Auftreten von Rheuma zu unterscheiden. Die Differenzierung ist aber wichtig, da die aktivierte Arthrose im Vergleich zu den beiden anderen (schwer zu behandelnden) Krankheitsbildern relativ harmlos ist. Sie beruht »lediglich« auf einer fortgeschrittenen Arthrose eines Gelenks, das akut überstrapaziert wurde (beispielsweise ein schmerzendes Knie nach einem Marathon) und jetzt rebelliert. Es will uns zeigen, dass im Moment Ruhe angesagt ist. Hört man auf diesen Appell und richtet sich danach, stellt sich auch meist rasch eine Besserung ein.

Chronische, also ständig schwelende Infekte können also Ihren Gelenken schaden. Davon gibt es zwei Hauptformen:

- Infektiöse Gelenkentzündung: Von einem schwelenden Infektionsherd gehen ständig Keime ins Blut über. Wird eine große Menge an Keimen so über das Blut in das Gelenk gespült, lösen sie dort eine Reaktion des Immunsystems aus. Dadurch entsteht eine starke Entzündung mit bleibendem Schaden für das Gelenk.
- Gelenkentzündung ohne Keimnachweis: Dieser Fall ist viel häufiger, verläuft aber meist weniger dramatisch. Die Ärzte nennen dies parainfektiös – das heißt, dass das Gelenk neben (»para«) einer bakteriellen oder viralen Infektion im Körper mitreagiert, ohne dass man im Gelenk selbst diese Keime findet.

Selten spielen auch Gelenkentzündungen eine Rolle, die aus dem »Bauch« kommen: Ein breites Spektrum von Erkrankungen im Magen-Darm-Bereich kann zu Gelenkentzündungen führen, weil bestimmte Erkrankungen ihre Entzündungsstoffe in den gesamten Körper streuen bis hin in die Gelenke. Hauptsächlich findet man Gelenkentzündungen im Zusammenhang mit chronischen Magendarmentzündungen (z.B. Morbus Crohn), nach Magenteilentfernung (z.B. wegen Geschwüren) und nach Bypass-Operationen im Bauch (wegen Verkalkung der Baucharterien).

WIE GELENKSCHMERZ ENTSTEHT

Der Auslöser ist ein Reiz

Brennend, pochend, stechend, bohrend, ziehend – jeder Patient mit Gelenkschmerzen beschreibt sein Leiden anders. Trotz der unterschiedlichen Empfindung ist die Ursache von Schmerzen immer gleich: lokale Reize, die eine bestimmte Schmerzschwelle überschreiten. Diese Schwelle ist bei jedem Menschen anders angesiedelt: Wo der eine kaum mit der Wimper zuckt, leidet ein anderer bereits Qualen. Dabei ist Schmerz eine sinnvolle Reaktion des Körpers: Er ist ein unüberhörbares Warnsignal, die Aufmerksamkeit auf den entsprechenden Körperteil zu richten.

Die Bewertung des Schmerzes

Für die Wahrnehmung von Schmerzen sind Meldestellen (Nozizeptoren) zuständig. Sie sitzen in und an der Gelenkkapsel sowie in und an den Bändern. Die Natur hat es so eingerichtet, dass stark belastete Strukturen (etwa der Gelenkknorpel oder die Bandscheibe) mit weniger Schmerzmeldestellen ausgestattet sind. Wir können so auch größere Belastungen schultern, ohne ständig von Schmerzen geplagt zu sein.
Um einen Reiz auch als Schmerz wahrzunehmen, muss diese Information – etwa der Dornenstich – von den Nozizeptoren des Fingers registriert werden und so rasch wie möglich über Nervenfasern zum Rückenmark und von dort über etliche Umschaltungen zum limbischen System, einem Teil des Stammhirns, gelangen. Hier findet die Schmerzempfindung statt und gleichzeitig auch die Schmerzbewertung. Auch wenn der Schmerz zum Dauerschmerz wird, ist dies die Stelle, die entscheidet, wie damit umzugehen ist, etwa »Der Schmerz macht mich wahnsinnig«.

Knorpeldegeneration tut nicht weh!

Viele Gelenkpatienten haben erwiesenermaßen Knorpelschäden und hatten dennoch nie Schmerzen. Woran kann das liegen?
Der Grund ist: Knorpeldegeneration tut nicht weh! Damit Schmerz entsteht, muss die Gelenkinnenhaut massiv gereizt werden, erst dann entsteht die Empfindung »Schmerz«. Die Schmerzmeldestellen befinden sich nämlich konzentriert in der Gelenkinnenhaut. Die Gelenkinnenhaut wird z. B. gereizt durch:

- die direkte Verletzung des Gelenks (z. B. Umknicken im Sprunggelenk),
- zu große oder lange Hitze- oder Kälteeinwirkung (z. B. Verbrennen am Backofen),
- Überlastung (z. B. Marathonlauf ohne ausreichendes Training),
- Ablagerung von Säuren oder Schadstoffen im Gelenksystem (z. B. von Harnsäure),
- Gelenkinfektionen,
- Bluterguss im Gelenk durch Verletzung oder Gerinnungsstörung,
- rheumatische Erkrankungen.

Die Vorboten des Schmerzes

Da Gelenkdegeneration allein nicht wehtut und sich Schmerzen oft erst im fortgeschrittenen Stadium melden, müssen wir besonders auf die Vorboten von Gelenkschmerzen achten: Anlaufschmerz, Morgensteifigkeit und Belastungsschmerz. Bei solchen Schmerzen sollten Sie vom Facharzt prüfen lassen, von wo sie ausgehen. Beobachten Sie sich selbst, Ihre Hinweise können den Arzt auf die richtige Spur bringen. Von diesen Stellen kann Ihr Schmerz ausgehen:

- Knochenhaut: Das ist der Fall, wenn Ihre Knieschmerzen z. B. durch einen Tritt gegen das Schienbein ausgelöst werden;
- Gelenkinnenhaut: Ihr Schmerz tritt nach Überlastung auf oder geht mit einer Schwellung des Gelenks einher;
- Gelenkbänder: Dabei kommt es zu Schmerzen nach Über- oder Fehlbelastung, z. B. nach einem Tag Skifahren ohne vorausgehendes Training;
- Sehnen und Muskeln: Dabei kommt es nach Über- oder Fehlbelastung zu einem dauerhaft harten Muskel;
- Nerven: In diesem Fall kommt der Gelenkschmerz von einer Reizung des Nerven durch Verletzung oder Entzündung, z. B. nach Zeckenbiss oder Herpes;
- Knöcherne Gelenkveränderung? Dann zeigt sich ein z.T. dauerhafter Schmerz in immer der gleichen Gelenkposition.

Typische Schmerzen bei Gelenkverschleiß

1. Ruheschmerz
- tritt regelmäßig in Ruhe auf,
- kann bei fortgeschrittener Arthrose nach starker Belastung auftreten,
- kann ziehend sein und Ausstrahlungstendenz besitzen,
- tritt häufig nachts auf.

Der Schmerz kann durch Arthrose bedingt sein, er kann aber auch ohne Arthrose auftreten, wenn das Gelenk oder die Wirbelsäule instabil sind.

2. Belastungsschmerz
Er wird durch Bewegung ausgelöst. Je länger die Schmerzen nach der Belastung anhalten, desto weiter fortgeschritten ist in aller Regel die Arthrose bereits.

3. Anlaufschmerz
- Dieser Schmerz stellt sich meist beim Übergang vom ruhenden zum bewegten Gelenk ein (z. B. nach dem morgendlichen Aufstehen).
- Das Schmerzgefühl entspricht dem »eingerosteten« Gelenk, das sich erst »einlaufen« muss.

Die Schmerzursache muss hier nicht unbedingt Arthrose sein, es kann auch eine muskuläre Schwäche oder eine Fehlbelastung mangels Training dahinter stecken.

Chronische Infekte sind weit verbreitet und vielen gar nicht bewusst, da sie wenige und unspezifische Symptome hervorrufen. Sie sitzen am häufigsten im Nasen-Rachen-Raum, an Zähnen, Blase, Nieren, Fortpflanzungsorganen und im Verdauungstrakt. Achten Sie deshalb bei Gelenkbeschwerden auf neu aufgetretene Phänomene. Leiden Sie vielleicht seit kurzem unter erhöhter Infektanfälligkeit, abnehmender Belastbarkeit, chronischer Müdigkeit oder dem Kommen und Gehen von Gelenkschmerzen ohne erkennbaren Grund? Wenn Sie diese Symptome bei sich erkennen, sollten Sie sich beim Hausarzt auf unentdeckte Infektionsherde untersuchen lassen. Aber besuchen Sie daraufhin auch Ihren Zahnarzt, denn in und an den Zähnen und dem Zahnfleisch können sich Infektionen besonders gut versteckt halten.

Hormon- und enzymproduzierende Organe

Viele verschiedene Faktoren beeinflussen die tägliche Regeneration und damit den Alterungsprozess der Gelenke. Ein Faktor für eine optimale Regeneration sind die Hormone.

Unklare Gelenkbeschwerden können auf eine Fehlfunktion von hormonproduzierenden Organen zurückgehen, z. B. auf eine Über- oder Unterfunktion von Schilddrüse und Nebenschilddrüse. Ein Selbst-Check für die Funktion der Schilddrüse ist die Messung der Körpertemperatur unter der Achsel:

- Liegt Ihre Temperatur unter 36 °C, sollten Sie beim Arzt einen Schilddrüsen-Hormon-Check durchführen lassen. Denn eine zu niedrige Körpertemperatur ist häufig die Folge einer Schilddrüsenunterfunktion.
- Haben Sie aber ständig morgendliche Körpertemperaturen über 37,5 °C, kann das ein erster Hinweis für eine Schilddrüsenüberfunktion sein (für die hohen Temperaturen kommen aber auch andere Ursachen infrage).

Aber auch Störungen der Bauchspeicheldrüse (Pankreas), insbesondere beim Diabetiker, eine Überfunktion der Nebenniere (Morbus Cushing) oder eine gestörte hormonelle Funktion der Leber (häufig bei regelmäßigem übermäßigem Alkoholkonsum) können zu Gelenkentzündungen führen.

Das Kniegelenk

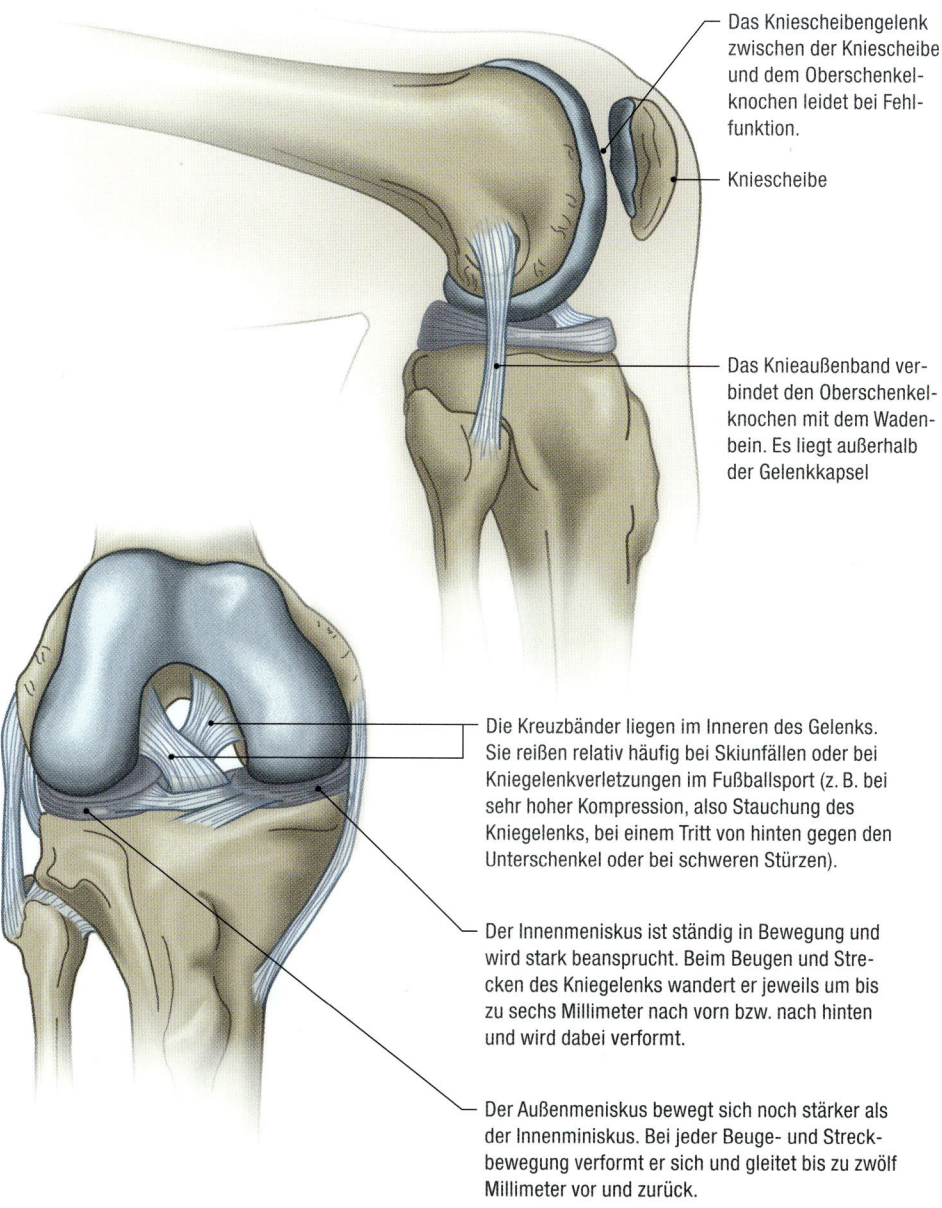

Das Kniescheibengelenk zwischen der Kniescheibe und dem Oberschenkelknochen leidet bei Fehlfunktion.

Kniescheibe

Das Knieaußenband verbindet den Oberschenkelknochen mit dem Wadenbein. Es liegt außerhalb der Gelenkkapsel

Die Kreuzbänder liegen im Inneren des Gelenks. Sie reißen relativ häufig bei Skiunfällen oder bei Kniegelenkverletzungen im Fußballsport (z. B. bei sehr hoher Kompression, also Stauchung des Kniegelenks, bei einem Tritt von hinten gegen den Unterschenkel oder bei schweren Stürzen).

Der Innenmeniskus ist ständig in Bewegung und wird stark beansprucht. Beim Beugen und Strecken des Kniegelenks wandert er jeweils um bis zu sechs Millimeter nach vorn bzw. nach hinten und wird dabei verformt.

Der Außenmeniskus bewegt sich noch stärker als der Innenminiskus. Bei jeder Beuge- und Streckbewegung verformt er sich und gleitet bis zu zwölf Millimeter vor und zurück.

■ CHECK KNIEGELENK

Wie macht sich Kniegelenkarthrose bemerkbar?

Meist beginnt sie mit Spannungs- und Steifigkeitsgefühl. Dann kommt es zum »Anlaufschmerz« und Schmerz nach längerer oder ungewohnter Belastung. Schließlich nimmt die Gelenkbeweglichkeit ab oder die Gelenke fangen plötzlich bei Bewegung an zu knacken oder knarren.

Wenn Sie diese Symptome bereits haben, können Sie mit diesem Selbst-Check Ihren Verdacht erhärten, der zumindest einen groben Anhaltspunkt liefert. Je nach Ergebnis und weiteren Alarmzeichen sollten Sie Ihren Arzt aufsuchen (s. S. 67).

Der Knie-Selbst-Check

Begeben Sie sich für die Ausgangsposition in Rückenlage und beugen Sie langsam den Unterschenkel des erhobenen Beins weiter in Richtung Oberschenkel (siehe Abbildungen rechts). Bei normaler, voller Beugungsfähigkeit, also wenn keine Arthrose das Gelenk beeinträchtigt, passt bei maximaler Beugung gerade noch eine Hand quer zwischen die Ferse und das Gesäß. Stellen Sie sich vor, der Oberschenkel Ihres angewinkelten Beines sei der Stundenzeiger einer Uhr. Sie können dann an der »Stundenzahl«, auf die Ihr Unterschenkel in maximaler Beugung zeigt, den Grad der vorliegenden Arthrose abschätzen.

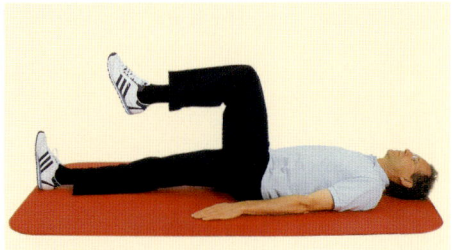

Ausgangsposition: Sie liegen auf dem Rücken und strecken ein Bein nach oben. Winkeln Sie das Bein im Knie um 90° an, sodass der Unterschenkel waagrecht, der Oberschenkel aber weiter senkrecht ist.

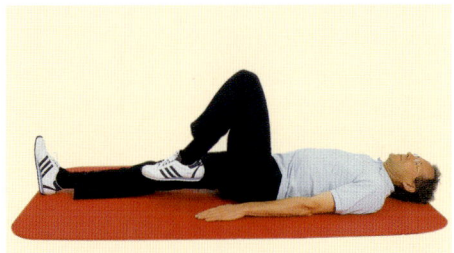

Leichte Arthrose: Sie schaffen die weitere Beugung des Unterschenkels bis zu einer Beugung von maximal ca. 150° (7.00-Uhr-Position).

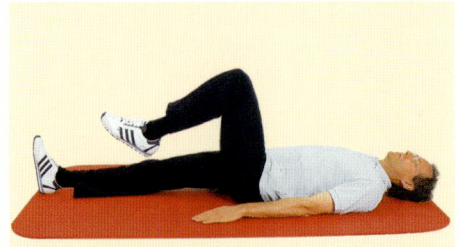

Fortgeschrittene Arthrose: Ihr Unterschenkel erreicht nur eine Beugung gegenüber dem Oberschenkel von höchstens ca. 120° (etwa 8.00-Uhr-Position).

Neben den erwähnten gibt es noch eine Vielzahl anderer Hormone, die die regenerativen Gelenkprozesse mitsteuern und beeinflussen. Sie sorgen mit der richtigen Ernährung und dem richtigen Lebensstil dafür, dass Ihr Jungbrunnen sprudelt.

Arthrose und ihre Symptome

Was genau ist Arthrose des Kniegelenks?

Das Kniegelenk ist das am häufigsten von Arthrose betroffene Gelenk von allen Gelenken des Organismus. Diese Spitzenstellung unter den Gelenken »verdankt« es seiner besonderen Belastungssituation und seiner Verletzungsanfälligkeit. Verletzungen am Kniegelenk sind nämlich ausgesprochen häufig, auch wenn sie oft weitgehend unbemerkt und beschwerdefrei verlaufen. Doch obwohl das Knie kaum oder gar nicht geschwollen ist und keine Schmerzen bestehen, bereiten sie und ihre Folgen doch den Boden für vorzeitigen Gelenkverschleiß (s. S. 47).

Das Knie ist das am häufigsten von Arthrose betroffene Gelenk, nicht zuletzt deshalb, weil es auch das mit dem größten Verletzungsrisiko ist.

Was sind die Ursachen von Kniegelenkarthrose?

Besonders häufig sind es Übergewicht, falsche oder mangelnde Bewegung, Fehlernährung und Verletzungsfolgen. Vor allem Kreuzbandverletzungen und Meniskusschäden leisten einer Kniegelenkarthrose Vorschub. Angeborene Erkrankungen mit Gelenkfehlstellung, Stoffwechselstörungen (z. B. Diabetes mellitus, Gicht) oder Infektionskrankheiten im Gelenk oder in seiner Nähe kommen ebenfalls als Auslöser infrage, sind jedoch eher seltenere Ursachen von Kniegelenkarthrose.

Bei diesen Zeichen sollten Sie zum Spezialisten

- Entwicklung von Fehlstellungen (O- oder X-Beinstellung): Sehen Sie sich ältere Aufnahmen von sich an und vergleichen Sie die Stellung Ihrer Beine damals und heute.
- Muskelschwund in Gelenknähe: Messen Sie im Zweifelsfall Ihren Beinumfang auf beiden Seiten etwa 15 cm oberhalb der Kniescheibe. Unterschiede von mehr als 2 cm sind verdächtig.
- Wenn Sie im Knie einen Dauerschmerz verspüren.

CHECK HÜFTGELENK

Wie macht sich Hüftgelenk-arthrose bemerkbar?

Erste Anzeichen sind Steifigkeitsgefühl nach Ruhephasen, vorzeitige Ermüdung und vo-rübergehender Schmerz in der Leiste bei langem, ungewohntem Gehen oder Stehen. Schreitet die Hüftgelenkarthrose weiter fort, bemerken Sie eine von Monat zu Monat ste-tige Abnahme der schmerzfreien Gehstrecke oder Abnahme der Beweglichkeit im Hüftge-lenk. Es stammt jedoch nicht jeder Leisten-schmerz oder Schmerz beim Gehen von der Hüfte. Wenn Sie sich nicht sicher sind, soll-ten Sie Ihren Arzt konsultieren.

Der Hüftgelenk-Selbst-Check

Schon die Fähigkeit, die Kniegelenkinnen-seiten im Liegen bei angewinkelten Beinen zusammenzuführen, erlaubt einen Hinweis auf den Zustand des Hüftgelenks (siehe Ab-bildungen unten): Gelingt es nicht, dass die Knieinnenseiten sich berühren, liegt mit großer Sicherheit eine schwere Hüftgelenk-arthrose vor. Das Arthroseausmaß bei nicht ganz so schweren Fällen lässt sich daran ablesen, wie weit Sie den Unterschenkel noch zur Seite drehen können. Wichtig bei dem Check ist, dass Knie und Oberschenkel in Ausgangsposition bleiben.

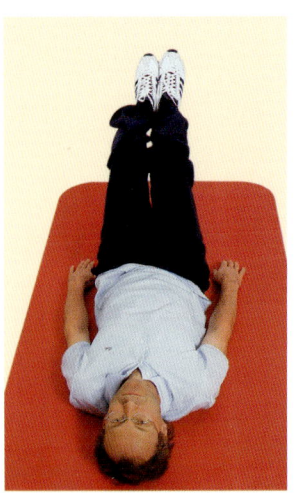 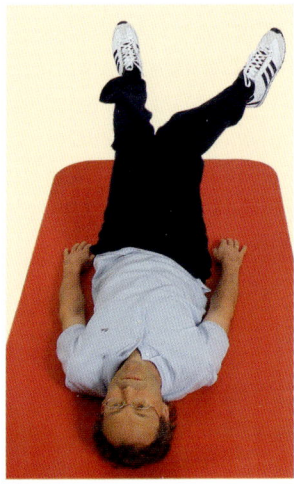 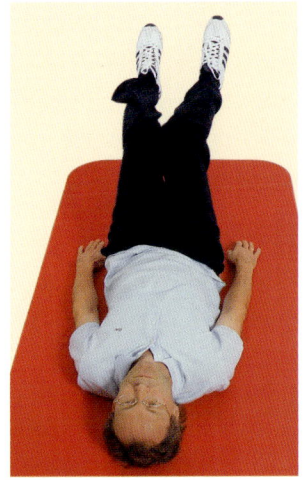

Ausgangsposition: In Rückenlage beide Beine senkrecht strecken, Unterschenkel um 90° abwinkeln. Die Fersen und Knie sollten sich möglichst berühren.

Leichte Hüftgelenkarthrose: Beim seitlichen Abwinkeln des Unterschenkels nach außen errei-chen Sie einen Schenkelwinkel von immerhin 15–30°.

Fortgeschrittene Hüftgelenkar-throse: Beim seitlichen Abwinkeln des Unterschenkels nach außen erreichen Sie einen Schenkelwin-kel von weniger als 15°.

- Gelenkerguss oder Umfangzunahme des Gelenks: Verfolgen Sie die Entwicklung des Kniegelenkumfangs im Zeitverlauf und Seitenvergleich – ermitteln Sie dazu den Umfang des Kniegelenks in Höhe der Mitte der Kniescheibe mit einem Maßband. Eine Umfangsdifferenz von mehr als 2 bis 3 cm deutet auf einen Erguss oder eine zunehmende Arthrose hin.

Was genau ist Arthrose des Hüftgelenks?

Die Hüftgelenkarthrose ist die am häufigsten operierte Gelenkerkrankung, da sie im fortgeschrittenen Stadium ein Gehen fast unmöglich macht und deshalb den Betroffenen stark beeinträchtigt.

Besonders anfällig für Gelenkverschleiß ist das Hüftgelenk aufgrund seines Aufbaus (s. S. 35): Wo sich im Kniegelenk die Belastung auf zwei relativ große Flächen verteilt, trifft die Belastung im Hüftgelenk auf ein sehr kleines Areal. Die hohe Spannung, die bei jedem Schritt auf diesem vergleichsweise kleinen Gelenkbereich entsteht, stellt eine Dauerbelastung dar. Die Wahrscheinlichkeit einer Schädigung ist allein schon dadurch sehr hoch.

Wie bei allen Arthroseprozessen führt die anfänglich nicht entzündliche, degenerative Veränderung des Gelenkknorpels über kurz oder lang zu einer schmerzhaften Reizung der Gelenkinnenhaut. Im weiteren Verlauf kommt es zu Knochenumbau, der das Gelenk in zunehmende Bewegungslosigkeit zementiert. Die Geschwindigkeit dieses Umbaus ist unterschiedlich, meist dauert er Jahre oder Jahrzehnte, im Extremfall aber auch nur wenige Wochen.

Was sind die Ursachen der Hüftgelenkarthrose?

Die Ursachen der Hüftarthrose sind meist Fehlbelastung – zu viel, ebenso wie zu wenig –, Fehlernährung und Übergewicht, Umweltgifte, Medikamente (Dauereinnahme von Cortison) und nicht zuletzt Alkohol. Die Zusammenhänge von Alkohol und Hüftgelenkarthrose sind noch nicht genau erforscht, doch beobachten wir bei Menschen, die mehr als 70 g Alkohol pro Tag trinken (mehr als eine Flasche Wein) überdurchschnittlich häufig Hüftgelenkarthrosen. Darüber hinaus können auch angeborene und hormonelle Störungen die Hüftarthrose fördern. Unter den angeborenen Ursachen ist vor allem die angeborene Fehlstellung des Winkels von Hüftkopf zu Oberschenkelknochen zu nennen, egal ob der Winkel zu flach (Coxa vara) oder zu steil (Coxa valga) ist.

Bei diesen Zeichen sollten Sie zum Spezialisten
- Konstante Abnahme der Beweglichkeit im Hüftgelenk (zunehmende Hüftgelenksteife).
- Gehen ohne Schmerzmittel ist nicht mehr möglich.
- Es sind ständig Schmerzmittel erforderlich.
- Für längere Gehstrecken wird aufgrund der Schmerzen ein Gehstock oder eine andere Hilfe erforderlich.

Was genau ist Sprunggelenkarthrose?

Das obere Sprunggelenk ist einem erheblichen Verletzungsrisiko ausgesetzt: Jedes Umknicken, und mag es noch so harmlos erscheinen, verursacht einen Schaden am Gelenkknorpel.

Das Sprunggelenk weist einige Besonderheiten auf. Wir unterscheiden ein oberes und ein unteres Sprunggelenk – das sind zwei völlig unterschiedliche Gelenke. Von einer Arthrose ist das äußere obere Sprunggelenk viel häufiger betroffen, denn es wird weit mehr beansprucht: Hier findet die Bewegung des Hebens und Senkens des Fußes statt. Dieses Gelenk wird deshalb bei jedem Schritt, den wir machen, strapaziert. Überbeanspruchung und Verletzungen führen zu Abnutzung, die dann zur Arthrose führen können.

Was sind die Ursachen der Sprunggelenkarthrose?
Im Gegensatz zu den meisten Gelenken gibt es im Fußbereich, der immerhin 49 Gelenkflächen aufweist, eine Vielzahl angeborener Fehlstellungen sowie Ermüdungen (Senkfuß, Spreizfuß) infolge von Überlastung. Der häufigste Schuldige für die Überlastung ist neben dem Übergewicht das Tragen von hohen Absätzen: Es bringt Belastung auf Bereiche des Sprunggelenks, die nicht darauf eingestellt und entsprechend überfordert sind. Wer je den Eiertanz auf Pfennigabsätzen selbst gewagt oder auch nur gesehen hat, kann sich vorstellen, in welcher Gefahr dabei das obere Sprunggelenk schwebt: Jedes Umknicken kann zu Verletzungen dieses Gelenks führen, jede Verletzung kann die Keimzelle für eine Arthrose sein.

Das Sprunggelenk

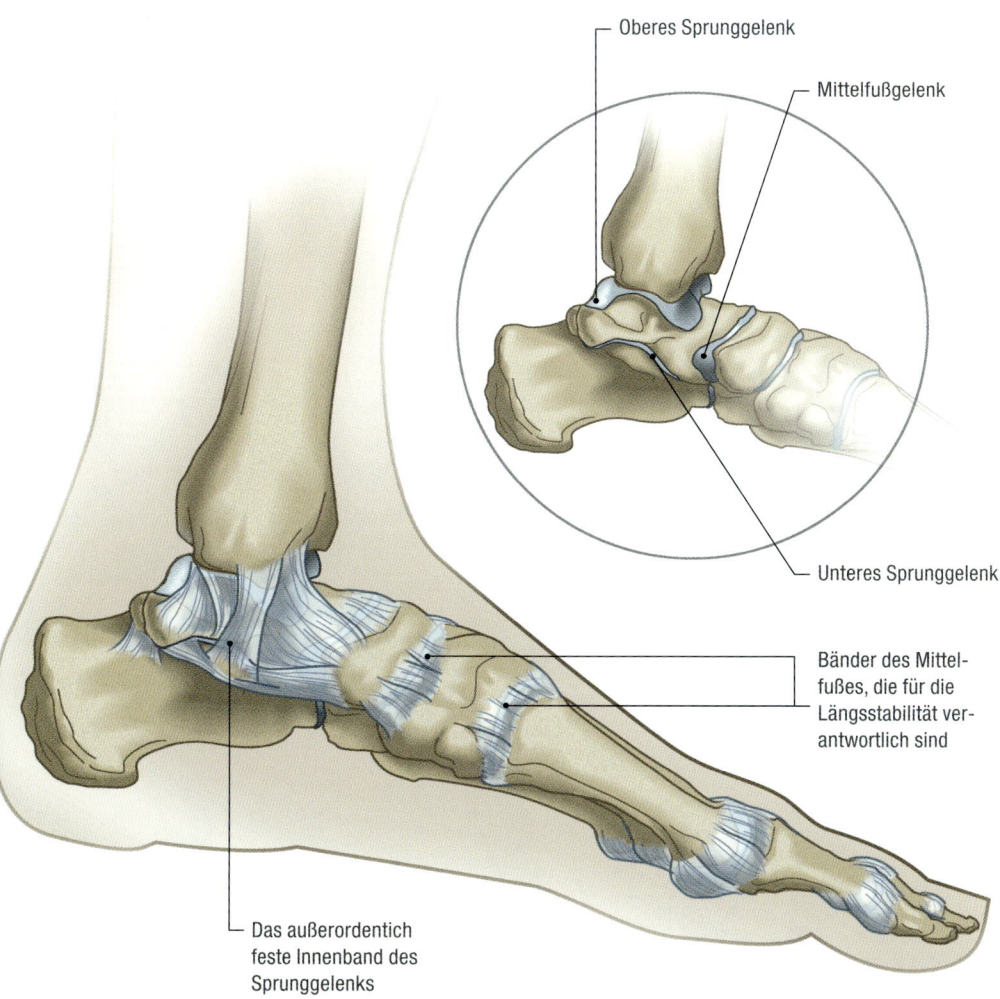

Oberes Sprunggelenk

Mittelfußgelenk

Unteres Sprunggelenk

Bänder des Mittel-
fußes, die für die
Längsstabilität ver-
antwortlich sind

Das außerordentich
feste Innenband des
Sprunggelenks

Das äußere obere Sprunggelenk ist der Hauptleidtragende bei jedem Umknicken. Bei jedem Mal wird das Gelenk geschädigt, ein weiteres Samenkorn für die Entstehung einer Arthrose gelegt, selbst wenn die aktuellen Beschwerden rasch wieder abklingen. Jede übermäßige Belastung und jedes Kilo zu viel wirken sich hier fatal aus.Besonders bedroht sind die oberen Sprunggelenke von Frauen durch den Stöckelschuh. Je höher und schmaler der Schuhabsatz ist, umso häufiger kommt es zum Umknicken. Außerdem verändert die Steilstellung des Fußes die Druckverhältnisse in den Fußgelenken, was zu einem erhöhten Verschleiß dort führt.

CHECK SPRUNGGELENK

Wie macht sich Sprunggelenk-arthrose bemerkbar?

Ein Vorbote der Sprunggelenkarthrose ist die Instabilität: Man fühlt sich beim Gehen unsicher und neigt zum häufigen Umkni-cken. Meist kommt es nach dem Umkni-cken zu einer leichten Schwellung um den Knöchel. Langes Gehen, in fortgeschritte-nem Stadium auch langes Stehen führt zu Schmerzen. Im Anfangsstadium kommt es meist zu einer morgendlichen Steifheit, die sich durch Bewegung bessert.

Der Sprunggelenk-Selbst-Check

Je weiter die Kniescheibe nach vorn ge-schoben werden kann, desto geringer ist die Wahrscheinlichkeit, dass bei Ihnen eine Arthrose vorliegt. Falls Sie bereits bei ge-ringster Bewegung der Knie nach vorn eine Sperre oder einen Schmerz spüren, liegt ei-ne schwere fortgeschrittene Sprunggelenk-arthrose vor. Dieser Test gilt recht zuverläs-sig für alle jene, die eine Körpergröße von 1,65 bis 1,85 Meter aufweisen, für alle an-deren dient er als grobe Orientierung.

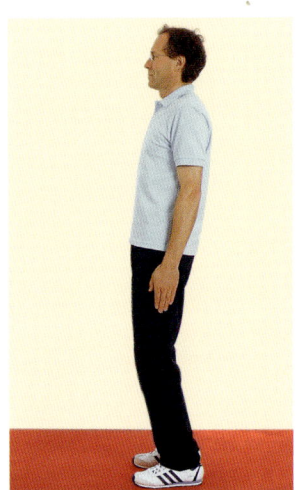

Ausgangsposition: Stellen Sie sich seitlich an eine Wand. Sie markieren die Position der vorde-ren Kante Ihrer Kniescheibe an der Wand und fügen in gleicher Höhe nach vorn Marken im Ab-stand von 5, 10 und 25 cm hinzu.

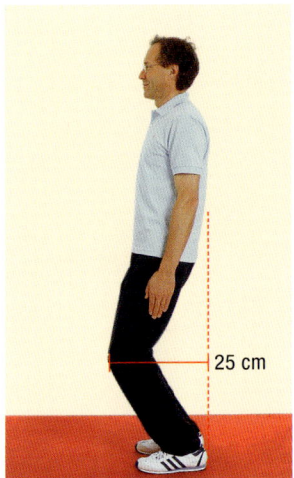

Leichte Arthrose des oberen Sprunggelenks: Sie gehen lang-sam in die Knie und können Ihre Kniescheibe nur 15 bis 25 cm nach vorn schieben. Wichtig: Die Füße bleiben flach auf dem Boden (Fersen unten lassen!).

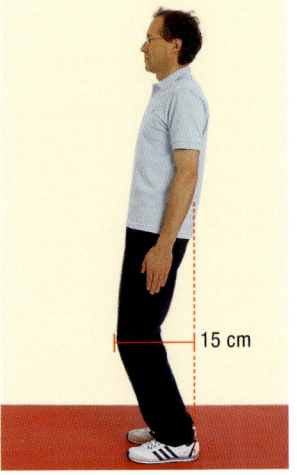

Fortgeschrittene Arthrose des oberen Sprunggelenks: Sie können Ihre Kniescheibe maximal 5 bis 10 cm nach vorn führen. Dann kommt es zur Sperre oder gar zu Schmerz. Ohne die Fersen zu heben, geht es nicht weiter.

Auch Übergewicht und eine angeborene Bänderschwäche (Überstreckbarkeit der Gelenke) führen zu häufigem Umknicken und damit zu erhöhtem Arthroserisiko.

Während der Selbst-Check für das obere Sprunggelenk (s. S. 72) meist schon eine recht gute Beurteilung das Arthrosestadiums erlaubt, ist der Check für das untere Sprunggelenk leider nicht ganz so aussagekräftig: Das untere Sprunggelenk besitzt nur einen kleinen Bewegungsspielraum und das Nachmessen in Zentimetern ist damit nicht möglich. Wer es trotzdem versuchen möchte: Setzen Sie sich und lassen das Bein hängen. Nun heben Sie einmal den Fußaußenrand an und einmal den Fußinnenrand. Haben Sie dabei Schmerzen, könnte es an Problemen im unteren Sprunggelenk liegen (aber auch an den Gelenken von Mittel- und Vorfuß). Und noch ein Selbsttest: Drücken Sie mit dem Finger kräftig auf den Knochen direkt unter dem Innen- oder Außenknöchel. Verspüren Sie dabei einen durchdringenden Schmerz, sollten Sie von Ihrem Arzt das untere Sprunggelenk untersuchen lassen.

Das untere Sprunggelenk lässt sich nicht so leicht selbst überprüfen, da sein Bewegungsspielraum viel kleiner und der Unterschied zwischen gesund und arthrotisch weniger deutlich ist.

Bei diesen Zeichen sollten Sie zum Spezialisten
- Ständige Schwellung am Außenknöchel,
- massiver Druckschmerz im Bereich des Außenknöchels, seltener auch im Bereich des Innenknöchels,
- mit der Dauer des Gehens werden die Schmerzen stets stärker,
- die Strecken, die man zurücklegen kann, bevor die Schmerzen einsetzen, werden immer kürzer.

Was genau ist Arthrose der Fingergelenke?

Die Fingergelenkarthrosen lassen sich in verschiedene Arthrosearten unterteilen und weisen auch sonst einige Besonderheiten gegenüber den anderen Gelenken auf:
- Die Arthrosen an den Fingerendgelenken tragen den Namen Heberden-Arthrose. Charakteristisch für diese Erkrankung ist die knorpelig-knöcherne Verdickung der äußersten Fingergelenke bis auf Erbsengröße. Die harten Schwellungen gehen mit Bewegungseinschränkung und Schmerzen einher.

- Die Arthrosen der Mittelgelenke nennt man Bouchard-Arthrose. Typisch für sie ist die im Krankheitsschub schmerzhafte dicke Auftreibung und Rötung der Mittelgelenke.
- Rhizarthrose heißt die klassische und häufig auftretende Arthrose des Daumensattelgelenks. Diese ist meist während und nach Belastung sehr schmerzhaft.

Was sind die Ursachen der Arthrose der kleinen Fingergelenke?

Bei der Heberden-Arthrose handelt es sich um ein Erbleiden, das bei Frauen 10-mal häufiger auftritt als bei Männern. Die Ursache der Bouchard-Arthrose ist Wissenschaftlern nach wie vor unbekannt, während die Ursache der Rhizarthrose meist eine Überlastung oder eine Verletzung ist.

Wie macht sich Arthrose in den kleinen Fingergelenken bemerkbar?

Heberden- und Bouchard-Arthrose beginnen meist mit Überwärmung, Schwellung und Schmerz. Bei der Bouchard-Arthrose kommt es auch zu einer knöchernen Auftreibung und Gelenkkapselschwellung. Die Folgen sind Bewegungseinschränkung, Kraftminderung beim Faustschluss und Schmerzen beim Greifen. Die Rhizarthrose meldet sich meist mit deutlichen Schmerzen nach einer starken Überlastung des Daumens.

Einen wirklich zuverlässigen Selbst-Check gibt es für die Fingergelenke leider nicht. Aber man kann seine Finger beobachten: Fingergelenkarthrosen gehen häufig mit Schwellungen der Mittel- und Endgelenke einher. Diese erkennen Sie am deutlichsten, wenn Sie versuchen, Ihre alten Ringe auf oder vom Finger zu bekommen, und das nicht mehr möglich ist.

> Können Sie Ihre alten Ringe nicht mehr über die Fingergelenke streifen, kann dies ein Hinweis auf Gelenkveränderungen sein.

Bei diesen Zeichen sollten Sie zum Spezialisten

- Der kraftvolle Faustschluss fällt zunehmend schwer,
- Steifigkeit und Schwellung der Fingergelenke,
- zunehmender Schmerz in den Fingergelenken,
- fortschreitende Verformung der Gelenke.

Das Handgelenk

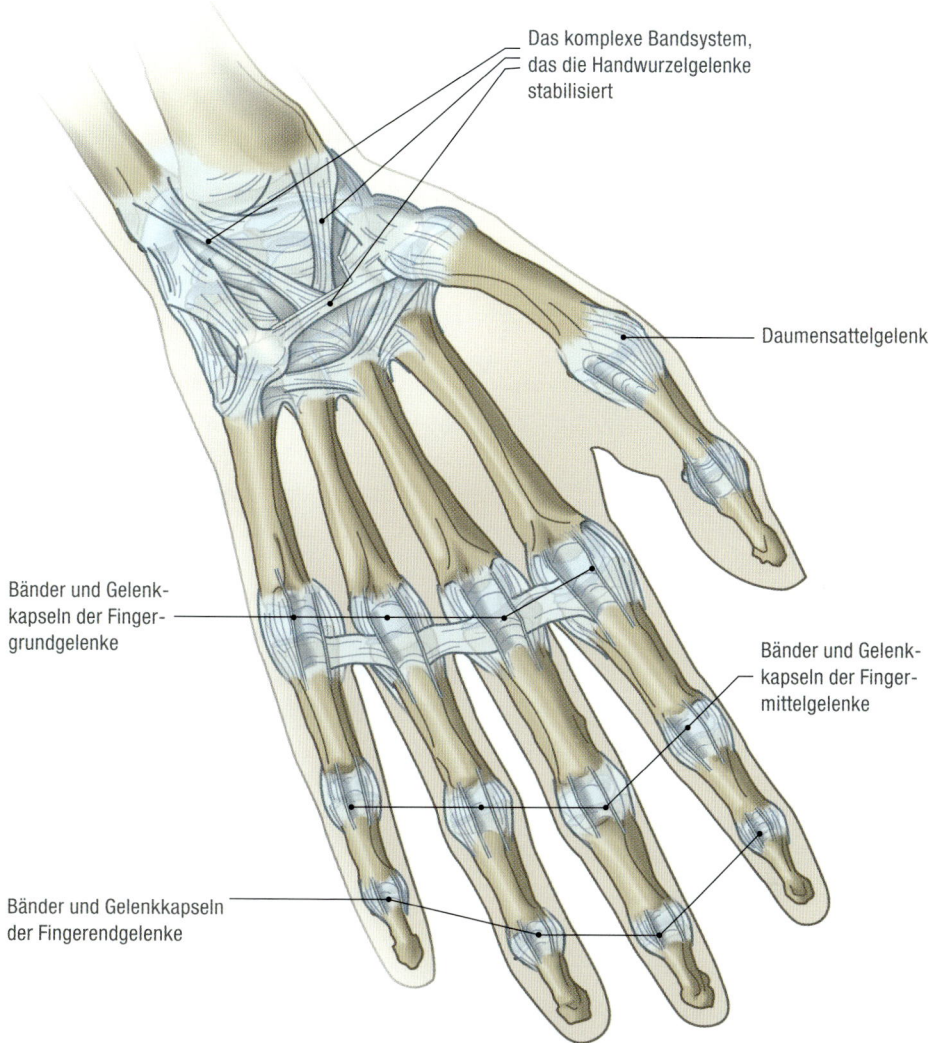

Das komplexe Bandsystem, das die Handwurzelgelenke stabilisiert

Daumensattelgelenk

Bänder und Gelenk-kapseln der Finger-grundgelenke

Bänder und Gelenk-kapseln der Finger-mittelgelenke

Bänder und Gelenkkapseln der Fingerendgelenke

Die kleinen Fingergelenke sind häu-fig von Arthrose betroffen. Eine Ein-schränkung ihrer Beweglichkeit bedeutet immer einen erheblichen Verlust an Lebensqualität. Bei den Fingergelenken kommt der künstliche Gelenkersatz derzeit noch selten zum Einsatz. Während die Arthrose der kleinen Fingergelenke häufig erblich bedingt ist, ist die Arthrose des Dau-mensattelgelenks (Rhizarthrose) meist auf eine oder mehrere Verlet-zungen zurückzuführen, wie das Hängenbleiben des Daumens an der Skistockschlaufe.

AUCH DIE WIRBELSÄULE BEKOMMT ARTHROSE!

Vier von fünf Menschen haben hierzulande mindestens einmal im Leben Rückenschmerzen. Rückenschmerz gehört heutzutage zu den häufigsten Anlässen für einen Arztbesuch überhaupt. Doch Rückenschmerzen sind nicht gleich Rückenschmerzen.

Ursachen von Rückenschmerzen

Es gibt eine Unzahl von Ursachen, die zu Rückenschmerzen führen können, denn die Wirbelsäule ist ein kompliziertes System aus den verschiedensten Strukturen:

- Muskeln,
- Bändern (Ligamenten),
- kleinen Wirbelkörpergelenken,
- Bandscheiben,
- Nerven,
- Gefäßen,
- Bindegewebe.

Darüber hinaus ist die Wirbelsäule abhängig von der individuellen Statik eines Menschen und unterliegt auch den Einflüssen seiner psychischen Befindlichkeit. Nicht umsonst haben sich Redewendungen wie »das sitzt mir im Nacken« im Sprachgebrauch erhalten. Jede der genannten Ursachen kann Störungen entwickeln und zu Rückenschmerzen führen. Meist ist es aber nicht nur ein Faktor, der zu Beschwerden führt, sondern eine Kombination von verschiedenen Auslösern – was die Ursachenforschung und -bekämpfung umso schwieriger macht.

Arthrose der Wirbelgelenke

Eine wenig bekannte, aber häufige Ursache von Rückenschmerzen ist die Arthrose der kleinen Wirbelkörpergelenke. Jeder Wirbelkörper hat sechs Gelenkanteile: jeweils vier kleine Wirbelkörpergelenke (so genannte Facettengelenke) plus zwei Bandscheibengelenkflächen. An den Wirbelkörpern der Brustwirbelsäule sind es sogar zehn Gelenkanteile, weil noch jeweils vier Rippengelenkflächen dazukommen. Wie jedes andere Gelenk auch, können diese Gelenke auf Störungen und Reizungen mit übermäßigem Gelenkverschleiß, also Arthrose, reagieren.

Die Ursachen der Arthrose

Die Ursachen für Arthroseerscheinungen an den Wirbelkörpergelenken ähneln jenen der anderen Gelenke (s. S. 47). Die häufigsten Ursachen sind:

- mangelnde Bewegung,
- falsche Bewegung und Haltung,
- schädliche Einflüsse durch Fehlernährung und -verdauung.

Gerade Bewegungsmangel bringt die Wirbelsäule in echte Schwierigkeiten. Gelenkknorpel und Bandscheiben schrumpfen oder degenerieren. Bänder und Muskeln müssten diesen Schrumpfungsprozess kompensieren, schaffen dies aber meist nicht schnell genug. Das System wird lax. Dadurch entsteht eine instabile Situation. Der von Haus aus schon zarte Knorpel dieser feinen Gelenke nutzt sich bei jeder Bewegung noch rascher ab. Dadurch kommt es zu einem Reiz, der die Produktion von Entzündungssubstanzen und damit Schmerzen auslöst.

Die Wirbelsäule reagiert auf einen solchen Reiz besonders schnell mit einer stabilisierenden Gegenmaßnahme: Sie baut an den Enden der Gelenke Knochen an, um die Gelenke zu versteifen. Diese Anlagerung geschieht oft so gründlich, dass durch die knöcherne Überbauung die Nervenwurzeln, die aus der Wirbelsäule austreten, eingeengt werden – was wiederum zu Schmerzen und sogar zu Lähmungen führen kann.

Die Diagnose der Arthrose

Das Problem bei der Diagnose ist häufig, dass die Arthrose der kleinen Wirbelgelenke als Ursache von Rückenschmerzen nicht so bekannt ist. Auch Ärzte suchen oft zuerst den Grund für die Beschwerden im Bereich der Bandscheiben. Unglücklicherweise sind Bandscheibenvorfälle ab einem gewissen Alter sehr häufig zu finden – doch längst nicht jeder Vorfall bereitet auch Probleme. Man sagt, dass 50 Prozent der Bandscheibenvorfälle ganz unbemerkt ablaufen und auch nie Beschwerden verursachen. Also selbst wenn in einer Untersuchung ein Bandscheibenvorfall eindeutig erkannt wird, muss er noch lange nicht der Schmerzauslöser sein. Doch

meist wird mit der Diagnose »Bandscheibenprolaps« jede weitere Ursachenforschung eingestellt, unabhängig davon, ob er der Grund ist oder nicht.

Für Sie selbst ganz wichtig ist die Unterscheidung, ob ein Bandscheibenvorfall mit Folgen für den Nerv vorliegt, Sie sich also Sorgen machen müssen und am besten sofort zum Arzt gehen sollten oder nicht. Klarheit verschafft Ihnen der auf der nächsten Seite beschriebene Check zum Bandscheibenvorfall der Lendenwirbelsäule.

Sinnvoll vorbeugen

Viele wissenschaftliche Untersuchungen konnten klar nachweisen: Wer sich täglich bewegt, bekommt seltener Rückenschmerzen. Wählen Sie unter den Sportarten daher diejenige aus, die Ihnen am meisten Spaß macht. Nur dann steigt die Wahrscheinlichkeit, dass Sie täglich Sport machen – und wenn es nur ein paar Minuten sind: Schon das ist viel besser als nichts.

Arthrose oder Bandscheibenvorfall?

Bei neu aufgetretenen Rückenschmerzen können Sie schnell und relativ einfach selbst prüfen, ob eine gefährliche Situation, in der Sie einen Arzt brauchen, vorliegt oder nicht.

Höchste Alarmstufe ist gegeben, wenn Sie im Zuge der Rückenschmerzen Ihre Exkremente nicht mehr halten können. Dann könnte eine Blasen- und Mastdarmlähmung eingetreten sein, die eine sofortige (!) Operation notwendig macht. Bei diesem Alarmzeichen müssen Sie sofort einen Arzt aufsuchen. Glücklicherweise ist diese Konstellation so selten, dass sie selbst die meisten Ärzte nie zu Gesicht bekommen.

In allen anderen Fällen sollten Sie Folgendes prüfen:

1. Können Sie ein Stück auf den Zehen gehen?
2. Können Sie ein Stück auf den Fersen gehen?
3. Wenn Sie auf einem Stuhl sitzend Ihre Hände auf die Knie drücken, können Sie mit Ihren Knien den Druck kräftig erwidern?
4. Können Sie auf dem Rücken liegend Ihr gestrecktes Bein ohne Schmerzen um mindestens 60° anheben?

Noch besser ist diese Variante: Sie lassen das Bein von einer zweiten Person anheben, damit Ihre Muskeln während des Anhebens ganz entspannt sind und nicht arbeiten müssen.

Haben Sie beim letztgenannten Test bereits nach den ersten Zentimetern Schmerzen (also bevor das Bein 10 Uhr erreicht), sollten Sie rasch einen Spezialisten hinzuziehen. Dies gilt ganz besonders für den Fall, wenn bei einer der Fragen 1 bis 3 eine ungewohnte Schwäche in der Muskulatur herauskommt.

Rückenschmerzen verschwinden oft von selbst

Bei den meisten von Ihnen wird aber wohl keiner der vier Tests ungünstig ausfallen. In diesem Fall können Sie erst einmal aufatmen und sich zurücklehnen, denn es liegt mit großer Sicherheit keine gefährliche Situation vor. Diese Art von akuten Rückenschmerzen verschwindet mit einer Sicherheit von über 90 Prozent in den ersten vier Wochen nach dem Auftreten wieder – und zwar überraschenderweise sowohl mit als auch ohne Therapie. Das haben große Studien in den USA eindeutig bewiesen.

Was genau sind rheumatische Gelenkerkrankungen?

Was im Volksmund Rheuma heißt, sind in aller Regel eigentlich »nur« diffuse Gelenkschmerzen: Man hat Mühe, sich schmerzfrei zu bewegen, oder man kommt nicht mehr recht in Gang. Wenn Mediziner von »Rheuma« sprechen, meinen sie meist die eindeutiger definierten Krankheitsbilder rheumatoide Arthritis (oder chronische Polyarthritis).

Unter Arthritis versteht man eine entzündliche Gelenkerkrankung, die viele verschiedene Ursachen haben kann. Rheumatoide Arthritis (oder chronische Polyarthritis – beide Begriffe werden gleichbedeutend verwendet) nennt man einen chronischen Arthritisverlauf mit Befall von mehreren Gelenken.

Bei der rheumatoiden Arthritis handelt es sich um eine entzündliche Erkrankung, die sich auf den gesamten Körper ausbreiten kann. Zwar befällt sie bevorzugt die kleinen Gelenke der Hände und Füße, die Entzündung kann aber auch auf weitere Strukturen und Organe des Körpers übergreifen: auf die Wirbelsäule, die Muskeln und Sehnen sowie auf die inneren Organe (Herz, Nieren, Leber, Blutgefäße).

Die rheumatische Arthritis gilt als eine Vertreterin der Gruppe der Autoimmunerkrankungen. Das sind Erkrankungen, bei denen der Körper aus bisher meist unbekannten Gründen zerstörerische Immunprozesse gegen sich selbst in Gang setzt und dabei eigene Strukturen schädigt. Am Anfang des Geschehens steht die Produktion von Prostaglandinen aus Arachidonsäure. Diese »Entzündungsbotenstoffe« bewirken eine Schwellung und Rötung in dem betroffenen Bereich und lösen weitere Prozesse aus, die die Gelenkentzündung unterhalten und beschleunigen. Dadurch werden die Schmerzen noch verstärkt. Besonders schmerzhaft verspürt der Patient diese Entwicklung, wenn der Prozess die Gelenkinnenhaut erfasst: Durch den entstehenden Gelenkerguss nehmen Entzündung und Spannung im Gelenk zu und verursachen zusätzlich Spannungsgefühl und Schmerzen.

Rheuma im engeren Sinne nennt der Arzt die rheumatische Arthritis. Bei dieser Autoimmunerkrankung greift die körpereigene Abwehr aus unbekannten Gründen die eigenen Gelenkstrukturen an.

Durch die ständige Entzündung können so genannte Rheumaknoten (kleine »Zentren« des rheumatischen Geschehens), Ge-
lenkverformungen und Muskelschwund entstehen. Oft verläuft
diese Erkrankung schubweise, d.h., Phasen mit starker Entzün-
dungsaktivität und Schmerzen folgen Phasen relativer Beschwer-
defreiheit. Die Erkrankung kann bis hin zur Unbrauchbarkeit der
Gelenke mit Versteifung in unnatürlichen Stellungen führen.

Was sind die Ursachen von Rheuma?
Warum genau Rheuma entsteht, ist immer noch nicht vollständig
erforscht. Häufig gehen jedoch dem Leiden Infektionskrankheiten
an anderer Stelle im Körper voraus, etwa eine Mandelentzündung,
vereiterte Zähne, eine langwierige Nasennebenhöhlen-, Rippen-
fell- oder Lungenentzündung. Es gibt jedoch auch Fälle, die ganz
spontan, ohne diese Vorboten auftreten.

Wie macht sich Rheuma bemerkbar?

Bleiben ein oder mehrere Ihrer Gelenke am Morgen im-
mer länger steif oder
sind sie ohne Ver-
letzung geschwollen,
sollten Sie den Ver-
dacht auf Rheuma
prüfen lassen.

- Steife Gelenke beim Aufstehen aus dem Bett oder aus dem Ses-
  sel nach längeren Ruhepausen (»Morgensteifigkeit«), die länger
  als eine Stunde brauchen, um »gängig« zu werden,
- Gelenkschwellungen (Gelenke ab Ellbogen und Kniegelenk abwärts), besonders im Bereich der Handgelenke,
- Bildung von sicht- und spürbaren harten Knötchen an den Gelenken (»Rheumaknoten«).

Bei diesen Zeichen sollten Sie zum Spezialisten
- Morgensteifigkeit, die schon länger als sechs Wochen täglich auftritt und sich nicht bessert,
- bleibende Gelenkschwellungen an drei oder mehr Gelenken ab
  Ellbogen und Kniegelenk abwärts,
- bleibende Schwellung im Bereich der Handgelenke,
- Bildung von harten Knötchen an den Gelenken.
Diese Beschwerden weisen schon deutlich auf das Vorliegen einer
rheumatoiden Arthritis hin. Wenn Sie diese Anzeichen bei sich beobachten (vielleicht schon längere Zeit), sollten Sie rasch einen spe-
zialisierten Rheumatologen aufsuchen.

Was genau ist Gicht?

Die Gicht ist keine seltene Erkrankung: In Deutschland sind immerhin fast 2 Millionen Menschen an Gicht erkrankt, dabei trifft es Männer 20-mal häufiger als Frauen.

Die Gicht ist keine reine Gelenkkrankheit. Sie bezeichnet vielmehr eine Stoffwechselstörung, bei der der Harnsäureabbau gestört ist und es in der Folge zu Abscheidung und Ablagerung von Salzen der Harnsäure in allen Geweben kommt. Besonders häufig betroffen dabei ist das Großzehengrundgelenk. Die spitzen Harnsäurekristalle im Gelenkspalt führen zu einer außerordentlich schmerzhaften Gelenkreizung, bei der man sich am liebsten überhaupt nicht mehr bewegen will.

Leider wird zu selten daran gedacht, dass auch der Schleimbeutel (Gelenkschmiere enthaltender Hohlraum zwischen Gelenk und Muskel) ein beliebter Ablagerungsplatz der Harnsäure ist. Die Folge sind hartnäckige Schleimbeutelentzündungen (Bursitis), die sich als Schwellung und Rötung in Gelenknähe äußern.

> Gicht ist eigentlich eine Stoffwechselstörung, deren »Produkt«, die Harnsäurekristalle, in den Gelenken schmerzhaft zur Geltung kommt.

Was sind die Ursachen von Gicht?

Wir unterscheiden zwei Formen von Gicht:

- Die primäre Gicht ist eine angeborene Stoffwechselerkrankung. Die Folge ist eine verminderte Ausscheidung von Harnsäure über die Niere oder eine vermehrte Harnsäurebildung.
- Die sekundäre Gicht beruht auf einer Störung in anderen Organsystemen. Am häufigsten kommt dies bei Erkrankungen des blutbildenden Systems (z. B. Polyzythämie) oder bei Blutkrebs (Leukämie) vor, wenn schnell viele Blutzellen zugrunde gehen. Auch wenn bei nicht mehr gut arbeitenden Nieren gleichzeitig wassertreibende Medikamente gegeben werden, kann der Harnsäurespiegel zu hoch sein.

Von den 2 Millionen Betroffenen mit erhöhtem Harnsäurespiegel könnten die meisten ihre Werte verbessern, wenn sie ihre Ernährung ändern würden. Sowohl die primäre als auch die sekundäre Gicht wird durch das Essen von purinreicher Nahrung verschlechtert (die Purine sind die Nahrungsbestandteile, die im

Körper zu Harnsäure umgebaut werden). Wer bereits von seinen erhöhten Harnsäurewerten weiß, sollte auf jeden Fall folgende Nahrungsmittel reduzieren, da sie stark purinhaltig sind (Purinwerte pro 100 g Lebensmittel):

Innereien: Milz, Bries, Niere	ca. 200–900 mg
Konservierte Fleischprodukte	180–350 mg
Fleisch	120–180 mg
Fisch	110–200 mg
Wurstwaren	60–130 mg

Alkohol erhöht den Harnsäurespiegel nur indirekt, weil er den Harn ansäuert und so die Ausscheidung der Harnsäure erschwert.

Vorsicht ist auch geboten bei Fastenkuren, da diese anfänglich meist mit einer allgemeinen Übersäuerung einhergehen und dadurch die Ausscheidung von Harnsäure erschwert ist.

Wer an erhöhten Harnsäurewerten leidet, muss zur Anfallvermeidung unbedingt auf eine purinarme Ernährung achten.

Wie macht sich Gicht bemerkbar?

Das Problem im Vorfeld der Gicht ist, dass man erhöhte Harnsäurewerte nicht merkt. Es gibt also kaum Vorboten eines ersten Gichtanfalls. Erst wenn es bereits zur Ablagerung der Salzkristalle im Gelenk oder Schleimbeutel gekommen ist, verspüren wir Schmerzen. Aber dann ist es fast schon zu spät: Die enorm spitzen Harnsäurekristalle können im Gelenk nicht abgebaut werden und zerstören stattdessen die Gelenkzellen. Sie rufen so eine massive und oft langwierige entzündliche Reaktion hervor. Das betroffene Gelenk ist dann hochrot, heiß, teigig geschwollen und ausgesprochen schmerzhaft gegenüber Druck. In der Regel kann man keinen Schuh mehr überziehen. Der Gichtanfall kann auch mit erhöhter Temperatur (bis 39 °C) einhergehen.

Erst wenn es dem Körper gelingt, die Kristalle mit Entzündungsgewebe zu ummanteln, sind sie »unschädlich« gemacht, und es kehrt im Gelenk wieder Ruhe ein.

Bei diesen Zeichen sollten Sie zum Spezialisten

- Bei hochrotem (Zehengrund-)Gelenk, das sich heiß anfühlt,
- bei teigig geschwollenem und ausgesprochen druckschmerzhaftem (Zehengrund-)Gelenk.

Was genau ist Fibromyalgie?

Das Fibromyalgie-Syndrom, das übersetzt so viel bedeutet wie »Faser-Muskel-Schmerzzustand«, zählt zum »Weichteilrheumatismus«. Damit gemeint sind Dauerschmerzen, die vordergründig nicht an den Körpergelenken auftreten, sondern an Bindegeweben, Sehnen, Bändern und Muskeln. Der Patient leidet, ohne dass Entzündungsprozesse im Körper nachgewiesen werden können. Zusätzlich bestehen häufig chronische Erschöpfungszustände und chronische Muskel- und Sehnenschmerzen. Meist werden diese Schmerzen verstärkt durch Kälte und Nässe, Stress und körperliche Überforderung. Die Beschwerden setzen oft im Alter zwischen 35 und 40 Jahren ein. 90 Prozent der Betroffenen sind Frauen.

Die Fibromyalgie an sich schädigt die Gelenke nicht, doch führt die durch die ständigen Schmerzen dauerhaft angespannte Muskulatur zu erhöhtem Verschleiß.

Was sind die Ursachen der Fibromyalgie?
Trotz enormer Bemühungen ist es immer noch nicht gelungen, die Ursachen präzise zu analysieren. Die Wissenschaft rätselt weiterhin, ob und wie genetische Faktoren, Haltungs- oder Verhaltensstörungen, aber auch toxische sowie depressive Situationen auslösend oder unterstützend wirksam sind.

Wie macht sich Fibromyalgie bemerkbar?
- Diffuse Schmerzen in Sehnen und Muskeln, unabhängig von Belastungssituationen oder möglichen anderen Auslösern,
- ständige Müdigkeit, Schlafprobleme,
- anhaltende dunkle Gedanken,
- Angstgefühle, für die keine reale Begründung vorliegt,
- Magen-Darm-Beschwerden.

Wenn zusätzlich zu den Beschwerden am Bewegungsapparat derartige unspezifische Zeichen vorliegen, sollte man unbedingt einen Spezialisten (Orthopäden oder Rheumatologen) aufsuchen.

Bei diesen Zeichen sollten Sie zum Spezialisten
- Diffuse Muskel- und Sehnenschmerzen, die länger als drei Monate anhalten und
- wenn diese Schmerzen keine Tendenz der Besserung zeigen.

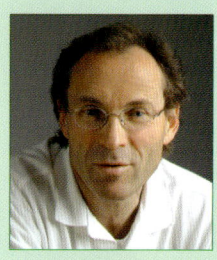

*Dr. med.
Johannes R. Weingart*

Was sind die Hauptursachen für vorzeitigen Gelenkverschleiß?

Allgemein bekannt ist inzwischen, dass Bewegungsarmut und Übergewicht eine große Rolle bei der Entwicklung von Arthrose spielen. Aber über eine noch größere und weit verbreitete Gefahr spricht fast niemand: Fehlernährung und Fehlverdauung. Im Vergleich dazu haben die weiteren Ursachen für Arthrose wie chronische Infektionen, Hormonstörungen oder Fehlstellungen von Gelenken eine untergeordnete Bedeutung.

Was genau versteht man eigentlich unter Arthrose?

Arthrose ist eine vorwiegend abnutzungsbedingte, also degenerative Gelenkerkrankung und betrifft hauptsächlich den Gelenkknorpel. Sie wird häufig erst spät erkannt, weil sie nicht zwangsläufig mit Schmerzen einhergeht, das heißt, es kann sein, dass man lange Zeit nichts davon bemerkt. Melden sich die ersten Schmerzen, ist der Knorpelschaden meist schon weit fortgeschritten oder es sind weitere Gelenkanteile angegriffen.

Wie häufig ist Arthrose hierzulande?

Bei uns in Deutschland allein leiden schon fünf Millionen Menschen an Arthrose. Mindestens 15 Millionen sind auf dem Weg dorthin und haben bereits erste Beschwerden. Deshalb sind erstmals auftretende Gelenkschmerzen für jeden ein wichtiges Alarmsignal. Nehmen Sie es ernst, denn je früher Gegenmaßnahmen ergriffen werden, umso mehr (Knorpel-)-Substanz kann noch erhalten sein. Also sprechen Sie bald mit einem Facharzt über Ihre Beschwerden und welche Therapiestrategie Sie festlegen sollten.

Ist die Arthrose eine typische Alterserscheinung?

Arthrose tritt in der Tat mit zunehmendem Lebensalter häufiger auf. Der natürliche Verschleiß der Gelenke und des Gewebes beginnt allerdings schon ab dem 20. Lebensjahr. Je nach Belastung und Ausgangskonstitution kann es daher auch im jüngeren Alter zu Arthrose kommen.

Wo kann Arthrose entstehen und welche Gelenke schmerzen am häufigsten?

Arthrose kann überall in unserem Körper entstehen, wo Gelenkknorpel vorhanden ist. Am häufigsten betroffen sind das Knie, die Hüfte, die Wirbelsäule, gefolgt von Fuß- und Zehengelenken, der Schulter und den Ellbogen.

Wie merkt man eigentlich, dass man Arthrose hat?

Es gibt einige typische Beschwerden, die auf Arthrose hinweisen: abnehmende Gelenkbeweglichkeit und Gelenkschmerzen, unangenehme Empfindungen bei den ersten Bewegungen nach einer Ruhephase, die durch Bewegungen weniger werden (Anlaufschmerz), Ermüdungsschmerz (also Zunahme der Schmerzen nach längerer Belastung), Schwierigkeiten, Gelenkbewegungen bis zum Anschlag auszuführen, neu auftretendes oder stärker werdendes Knacken oder Knirschen im Gelenk, Hitzegefühl bei Belastung oder Schwellungsgefühl ohne wirklich sichtbare Schwellung. Feuchte und kalte Witterung verstärken die Beschwerden. Wenn Sie diese oder ähnliche Probleme bei sich beobachten, sollten Sie möglichst bald einen Facharzt aufsuchen.

Ist Arthrose heilbar?

Derzeit nein. Es gibt (noch) kein Verfahren, Knorpelschäden an den Gelenken gänzlich wieder rückgängig zu machen und den Knorpel wieder aufzubauen, obwohl weltweit ein riesiger Forschungsaufwand in diese Richtung betrieben wird. Was man derzeit tun kann, ist, den Verschleiß aufzuhalten und eine Wiederherstellung der Funktion zu ermöglichen. Diesem Zweck dienen verschiedene Injektionsverfahren wie zum Beispiel die Proliferationstherapie (s. S. 135).

Sind die Symptome der Arthrose behandelbar?

Ja, das sind sie. Für die kurzfristige Behandlung von Schmerzen gibt es eine Reihe von Möglichkeiten, doch das eigentliche Ziel der Behandlung sollte immer sein, nicht nur die akuten Beschwerden zu dämpfen, sondern den Arthroseprozess zu verlangsamen oder sogar zu stoppen. Das wichtigste und beste Mittel ist in allen Stadien der Arthrose die regelmäßige und gezielte Bewegung und die optimalen Bedingungen für die körpereigene Regeneration der Gelenke zu schaffen durch die richtige Ernährung (s. S. 142).

Was kann ich selbst tun, wenn ich Arthrose habe?

Die wichtigsten Grundregeln sind: regelmäßig bewegen, übermäßiges Körpergewicht reduzieren, Dehnübungen machen, möglichst keine schweren Sachen tragen, längeres Stehen und Sitzen vermeiden, auf weichen, also stoßdämpfenden Sohlen gehen. Ausführlicher lesen Sie das ab Seite 86.

Wie kann ich Arthrose wirksam vorbeugen?

Was garantiert gegen Gelenkverschleiß hilft, ist die tägliche moderate Bewegung und das Vermeiden von Überlastungen. Dies sollte so selbstverständlich werden wie das tägliche Zähneputzen. Oder schieben Sie auch jeden Tag eine Ausrede vor, um nicht Zähne putzen zu müssen?

Gelenkerkrankungen erkennen und behandeln

Was machen Sie, wenn Sie glauben, dass an Ihrem Auto ein Vorderrad schlackert? Erst mal ein paar Monate warten, ehe Sie etwas unternehmen? Darauf hoffen, dass sich ein möglicher Schaden von selbst repariert? Wohl kaum. Doch was machen die meisten Menschen hierzulande, wenn eines ihrer Gelenke offensichtlich »schlackert«, sie also häufig umknicken, Schmerzen haben oder die Beweglichkeit plötzlich oder schleichend eingeschränkt ist?

Nicht nur, dass viele Menschen besser über ihr Auto Bescheid wissen als über ihren Körper. Viele sorgen sich auch mehr um ihr Fahrzeug als um ihr eigenes Fahrgestell. Oftmals schlagen sie sich monatelang mit Gelenkbeschwerden herum, ehe sie einen Arzt aufsuchen. Das ist sehr fahrlässig. Unsere Gelenke sind ein ebenso wichtiges wie sensibles Rädchen im Getriebe. Und hinter jedem Gelenkschmerz steckt eine eigene Geschichte. Die eine kann klassisch, die andere überraschend ablaufen.

Wann sollten Sie schneller einen Fachmann aufsuchen: wenn das Vorderrad Ihres Autos schlackert oder wenn Ihr Gelenk dies tut? In beiden (!) Fällen am besten sofort.

Die klassische Geschichte

Frank Lindauer – 67 Jahre alt – ist seit zwei Jahren im Ruhestand. Doch Ruhestand bedeutet für ihn nicht wirklich Ruhe: Er ist nach wie vor täglich aktiv, aber nicht mehr so hart wie die 40 Jahre davor. Er hatte Landschaften und Gärten gestaltet – mehr mit der Hand als mit Maschinen, und zwar vom Schönsten. Selbst wenn er mal Zeit hatte, ertrug er das Verschnaufen nicht und hatte fast alle Viertausender der Westalpen in Angriff genommen: »dass man nicht von der Drehzahl runterkommt«, wie er zu sagen pflegte.

Das Ergebnis mit 67: abgearbeitet, aber zufrieden. Angesprochen auf die Knie, sagt er: »Katastrophe – die tragen mich auf keinen Berg mehr hoch.« Zwar hätte er jetzt endlich richtig Zeit für seine Berge, doch die Knie wollen einfach nicht mehr. Die Arthroskopie vor einem halben Jahr machte den Grund dafür augenscheinlich: Die Kniegelenke haben fast keinen Knorpel mehr. Von Monat zu Monat quält er sich mehr. Längere Gehstrecken sind nur mehr mit Schmerzmitteln möglich.

Als er erstmals in unserer Ambulanz erschien, ging er unter Schmerzen, gestützt auf einen Gehstock – würdevoll leidend. Alles sprach gegen eine nicht-operative Therapie: die Röntgenbilder, das Kernspintomogramm, der Arthroskopiebefund (Knochen reibt auf Knochen). Bei der tastenden Untersuchung zeigte sich ein Erguss im rechten Kniegelenk, eine erhebliche Schwellung, leichte Überwärmung und Schmerz bei jedem Schritt. Doch er wollte alles, nur kein künstliches Kniegelenk: »Dafür bin ich noch zu jung, die halten nicht bis 90!«

Es war auf jeden Fall sofort notwendig, den massiven Erguss zu punktieren, also mit einer Kanüle Flüssigkeit aus dem Gelenk zu entziehen. Um dem strapazierten Gelenk etwas Erleichterung zu verschaffen, injizierte ich in der gleichen Sitzung eine Kombination aus Knorpel aufbauenden Substanzen sowie einige entzündungshemmende homöopathische Substanzen in das Kniegelenk sowie an die schmerzenden (neuralgischen) Gelenkzonen.

Jahrelange Überlastung reibt einen Gelenkknorpel im wahrsten Sinne des Wortes auf. Wichtig ist, einzugreifen, solange es noch geht.

Da die erste Injektion schon Erfolg zeigte – gute 20 Prozent dauerhaft weniger Schmerz –, entschlossen wir uns, das Konzept fortzuführen, und erreichten immerhin, dass der Schmerz um mehr als die Hälfte nachließ. Ganz wichtig war für Frank Lindauer, dass er keine Schmerzmittel mehr brauchte: »Das bisschen Schmerz da, das halte ich jetzt auch so aus.«

Doch er wollte sich noch steigern und machte eine »dynamische« Badekur. Was genau dort passierte, konnte nicht präzise rekonstruiert werden. Jedoch trat eine massive Verschlechterung ein: Die Schmerzmittel halfen nicht mehr, und die Bereitschaft, mit diesem Ausmaß an Schmerzen zu leben, nahm von Tag zu Tag ab. Leider half auch keine der klassischen Behandlungen mehr: keine Entzündungshemmer, keine Schmerzmittel in verträglicher Dosis, keine Krankengymnastik, kein Ruhetag, keine Wärme- oder Kälteanwendung – nichts brachte Frank Lindauer Erleichterung. Jeder Schritt war eine einzige Qual.

Der Tag war gekommen, an dem wir über den nächsten Schritt sprechen mussten, das künstliche Kniegelenk. »Weich gekocht«, sagte er nur lapidar, »wir gehen es jetzt an, ich kann nicht mehr.« Bereitwillig stimmte er einer Operation zu.

Sein trainiertes Herz-Kreislauf-System, sein perfekter muskulärer Aufbau und seine innere Einstellung (»ich will«) waren die Garanten für den Erfolg der Operation. Drei Monate später schon startete Frank Lindauer die erste Bergwanderung, sechs Monate später den ersten Dreitausender. Die Operation allein war aber nicht alles: Genau wie besprochen und empfohlen, ist Herr Lindauer heute täglich aktiv, er trainiert auf dem Fahrrad und geht täglich mindestens zweimal 30 Minuten spazieren. Ein »perfekter« Patient, der sich sein schmerzfreies Gehen ehrgeizig erarbeitet hat. Kniegelenkschmerzen können aber auch anders verlaufen:

Die überraschende Geschichte

Auch aktive Sportler sind nicht gefeit vor Gelenkschmerzen. Doch gilt es hier, bei der Diagnose besonders genau hinzuschauen, ob nicht andere Ursachen als der »übliche« Verschleiß zugrunde liegen.

Heiner Grossmann war einer von den stillen Läufern im Land – jeden Tag absolvierte er mindestens fünf Kilometer, aber auch mal 20 oder gar 30 Kilometer. Und zur Entspannung ging es noch ein Stündchen aufs Rad.

So war das bis Anfang 2004. Plötzlich meldete sich ein Schmerz im linken Knie. Den hatte er schon mal nach einem Marathon vorübergehend verspürt, nur jetzt blieb der Schmerz. Die selbstverordnete Physiotherapie erbrachte keine Besserung.

Er machte sich also auf den Weg zu seinem Orthopäden. Der ließ sofort eine Kernspintomographie durchführen, die zu folgender Beurteilung führte: Verschleiß des Außenmeniskus und Zeichen für Arthrose im Kniegelenk (Gonarthrose). Die anschließenden drei Injektionen mit Cortison brachten nur kurzzeitige Linderung. Das Knie fing gerade an abzuschwellen, doch schon nach drei Tagen wurde jedes Trepp- oder Bergabgehen wieder zu einer einzigen Tortur. Viele Hobby-Experten aus seinem Bekanntenkreis rieten ihm damals, mit dem Sport ganz aufzuhören. Aufgrund der Schmerzen war er schon fast bereit, ihrem Rat zu folgen. Doch ein befreundeter Arzt hatte von unserer Schmerzambulanz gehört und schickte Heiner Grossmann zu uns.

Wir untersuchen bei unseren Patienten routinemäßig die drei zentralen Ebenen, bei denen Gelenkbeschwerden entstehen können: die Funktionsebene, die Strukturebene und die Reflexebene.

- **Untersuchung der Funktionsebene:** Bei der körperlichen Untersuchung und der Prüfung, ob alle Strukturen ihre natürliche Aufgabe erfüllen, gab es keine Auffälligkeiten.

- **Untersuchung der Strukturebene:** Sie sammelt alle Informationen über die Strukturen zusammen, die unter Umständen den Schmerz erklären können. Die Struktur kann sehr gut mit bildgebenden Verfahren beurteilt werden. Zwar zeigte das Röntgenbild keine Besonderheiten, doch die Kernspintomographie ermittelte einen Außenmeniskusschaden und eine Arthrose im Kniegelenk und auch hinter der Kniescheibe (retropatellare Arthrose). Da das Problem aber schon fast ein Jahr bestand, hätte man im Kniebereich auch Veränderungen in der Struktur des Kniegelenks (Schwellung, Erguss, Band- oder Kapselschwäche) und der umgebenden Muskeln (Asymmetrie zum rechten Kniegelenk) beobachten müssen. Da dies aber nicht der Fall war, war der Schmerz nicht allein auf der Strukturebene zu erklären.

- **Untersuchung der Reflexebene:** Es musste also noch eine Ebene existieren, die an der Schmerzentstehung beteiligt war. Eine umfangreiche Suche startete, denn die Ursache war möglicherweise auch weit entfernt vom Knie lokalisiert. Schließlich fanden wir einen auffälligen Zahn – den vierten im linken Unterkiefer: klopf- und hitzeempfindlich mit einem in Zahnfleischnähe versteckt sitzenden, aber tiefen Loch. Heiner Grossmann war sehr überrascht, als wir ihm vorschlugen, dass sein Zahnarzt den Zahn vorübergehend »stilllegen« sollte. Er willigte, wenn auch kopfschüttelnd, ein. Er sollte eine halbe Stunde nach der Injektion einen Probelauf machen. Gleich danach meldete er sich bei mir am Telefon – wahrscheinlich immer noch kopfschüttelnd – und berichtete, dass der Schmerz völlig verschwunden sei. Nun überzeugt, vereinbarte er einen Termin zur Sanierung des Zahns.

Heute läuft Heiner Grossmann wieder wie in alten Zeiten: schmerzfrei und ohne Loch im Zahn. Die Erkennung und Behandlung der Reflexebene löste sein Problem.

> Ein Gelenkschmerz muss seine Ursache nicht unbedingt direkt im Gelenk haben. Er kann seinen Ausgang an einer völlig anderen Stelle nehmen.

Wie Gelenkerkrankungen erkannt werden

Es gibt hunderte von Krankheitsbildern, die zu Gelenkbeschwerden führen können. Sie entwickeln sich meist schleichend, haben fast immer eine längere Vorgeschichte, und die ersten Symptome werden selten ernst genommen. Da die Ursachen so verschieden sind, sind ganz verschiedene Untersuchungen notwendig, um eine exakte Diagnose stellen zu können.

Folgende Vorgehensweise bei den Untersuchungsschritten haben ich und meine Mitarbeiter entwickelt, um das individuelle Problem ganz präzise diagnostizieren zu können:
1. Die Untersuchung der Körperfunktionen,
2. die Untersuchung der Körperstrukturen,
3. die Untersuchung der reflektorischen Vorgänge.
Diesen Untersuchungen voraus aber geht immer eine ausführliche Erhebung der Krankengeschichte (Anamnese).

Die Anamnese

Im ersten Gespräch sollte man dem Arzt einen umfassenden Eindruck der individuellen Beschwerden und Situation geben. Jedes Gelenkproblem hat seine ganz eigene Geschichte, zu der meist eben mehr als »nur« das Gelenk gehört. Folgende Fragen sollten dabei zur Sprache kommen:

Gibt es Ereignisse, die dem Beschwerdebild vorausgegangen sind und eventuell den Verlauf beeinflussen?

Beispiele sind Verletzungen, Operationen, Infektionskrankheiten, Zahnsanierungen, Änderungen der Lebensweise, Trainings- oder Belastungsänderungen. Dabei können selbst so simple Sachen wie neuer Autositz oder Bürostuhl oder ein anderer Arbeitsplatz bedeutsam sein. Vergessen Sie nicht, Datum und Zeit des Auftretens der Beschwerden zu notieren. Schreiben Sie auch auf, wie diese Symptome Ihr Leben beeinträchtigen, was sie verschlechtert, was bessert. Ob sie sich langsam entwickelt haben, durch einen Unfall oder etwa im Zusammenhang mit einer anderen Erkrankung (Virusinfekt, Mandelentzündung, Zahnwurzelbehandlung, Nieren- oder Blasenentzündung und viele andere mehr).

Besteht eine erbliche Belastung?

Finden sich in Ihrer Familie Hinweise auf dieselbe oder eine ähnliche Erkrankung? Sind Verwandte ersten Grades, also Eltern oder Geschwister, von einer Gelenkerkrankung betroffen?

Wie ist die aktuelle Gelenksituation?

Wie »häufig«, »intensiv« oder »leicht« treten die Beschwerden auf? Seit wann bestehen die Schmerzen, Schwellungen oder Bewegungseinschränkungen? Was verbessert, was verschlechtert die Symptomatik? Wo genau sitzt der Schmerz? Breitet er sich auf andere Körperzonen aus? Wie rasch entwickelt sich der Schmerz unter Belastung, oder handelt es sich »nur« um einen Anlaufschmerz, der nach wenigen Schritten abnimmt?

Gibt es sonstige Beschwerden?

Fieber? Gewichtsverlust oder -zunahme? Schlafstörungen? Werden bei Kälte die Finger wegen mangelhafter Durchblutung schlagartig weiß (Raynaud-Phänomen)? Hautausschläge? Haarausfall? Augenentzündungen? Geschwüre in der Mundhöhle oder an den Genitalien? Ausfluss aus der Harnröhre oder der Vagina? Rippenfellentzündung oder Brustschmerzen? Krankhafte Empfindungen, etwa ein Brennen oder Kribbeln (Parästhesien)?

Bestehen psychische Probleme?

Psychische Probleme können sich negativ auswirken auf die Muskelanspannung, die innere Anspannung, die Haltung, die Bewegungsfähigkeit und Bewegungslust.

Für meinen Diagnoseansatz von großer Bedeutung ist darüber hinaus die aktuelle und chronische Verdauungssituation. Diese wird bei Gelenkbeschwerden leider sehr selten bei der Anamnese be-

Jeder Gelenkschmerz hat seine eigene Geschichte. Der Arzt muss eine Reihe von Informationen erfragen, um sich ein genaues Bild machen zu können.

rücksichtigt. Sie spielt aber häufig eine zentrale Rolle sowohl, was die Entstehung als auch was den weiteren Verlauf von Gelenkerkrankungen betrifft. Deshalb ist es wichtig zu fragen:

Gab es vorausgehende Verdauungsbeschwerden?

Durchfall, Verstopfung, wechselnder Stuhlgang (mal weich, mal hart), häufige Blähungen, akuter Brechdurchfall, neu entstandene Unverträglichkeiten von Speisen und Getränken, Antibiotikatherapie mit anschließenden Verdauungsstörungen?

Die Beantwortung all dieser Fragen führt Sie und Ihren Arzt zum Verständnis dessen, was in Ihrem Körper abläuft und welche therapeutischen Maßnahmen die richtigen sind. Mein Ziel ist es immer, mit einem voll informierten Patienten zu arbeiten, denn

FRAGEN, DIE SIE IHREM ARZT STELLEN SOLLTEN

Scheuen Sie sich nicht, Fragen zu stellen. Bitten Sie Ihren Arzt immer um eine Erklärung, wenn Sie etwas nicht verstehen. Sie müssen genau wissen, worunter Sie leiden, was Sie von Ihrer Behandlung erwarten können und wie lange diese dauern wird.

Stellen Sie folgende Fragen

- Welche Art und welches Stadium von Arthrose habe ich?
- Handelt es sich um eine entzündliche Gelenkerkrankung?
- Handelt es sich um eine rheumatische Erkrankung?
- Was geschieht mit meinem Körper als Folge der Erkrankung?
- Welche Therapiemöglichkeiten gibt es?
- Welchen Zweck hat die Behandlung, die

Sie vorschlagen? Wie und wann führt diese Behandlung dazu, dass es mir spürbar besser geht?
- Gibt es bekannte Nebenwirkungen bei dieser Behandlung? Was soll ich tun, wenn ich diese Nebenwirkungen bei mir selbst bemerke?
- Was passiert, wenn ich meine Erkrankung nicht behandeln lasse?
- Wie wird die Krankheit wahrscheinlich mein zukünftiges Leben beeinflussen?
- Gibt es Lebensumstände, die ich auf jeden Fall ändern sollte?
- Gibt es medizinische Hilfsmittel, die mir die Aufgaben des täglichen Lebens erleichtern können?
- Welche anderen Gesundheitsexperten sollte ich konsultieren?

dadurch steigt die Erfolgsrate enorm an. Die Anamnese ist der erste wichtige Schritt unseres diagnostischen Vorgehens, die Untersuchung der Körperfunktionen der zweite.

Die Untersuchung der Körperfunktionen

Neben der genauen Beobachtung, der Untersuchung mit den Händen und der präzisen Messung der Gelenkbeweglichkeit lege ich den größten Wert auf die funktionelle Untersuchung der Muskeln, Faszien (Häute, die den Muskel schützend umkleiden), der Bänder und der Stabilität der Gelenke.

Zusätzlich überprüfe ich die inneren Organe, was die meisten Ärzte in diesem Zusammenhang nicht oder nur ganz selten tun. Funktionelle Untersuchung bedeutet hier, dass herausgefunden wird, ob alle Strukturen ihre natürliche Aufgabe erfüllen.

Bei der Untersuchung der Körperfunktionen vertraut der erfahrene Arzt weitgehend auf seinen Blick und seine Hände.

Die genaue Inspektion des Körpers

Dabei geht es um die Gesamtbeurteilung des menschlichen Körpers. Wichtige Hinweise sind Kopfhaltung, Schulterstand, Beckenstand, Krümmungsverlauf der Wirbelsäule, Achsenverlauf der Beine, Haltung der Arme. Entscheidend dabei ist es, auf die Symmetrie zu achten, denn ein Beckenschiefstand kann ganz erhebliche Folgen für den gesamten Bewegungsapparat haben. Ein Ausgleich dieser »Schieflage« kann nicht selten zu erstaunlichen Erfolgen nicht nur bei Rückenbeschwerden führen. Zur Inspektion gehört auch die Analyse des Gangbildes.

Bei einer Erstinspektion sollte der Patient weitgehend entkleidet sein, damit der ganze Körper beurteilt werden kann.

Die Untersuchung mit den Händen

So beeindruckend die neuesten Untersuchungsgeräte sein mögen: Eine Untersuchung durch die Hände (Palpation) und Augen eines erfahrenen Arztes ist nach wie vor oft den Apparaturen überlegen.

Bei der Palpation macht der Arzt sich ein Bild darüber, wie die Strukturen um das Gelenk beschaffen sind. Er stellt nicht nur fest, ob eine Rötung, Überwärmung oder Unterkühlung, Schwellung oder gar Schrumpfung (Muskelatrophie) vorliegt, sondern er vergewissert sich auch, ob neben einer tastbaren Veränderung der Gewebestrukturen und Gelenkkonturen auch Funktionen dieser Strukturen krankhaft verändert sind. Hilfreich ist dabei oft der Seitenvergleich beider Beine oder Arme.

Die Kunst der körperlichen Untersuchung liegt im Detail. Erste Hinweise auf Gelenkstörungen ergeben sich aus der unterschiedlichen Dicke und Verschiebbarkeit von Muskeln und Muskelhäuten (Faszien), der unterschiedlichen Spannung von Bändern und Sehnen sowie der Gleitfähigkeit der Gelenkpartner gegeneinander.

Die genaue Messung der Gelenkbeweglichkeit

Für jedes Gelenk gibt es eine Tabelle mit »Normalmaßen«, mit denen der Arzt die Ergebnisse seiner Messung vergleichen kann. Die Messmethode ist dabei international genormt (Neutral-0-Methode): Das Gelenk ist zunächst gestreckt und wird dann vom Arzt in die größtmögliche Beugung und Streckung gebracht, je nach Gelenk im Liegen oder im Stehen.

Bei den meisten Gelenken ist aber nicht nur eine Beugung und Streckung möglich, sondern auch eine mehr oder weniger ausgeprägte Innen- und Außendrehung (Rotation) sowie eine seitliche Bewegung nach innen und außen. Beim Kniegelenk ist diese beispielsweise sehr gering, beim Schultergelenk besonders ausgeprägt.

Zusätzliche Informationen können mit Hilfe der Umfangsmessung an den Gelenken und Muskeln von Armen und Beinen im Seitenvergleich gewonnen werden (Muskelschwund, einseitige Belastung, Lähmungsfolge, Schwellung u. a.).

Wie stabil ist das schmerzende Gelenk?

Die wahre Kunst des Gelenkuntersuchers zeigt sich in der Beurteilung des gegenläufigen (translatorischen) Gelenkspielraums, wenn er die beiden Gelenk bildenden Knochen gegenläufig nach innen und außen (medial und lateral), nach vorn und hinten (ventral und dorsal) sowie auseinander und zusammenführt (cranial und caudal). Ein erfahrener Arzt kann so die Stabilität des Gelenks beurteilen und damit den Bereich einer Gelenkinstabilität und auch, in

Weicht die Gelenkbeweglichkeit von der Norm ab, kann das ein entscheidender Hinweis auf die zugrunde liegende Störung sein.

welcher Stellung die Instabilität zum Tragen kommt, sowie deren Ausmaß. Damit hat er einen ganz wesentlichen Prognosefaktor für die Gesundheit des Gelenks ermittelt.

Aber nicht nur das: Gerade die Beurteilung der Instabilität hat wichtige therapeutische Bedeutung. Denn ein instabiles arthrotisches Gelenk muss völlig anders behandelt werden als ein von Arthrose betroffenes Gelenk, das stabil ist.

Im Rahmen dieser Untersuchung muss auch analysiert werden, ob ein Gelenk eine Blockierung aufweist. Nicht selten ist ein Gelenk nur deshalb instabil geworden, weil eine derartige Störung vorliegt. Diese kann mit einfachen Techniken der Chirotherapie oder Osteopathie (s. S. 110) meist relativ rasch korrigiert werden.

Wie steht es um die inneren Organe?

Die Alterung und Regeneration unserer Gelenke wird wesentlich mit geprägt durch die Funktion der inneren Organe wie Dünn- und Dickdarm, Niere, Leber, Bauchspeicheldrüse (Pankreas) und den hormonproduzierenden Organen. Deshalb ist es wichtig, ihren Funktionszustand in die Beurteilung mit einzubeziehen. Dazu dienen Labor-Checks, Untersuchungen mit Ultraschall, Röntgen und Magnetresonanztomographie (MRT) sowie natürlich die präzise körperliche Untersuchung mit den Händen.

Gelenke sind auf eine gute Funktion der inneren Organe angewiesen. Deshalb gehört deren Untersuchung unbedingt zu einem vollständigen Check.

Durch die Krankengeschichte, die Inspektion und die genaue Untersuchung der Gelenke, Muskeln, Sehnen, Bänder und inneren Organe kann der erfahrene Arzt schon in diesem Stadium eine erste Diagnose und eine vorsichtige Prognose zur Situation des Gelenks abgeben. Achten Sie darauf, dass wirklich eine genaue Untersuchung durchgeführt wird, und helfen Sie Ihrem Gelenkspezialisten (Orthopäden) durch Ihre präzisen Beobachtungen und Informationen über den Verlauf der Beschwerden.

Fragen Sie sich schon vor dem Arztbesuch, wann die Beschwerden begonnen haben und was sie möglicherweise bedingt hat. Unfall, Überlastung, aber auch eine Operation oder eine Erkältungskrankheit können die Auslöser sein. Wie war die Entwicklung danach? Haben sich die Beschwerden zwischenzeitlich gelegt oder sind sie zunehmend schlechter geworden?

Die Untersuchung der Körperstrukturen

Sehen und Tasten

Der erste Schritt besteht auch bei der Strukturuntersuchung in der Inspektion. Diese ist nur möglich in entkleidetem Zustand. Der Arzt achtet wieder auf Asymmetrien der Muskeln, der Konturen, der Haltung. Werden dabei Auffälligkeiten entdeckt, wird durch Tasten versucht, das Problem näher einzukreisen und die nächsten diagnostischen Schritte einzuleiten.

Untersuchungen mit Ultraschall sind völlig ungefährlich und gleichzeitig sehr aufschlussreich bei Fragen zu den nicht knöchernen Anteilen des Gelenks.

Gelenke-Check mit medizinischen Geräten

Bleiben Tastuntersuchung und Funktionsanalyse ergebnislos, kommt im nächsten Diagnoseschritt die moderne, apparative Medizintechnik zum Zug. Aber versprechen Sie sich von der Gerätediagnostik nicht zu viel: Analysiert man deren Einsatz nämlich kritisch, so muss man feststellen, dass die apparative Medizin nur in circa 10 Prozent der Gelenkbeschwerden die Ursache zweifelsfrei klären und nur bei jedem 50. Patienten eine klare therapeutische Konsequenz daraus abgeleitet werden kann. Dennoch benötigt man diese Verfahren, allein schon deshalb um schwerwiegende Krankheiten, wie z. B. tief sitzende Entzündungen oder Tumoren ausschließen zu können.

Die Ultraschalldiagnostik

Die Ultraschalldiagnostik eignet sich am besten für die Untersuchung von Weichteilen, also Muskeln, Sehnen, Bändern, Schleimbeutel, Gelenkbinnenräume und zur Diagnose von Gelenkergüssen. Zwei Vorteile zeichnen sie aus: Das Gelenk kann sowohl in Ruhe als auch in Bewegung beurteilt werden. Dass man mit Ultraschall eine Struktur auch untersuchen kann, während sie arbeitet, ist ein großer Fortschritt, weil das Gelenkproblem in Ruheposition oft nicht zu sehen ist. Außerdem entsteht durch die Schallwellen keine gesundheitsgefährdende Belastung.

Prinzipiell sind inzwischen alle Gelenke dieser Untersuchung zugänglich. Für folgende Gelenke ist die Ultraschalldiagnostik besonders hilfreich: Knie, Schulter, Hüfte, Sprunggelenke, Ellbogen.

Hauptsächlich wird die Ultraschalldiagnostik eingesetzt bei:

- Verletzungen und Schwellungen der Weichteile des Gelenks, besonders der Muskeln,
- Bänder- und Sehnenverletzungen im und um das Gelenk,
- Einblutungen in das Gelenk,
- Hohlraumbildung (Zysten) und sonstigen Raumforderungen,
- Schleimbeutelentzündungen sowie Entzündungsprozessen.

Die Röntgendiagnostik

Die Röntgendiagnostik taugt besonders zur Beurteilung der Knochen und Gelenke. Über die nicht knöchernen Gelenkkomponenten (Muskeln, Sehnen, Bänder) liefert sie nur vage Aussagen. Trotzdem werden mehr als 95 Prozent der orthopädischen Patienten auch röntgenologisch untersucht. Das ist durchaus sinnvoll,

- um z.B. Verletzungen des Gelenks und Knochenbrüche zu diagnostizieren und in ihrem Verlauf zu beurteilen,
- um den Verlauf eines Gelenkleidens zu dokumentieren,
- um wertvolle, zusätzliche Informationen für die prognostische Beurteilung eines Gelenkleidens zu liefern, also darüber, wie schnell die Arthrose fortschreitet,
- um die Therapie zu planen, insbesondere, wenn eine Arthrose schon weit fortgeschritten ist und über einen künstlichen Gelenkersatz entschieden werden muss.

Die früher häufiger durchgeführten Funktionsröntgenaufnahmen der Gelenke an Beinen und Armen werden heute immer mehr durch Kernspinaufnahmen (s. u.) abgelöst, da diese auch die Beurteilung der nicht knöchernen Gelenkanteile erlauben.

Außerdem sind Röntgenstrahlen grundsätzlich problematisch. Bei häufiger Anwendung können sie Gesundheitsschäden auslösen. Deshalb sollte wirklich nur geröntgt werden, wenn es absolut notwendig ist. Doch ist die Gefahr relativ zu sehen: Die Strahlenbelastung bei einem Flug von Frankfurt nach New York ist höher als die bei einer Beckenaufnahme mit modernen Röntgengeräten. Also keine Panik: Man sollte es mit dem Röntgen halten wie mit dem Flug nach New York: Wenn es sein muss, muss es eben sein. Es fliegt ja auch keiner ständig nach New York – nur so zum Spaß.

Bei modernen Röntgengeräten ist die Strahlenbelastung bei einer Untersuchung geringer als die, die man auf einem Langstreckenflug abbekommt.

97

Die Szintigraphie

Sie ist eine nuklearmedizinische Untersuchung, bei der radioaktives Kontrastmittel in eine Vene gespritzt wird. Dieses reichert sich in entzündeten oder krankhaft veränderten Gelenken an und wird dann mit einer Kamera oder einem so genannten PET-Scanner (Positronenemissionstomographie) registriert.

Die bei der Untersuchung entstehende Strahlenbelastung ist ungefähr dreimal so hoch wie die Belastung bei einer Röntgenaufnahme der Lendenwirbelsäule. Das Verfahren sollte daher immer nur dann eingesetzt werden, wenn es beispielsweise gilt, entzündliche und rheumatische Erkrankungen zu differenzieren.

Die Computertomographie

Eine Computertomographie machen zu lassen ist nur bei den wenigsten Gelenkerkrankungen sinnvoll.

Die Computertomographie (CT) ist ein noch junges Verfahren, das vor kurzem sein 25. Jubiläum gefeiert hat. Der Siegeszug durch alle Bereiche der Medizin lässt sich durch seine hervorragende diagnostische Aussagekraft erklären.

Das Prinzip der Computertomographie basiert auf einem schmalen Röntgenstrahl, der Stückchen für Stückchen den Körper durchleuchtet und von dessen unterschiedlichen Gewebearten verschieden stark gefiltert wird. Der Computer wertet diese Filterung aus und produziert zwei- oder dreidimensionale Bilder.

Für Gelenkleiden kann die Computertomographie wertvolle Diagnosen liefern, da Knochenprobleme im Millimeterbereich genau darstellbar sind. Feinste Knochenbrüche, Arthrosen, Verkalkungen und Verknöcherungen von Gelenkkapseln, Bändern und Sehnen lassen sich genau darstellen.

In der Regel aber kann die Computertomographie für die Beurteilung des Stadiums einer Gelenkarthrose nicht wesentlich bessere Informationen liefern als das normale Röntgenbild. Anders sieht es jedoch bei der Beurteilung von Bandscheibenvorfällen aus. Dafür liefert die Computertomographie weiterhin klar auszuwertende Bilder. Die Aussagequalität der Computertomographie steht jedoch in keinem Verhältnis zu Aufwand, Preis und Strahlenbelastung: Das Verfahren ist deutlich teurer als konventionelles Röntgen und dabei nicht mit weniger Risiken verbunden.

■ FLUCH UND SEGEN DER VERBESSERTEN DIAGNOSTIK

Die neuen radiologischen Verfahren haben große Fortschritte erbracht in der Früherkennung von Arthrosen. Mit dem Fortschritt kamen aber auch die Probleme: Bei vielen Menschen, bei denen ein CT oder MRT gemacht worden ist, zeigte das Ergebnis eine Gelenkdegeneration oder einen Bandscheibenvorfall. Leider wird immer noch von vielen Ärzten vorschnell diesem Bandscheibenvorfall oder dieser Gelenkdegeneration die Schuld für die Schmerzen in die Schuhe geschoben. Wir wissen aber, dass jeder Zweite über 45 Jahre einen Bandscheibenvorfall in der Lenden- oder Halswirbelsäule hat, und das ohne jegliche Schmerzen. Also muss es darüber hinaus noch ganz andere Strukturen geben, die den Schmerz verursachen – am häufigsten sind das die Bänder, die Muskeln und, nicht zu vergessen, die inneren Organe.

Die Kernspintomographie

Auch die Kernspin- oder Magnetresonanztomographie (MRT) ist ein eher junges diagnostisches Verfahren. Im Gegensatz zur Computertomographie, die mit Röntgenstrahlen arbeitet, basiert die Kernspintomographie allerdings auf einem Magnetfeld, das 30.000-mal stärker ist als das unserer Erde.

Die Wasserstoffatome jeder Körperzelle verhalten sich wie eine Spindel, die sich in einem bestimmten Winkel um sich selbst dreht. Je nach Gewebe tun sie das ein wenig anders. Kommen sie jedoch in den Bereich des starken Magnetfeldes des Kernspintomographen, verändern sie ihre Spindelposition. Sobald das Magnetfeld abgeschaltet wird, kehren die Atome in ihre Ausgangsposition zurück. Bei dieser Rückkehr entsteht ein elektrisches Signal. Ein Computer registriert sowohl die Konzentration dieser Signale als auch die Veränderung der Spindelwinkel. Aus diesen Informationen entwickelt er ein spezifisches Bild von der jeweiligen Körperstruktur.

Vor allem Strukturen, die beim Röntgen nicht gut zu sehen sind, lassen sich so auf Veränderungen untersuchen:

- Gelenkkonturen und -strukturen: Ausmaß der Degeneration?
- Gelenkknorpel: degeneriert, verletzt, Ausmaß der Schädigung?
- Menisken: degeneriert, »ausgefranst«, Einrisse, Abrisse?

- Gelenkinnenhaut und Bänder: entzündet, geschwollen, Erguss?
- Nervenstrukturen: narbig verändert, entzündet, eingeengt?
- Bandscheibenvorfall: Größe, Einengung für Nerv?
- Nach Bandscheiben- oder sonstigen Gelenkoperationen entstandene Verwachsungen (Narben), die die Nerven einengen: Größe und Ausmaß der Einengung für die Nerven?

Die Gelenkspiegelung

Bei der Gelenkspiegelung kann nicht nur untersucht, sondern teilweise auch gleich behandelt werden – es genügt ein winziger Zugangsspalt.

Nirgendwo auf der Welt wird mehr arthroskopiert als bei uns in Deutschland. Deshalb sollten Sie genau wissen, was bei der Gelenkspiegelung (Arthroskopie) auf Sie zukommt.

Bei der Arthroskopie wird durch einen kleinen Hautschnitt (ca. 1 cm) ein Gerät in den Gelenkinnenraum vorgeschoben. Die Idee, sich ohne große Operation mit all ihren Risiken ein Gelenk von innen anzuschauen, wurde bereits 1920 in der Schweiz und Japan realisiert. Inzwischen hat die Technik diesbezüglich Quantensprünge hinter sich; heute sind neben der reinen Inspektion auch operative Eingriffe möglich, ohne dass das Gelenk um mehr als einen winzigen Spalt geöffnet werden muss.

Die Arthroskopie wird am häufigsten angewendet beim Knie-, Schulter- und Sprunggelenk, doch Dank der Miniaturisierung der Geräte können inzwischen auch kleinere Gelenke (wie Ellbogen, Hand oder Kiefer) untersucht und operativ versorgt werden. Die Technik wird hauptsächlich angewendet:

- zur Entfernung freier Gelenkkörper (»Gelenkmaus«, die die Beweglichkeit einschränkt),
- zur Diagnostik, Entfernung oder Teilentfernung des Meniskus (Kniegelenk, Kiefergelenk),
- zur Diagnose eines Knorpelschadens und zur Knorpelglättung (Abschleifen von »rauen« Knorpelstrukturen) und
- zur operativen Versorgung von Verletzungen der Bänder (beispielsweise des Kreuzbandes).

Die Arthroskopie ist zwar nur ein mikrochirurgischer Eingriff, sie bleibt aber dennoch wie jede Operation immer mit Risiken verbunden. Deshalb steht sie am Ende der diagnostischen Kette. Komplikationen sind selten, aber möglich: Infektionen, Einblutungen, erhöhtes Thromboserisiko (je länger der Eingriff, umso höher das Risiko), länger anhaltende Funktionseinschränkungen des Gelenks. Relativ zu einem »richtigen« operativen Eingriff aber sind die Risiken einer Gelenkspiegelung gering, weshalb, wenn nötig, immer die Möglichkeit des kleineren Eingriffs geprüft werden sollte.

Blut-Labor-Checks

Laboruntersuchungen können dem Arzt in vielen Fällen wichtige Erkenntnisse für seine Diagnose liefern. Bei der Arthrose allerdings helfen sie nur wenig und können bestenfalls Anhaltspunkte geben, wo die Ursachen der Arthrose liegen. Anders liegt der Fall z. B. bei entzündlichen oder hormonell bedingten Gelenkerkrankungen, bei denen Laborwerte die entscheidenden Hinweise liefern können, ob diese Erkrankungen vorliegen oder nicht.

> Rheuma ist nicht nur eine Erkrankung der Gelenke. Deshalb kann man die Aktivität dieser Erkrankung auch an bestimmten Blutwerten ablesen.

Wenn Sie an einer entzündlichen oder einer »rheumatischen« Gelenkerkrankung leiden, erhöhen sich bei Ihnen die so genannten Entzündungswerte im Blut. Der aktuelle Verlauf wird durch verschiedene Parameter beurteilt, also durch typische Werte, die zeigen, ob eine Entzündung besser wird oder nicht: Dazu gehören die Blutkörperchen-Senkungsgeschwindigkeit (BSG), das C-reaktive Protein (CRP) und die Alpha-2-Globuline im Blut. Daneben finden sich bei einigen rheumatischen Erkrankungen im Blut bestimmte Antikörper (gegen den eigenen Körper gerichtete Abwehrsubstanzen) und das so genannte CH50 als Indikator für Erkrankungen des Immunsystems.

Oft steht eine Infektion am Beginn der Entwicklung von Rheuma. Über die Suche nach verbliebenen Spuren dieser Krankheitserreger (Antigenen) kann manchmal der Auslöser ermittelt werden. Da man bereits vorher bestimmen muss, nach welchen Antigenen man suchen möchte, muss man eine entsprechende Auswahl treffen. Am häufigsten positiv bei Gelenkerkrankungen sind nach meiner Ansicht Antigene gegenüber Tuberkulose- und Diphtherieerreger, Streptokokken, Candida, Proteus und Influenza, also Antikörper gegen solche Keime, die Knochen besonders häufig angreifen. Welche im Einzelnen bei Ihnen zu untersuchen sind, sollten Sie mit Ihrem Arzt absprechen.

Die Untersuchung der reflektorischen Vorgänge im Körper

Die Untersuchung der reflektorischen Vorgänge sollte sich immer an die der funktionellen und strukturellen Untersuchung anschließen. Doch was sind die reflektorischen Vorgänge? Diese Frage würde auch von vielen Medizinern an dieser Stelle kommen, denn das Wissen um ihre Existenz und ihre Bedeutung hat auch die Universitäten noch nicht genügend erreicht.

Auf der reflektorischen Ebene können Schädigungen an einer Stelle im Körper Auslöser für die Beeinträchtigungen an ganz anderen Orten des Körpers sein.

Und dennoch ist die reflektorische Ebene von großer Wichtigkeit, weil sie die ganze Komplexität unserer Regulationssysteme zeigt. Diese Systeme sind unentwegt aktiv, um unser Körpersystem in einem möglichst optimalen Gleichgewicht zu halten. Um Krankheiten, Infektionen, Verletzungen und die große Bandbreite der psychischen Probleme zu überleben, hat der Mensch über Jahrtausende Überlebensstrategien entwickelt, die beim Auftauchen von diesen Problemen wie reflexartig in Kraft treten. Wir kennen das bei Grippe – da entwickeln wir Fieber, einen heißen Kopf. Die Folge des Temperaturanstiegs: Die Durchblutung wird verbessert, der Kampf gegen die Keime intensiviert.

Wie ist das aber nun bei der Verletzung im Kniegelenk? Das Gelenk wird sofort dick, schmerzt bei jeder Bewegung, lässt sich schlechter bewegen. Die logische Folge ist: Wir schonen es. Dadurch kommt es zu keinen weiteren Reizen mehr. Die Heilung kann beginnen. Aber neben der Botschaft des Körpers direkt im Knie – »schone es« – entwickelt das Nervensystem reflektorisch an anderen Körperstellen funktionelle Irritationen. Diese können sich ausbilden in Muskeln, Bändern, Gelenken, aber auch an bestimmten anderen Punkten unseres Körpers. Sie können also Beschwerden bedingen, ohne vordergründig irgendetwas mit dem auslösenden Knieproblem zu tun zu haben.

Umgekehrt funktioniert es genauso: Das Gelenk kann schmerzen, auch wenn der eigentlich Grund dafür ganz woanders zu suchen ist. Und das gilt nicht nur für die organische Ebene: Viele Menschen bilden auf der reflektorischen Ebene Funktionsstörungen aus, wenn psychische Belastungen nicht bewältigt werden können. Wo sich diese Funktionsstörungen zeigen, ist unterschiedlich: Der eine entwickelt Rückenschmerz, der andere Nackenschmerz oder Beklemmungen im Brustbereich. Oft sind Regionen betroffen, die ohnehin schon einen Schwachpunkt darstellen.

Das Wissen um die reflektorische Übertragbarkeit von Signalen machen sich verschiedene Behandlungsformen, z. B. die Akupunktur zunutze (s. S. 132).

Das diagnostische Problem des Arztes besteht darin, zu erkennen, ob die beklagten Störungen sich nun primär auf reflektorischer oder primär auf funktioneller Ebene entwickelt haben: Ist es die Henne oder ist es das Ei? Das ist von großer Bedeutung: Denn wird beispielsweise die Funktionsstörung des siebten Halswirbels immer wieder manualmedizinisch, etwa von einem Chirotherapeuten, behandelt und steckt in Wirklichkeit eine psychische Störung dahinter, wird sich wahrscheinlich kein Erfolg einstellen.

Wir haben aus diesem Grund in den letzten zehn Jahren neue Therapieverfahren entwickelt, die wir bei Gelenkleiden direkt etwa mit Hilfe von Injektionen anwenden, aber auch solche Behandlungsmaßnahmen, die Sie selbst durchführen können.

■ SCHNELLE HILFE BEI AKUTEN GELENKSCHMERZEN

Wenn plötzliche heftige Gelenkschmerzen auftauchen, ganz besonders nach Verletzungen, sollte sofort mit der Behandlung begonnen werden, bevor es über Muskelverspannung und Gelenkverschleiß zu einem Teufelskreis der Schmerzsteigerung kommt. Schnelle Hilfe tut also Not.

Am besten wäre es, wenn Sie sofort Ihren Arzt aufsuchen würden. Doch was tun, wenn das Problem am Wochenende oder in der Nacht auftritt und der Arzt des Vertrauens nicht erreichbar ist?

Handeln Sie nach der P-E-C-H-Formel:

P heißt: Pause (Belastungspause),

E heißt: Eis (sofortige Kühlung),

C heißt: Compression (schnellstmöglich einen Druckverband anlegen),

H heißt: Hochlagern, um die Schwellneigung sofort zu mindern.

Hinter jedem deutlichen Schmerz kann auch eine andere Störung und Krankheit stecken. Deshalb sollten Sie sich, auch nach wirksamer Eigen-Soforthilfe, so rasch wie möglich mit Ihrem Arzt besprechen.

Wie Gelenkerkrankungen behandelt werden

Hier stelle ich die heute gängigsten Therapiemethoden bei Gelenkschmerzen vor und werte sie aus meiner Sicht. Einige dieser Methoden können Sie nur in Zusammenarbeit mit Ihrem Arzt angehen, andere aber liegen ganz in Ihrer Hand. Sie können diese Therapien auch kombinieren. Wichtig ist, dass Sie den für Sie persönlich richtigen Mix finden!

Kältetherapie, Wärmetherapie

Kälte und Wärme sind in der Regel schnell verfügbar, haben einen raschen, wohltuenden Effekt und können vor allem von Ihnen selbst in Eigentherapie eingesetzt werden. Die Kältetherapie ist meist dann erfolgreich, wenn es darum geht, einem überwärmten Areal die Wärme zu entziehen. Die Wärmetherapie hingegen soll die Durchblutung der behandelten Zone anregen und so die Heilung oder Regeneration fördern.

Im Prinzip können Sie bei der Wahl, ob Kälte oder Wärme, nach Ihrem Gefühl gehen: Was Sie im Moment besser vertragen, hängt nicht nur vom akuten Gelenk- oder Bänderproblem ab, sondern auch von Ihrer aktuellen Stoffwechselsituation (z. B. haben Patienten mit Schilddrüsenüberfunktion ständig ein Hitzgefühl).

Die Kältetherapie, also das Auflegen von **Eisbeutel/Ice-Pack** oder das Auftragen von **Kältesprays** oder **Kaltluft**, wird fast ausschließlich bei akuten Verletzungen ohne offene Wunde und akut entzündlichen Prozessen eingesetzt. Sie ist meist rasch schmerzstillend wirksam. Allerdings sollten Sie unbedingt feuchte Kälte vermeiden, sonst kann es zu Hauterfrierungen kommen. Deshalb ist das nasse Tuch nur im Notfall die richtige Wahl. Besser ist ein Eisbeutel oder Ice-Pack, allerdings sollten Sie immer ein Leinen- oder Baumwolltuch unterlegen. Kühlsprays oder lokale Kaltluft können dagegen direkt auf die schmerzende Stelle gegeben werden. In jedem Fall muss die Kälteanwendung zeitlich beschränkt bleiben: 5 bis 15 Minuten sind das Maximum. Bleiben die Schmerzen, kann die Behandlung alle zwei Stunden wiederholt werden.

Die Wärmetherapie ist eine vielseitigere Behandlungsmethode. Sie kann darüber hinaus mit den unterschiedlichsten, nachfolgend besprochenen Therapieformen kombiniert werden (vgl. dazu Wassertherapie, Elektrotherapie).

Wärme aktiviert alle Körperfunktionen. Wenn wir beispielsweise Fieber haben, zeigt das, dass der Körper alles aktivieren und Abwehrkräfte mobilisieren will. Erhöhte Körpertemperatur erhöht den Transport von Sauerstoff, Nährstoffen, Antikörpern und den Abstrom von Abbauprodukten des Stoffwechsels. Sie lindert Schmerzen, entspannt die Muskeln, verbessert die Dehnfähigkeit des Gewebes und steigert die Regenerationsfähigkeit des Körpers. Deshalb fühlt sich Wärme meist gut an bei allen degenerativen und chronischen Gelenkerkrankungen.

> Entscheiden Sie ganz nach Gefühl, ob Ihnen bei Ihrem Gelenkproblem eher die Zufuhr von Kälte oder eher von Wärme behagt.

Die einfachste Form der Wärmetherapie, die Sie anwenden können, ist das Auflegen einer **Wärmflasche** oder eines **Wärmekissens**. Sie können diese Wärmequelle so lange auf dem Gelenk belassen, wie es sich für Sie angenehm anfühlt.

Auch mit der weit verbreiteten **Rotlichtlampe** (oft propagiert zur Behandlung von Nasennebenhöhlenentzündungen) lässt sich ein positiver Effekt erreichen, auch wenn die Eindringtiefe nur wenige Zentimeter beträgt. Der Abstand vom Gelenk sollte 30 Zentimeter betragen, die Einwirkdauer 15 bis 20 Minuten. Sie können diese Behandlung ein- bis zweimal am Tag wiederholen – je nachdem, wie Sie sich dabei fühlen.

Bei welchem Krankheitsbild hilft Kälte-/Wärmetherapie?		
	Kältetherapie	Wärmetherapie
Arthrose	●	● ●
Rheuma	● ●	●
Gicht	● ● ●	●
Fibromyalgie	●	● ●

● kein sicherer Effekt	● ● positive Wirkung sehr wahrscheinlich
● positive Wirkung möglich	● ● ● sehr gute Erfahrungen

Fango (Peloide) können Sie als vorgefertigte Packung in jeder Apotheke kaufen, in Ihrem Backofen auf 45 °C erwärmen, sie dann für 15 bis 20 Minuten flächig auf das Gelenk auflegen. Gönnen Sie sich nach der Packung noch mindestens eine halbe Stunde Ruhe.

Am besten wirksam ist die Wärmetherapie bei länger dauernden Problemen wie Morgensteifigkeit, Anlaufschmerz und chronischen Gelenkbeschwerden.

Wassertherapien

Schon seit Jahrtausenden verwendet der Mensch das Wasser in unterschiedlichster Form als Heilmittel. Die moderne medizinische Forschung bestätigte die Erfahrungen, dass mittels Wassertherapie eine unmittelbare Dynamisierung der Durchblutung des behandelten Gewebes, aber auch Fernwirkungen auf Organe und hormonelle Reaktionen erzielt werden. Den Anstoß für das, was heute unter klingenden Namen wie Aquafitness, Aquabalancing oder Watsu läuft, lieferte übrigens vor gut 150 Jahren ein findiger Student aus Bad Wörishofen: Sebastian Kneipp.

Wohltuende Badezusätze bei Gelenkbeschwerden		
Badezusatz	Zubereitung und Dosis	Hilfreich bei
Basenmittel, z. B. Kaiser-Natron	3 gehäufte Esslöffel Kaiser-Natron	allen Formen der Körperübersäuerung (s. S. 145)
Arnika	2–4 Esslöffel Badezusatz (aus der Apotheke)	Gelenkschmerzen, auch nach Gelenkverletzungen; nach Überanstrengung von Gelenken
Heublumen	1 kg Heublumen in 5 l kaltem Wasser ansetzen, 1/2 Stunde kochen lassen, abseihen und dann ins Bad schütten (Alternative: 100–150 g Badezusatz)	Gelenkbeschwerden (durchblutungsfördernd für Muskeln und Gelenkweichteile)
Kastanie	500 g gemahlene Rosskastaniensamen in 5 l kaltem Wasser ansetzen, 1/2 Stunde kochen lassen, abseihen und dann ins Bad schütten	muskuläre Verspannungen bis hin zu Weichteilrheumatismus und Gelenkschmerzen (durchblutungsfördernd)

Pfarrer Kneipp und seine Wasserkur

Die Kneipp-Hydrotherapie ist in ihrer Wirkung größtenteils mit wissenschaftlichen Studien belegt. Sie umfasst Waschungen, Güsse, Voll- und Teilbäder, Wickel, Auflagen und Packungen, Taulaufen, Wassertreten und Schneegehen.

Die Kneipp-Anwendungen werden kalt, im Wechsel (warm/kalt) oder warm verabreicht. Bei kalten Wasseranwendungen gilt immer das Prinzip: warm, kalt, warm. Das heißt, kalte Wasseranwendungen dürfen nur bei warmem Körper verabreicht werden, nach der kalten Anwendung erfolgt die Wiedererwärmung durch aktive Bewegung oder durch Bettruhe (etwa eine Stunde).

Versuchen Sie doch mal einen Guss über Sprung- und Kniegelenke nach einem größeren Training. Fragen Sie Ihren Körper, was ihm besser bekommt: der kalte, der warme oder der Wechselguss? Wählen Sie das für Sie Angenehmste. Das Resultat sollte ein wohliges, entspanntes Gefühl sein, nicht Frösteln oder Überhitzung.

Therapeutisches Baden

Im Zeitalter der Dusche ist der therapeutische Effekt des warmen Wannenbads vielen nicht mehr so bekannt wie noch unseren Eltern. Gerade Wärmehungrige fühlen sich in der warmen Badewanne einfach wohl, doch Baden hat auch einen gesundheitsfördernden Aspekt: Wer seinen Gelenken etwas Gutes tun will, sollte sich die Badewanne für mindestens eine halbe Stunde reservieren und danach noch eine weitere Stunde ausruhen. Bei der klassischen Kneipptherapie kommt der Ruhephase eine große Bedeutung zu. Sie sollte in jedem Fall eingehalten werden. Die Wassertemperatur

Bei welchem Krankheitsbild helfen Wassertherapien?	
Arthrose	● ●
Rheuma	● ●
Gicht	●
Fibromyalgie	● ● ●

●	kein sicherer Effekt	● ●	positive Wirkung sehr wahrscheinlich
●	positive Wirkung möglich	● ● ●	sehr gute Erfahrungen

dürfen und sollten Sie sogar Ihrem momentanen Empfinden anpassen: Sie fühlen eine innere Wärme oder gar Hitze, dann sind für Sie 33 bis 35 °C richtig; fühlen Sie eher ein inneres Frösteln oder frieren Sie einfach, dann sind für Sie 37 bis 39 °C angenehmer.

Wer allerdings an Herzerkrankung, Bluthochdruck oder akuter Venenentzündung leidet, sollte vor einem ausgedehnten warmen Bad unbedingt seinen Arzt konsultieren, denn diese Erkrankungen können gegen ein warmes Bad sprechen.

Das »Gelenk-Tuning-Bad«

Wenn wir unsere Gelenkpatienten einem Labor-Check unterziehen, stellen wir immer wieder fest, dass die meisten deutlich übersäuert sind. Überschüssige Säure, die nicht ausgeschieden werden kann, lagert der Körper ganz besonders gern in Sehnen, Bändern und Gelenkstrukturen ab (s. S. 145). Dort richten sie aber leider nicht unbeträchtlichen Schaden an.

Messen Sie einmal Ihren Urin-pH-Wert (es genügt ein Lakmus-Papier, das Sie in jeder Apotheke erhalten und das Sie einfach in ein Becherchen Morgenurin halten): Ist dieser Wert 5,5 und weniger, dann werden Sie von unserem »Gelenk-Tuning-Bad« profitieren. Dazu geben Sie drei gehäufte Esslöffel Natron ins Badewasser. Nehmen Sie sich ein gutes Buch mit oder hören Sie Ihre Lieblingsmusik – Entspannen ist angesagt. Sie sollten mindestens 20 Minuten in der Wanne bleiben, danach etwa eine Stunde ruhen und die Entspannung bewusst genießen.

Sie können den Effekt des Bades noch steigern, indem Sie einen der im Kasten auf Seite 106 beschriebenen Badezusätze hinzufügen. Sie erhalten sie in Reformhäusern, Drogerien und Apotheken.

Das Linsenbad kann bei Arthrose in den kleinen Gelenken von Händen und Füßen die Beschwerden erleichtern.

Ein Bad ohne Wasser – das Linsenbad

Für arthrotische Schmerzen in den kleinen Gelenken der Hand und der Füße gibt es wenig wirkungsvolle Therapiemöglichkeiten, die Sie zu Hause selbst durchführen können. Das ist leicht verständlich, wenn man bedenkt, dass wir am Fuß 49 (!) Gelenkflächen und an der Hand immer noch über 30 Gelenkflächen haben: Solche komplizierten Systeme sind eben schwierig zu therapieren.

Beste Erfahrungen gibt es jedoch vom Linsenbad zu berichten; probieren Sie es ruhig einmal aus: Sie nehmen eine Kinderbadewanne und geben zehn Kilogramm rohe getrocknete Linsen (ungekocht, ohne Wasser) hinein. Dann mischen Sie zehn Münzen oder Murmeln in die Linsen (es müssen Gegenstände sein, die sich beim Tasten von den Linsen unterscheiden). Diese Gegenstände suchen Sie mit Ihren Händen oder Füßen (je nachdem, wo Sie Ihre Beschwerden haben). Haben Sie einen dieser »Fremdkörper« gefunden und herausgeholt, suchen Sie den nächsten. Der Effekt ist, dass Sie gegen zarten Widerstand im dreidimensionalen Raum alle Ihre Gelenke der Hand oder der Füße bewegen und trainieren.

Dieses Bad täglich zehn Minuten durchgeführt, bringt binnen weniger Tage großartige Erfolge. Aber auch hier gilt: Nicht das Anfangen wird belohnt im Leben – allein das Durchhalten. Sie sollten das tägliche Linsenbad über einen Zeitraum von mindestens einem Vierteljahr durchführen. Erst dann können Sie sich ein echtes Urteil bilden, ob es Ihnen nachhaltig hilft oder nicht.

Körperarbeit

Mit den Händen sind wahre Wunderdinge möglich. Mancher chronisch Schmerzgeplagte lebt unter den fachkundigen Griffen seines Masseurs wieder auf. Mit bestimmten Handgriffen können Chirotherapeuten und Osteopathen Verrenkungen und Blockaden in nichts auflösen. Traditionell chinesische Ärzte kurieren mit dem Druck ihrer Fingerspitzen auf bestimmte Körperstellen (Akupressur) schwere Erkrankungen. Manchmal hilft schon das Handauflegen eines Heilpraktikers. Wie ist das möglich?

Heilende Hände

Die Hand hat den kompliziertesten Bauplan aller menschlichen Gliedmaßen: 27 Knochen, 33 Muskeln und 22 Achsen, an denen sie beweglich ist. In jeder Handfläche liegen 17.000 Fühlkörperchen, die Druck-, Bewegungs- und Vibrationsreize wahrnehmen. Nerven registrieren minimalste Temperaturunterschiede und vervollkommnen so die Wahrnehmung der Berührung. Die Bewe-

Therapien, bei denen im wahrsten Sinne des Wortes Hand angelegt wird, können gerade bei Gelenkerkrankungen enorm hilfreich sein.

gungsfähigkeit der Finger und der Hand bildet zusammen mit dem Tastsinn die motorische Grundlage allen Handelns. Mit den Händen »begreifen«, prägen und verändern die Menschen ihre Umwelt. Erst nach der Entwicklung der Hand setzte die Entwicklung von Gehirn, Sprache und Kultur ein.

Echter Balsam

Dass Berührungen schmerzlindernd und wohltuend wirken, haben die Menschen schon sehr früh erkannt. Beobachten Sie sich selbst: Treten irgendwo Schmerzen auf, reiben Sie diese Stelle ganz automatisch. Schon diese einfachste Form der Massage lindert den Schmerz. Massagen können sowohl eine verspannte (hypertone) als auch eine unterforderte (hypotone) Muskulatur wieder ins Gleichgewicht bringen. Sie verbessern den Blutzu- und -abfluss in den behandelten Bereichen und sorgen so für eine optimale Versorgung der Zellen mit Sauerstoff, Nährstoffen, Zellen des Immunsystems und hormonellen Botenstoffen.

Im Folgenden stelle ich die wichtigsten manuellen Therapien vor, also Behandlungen, die der Therapeut mit seinen Händen am Körper des Patienten ausführt. Die Bewertung ihres therapeutischen Effekts ist schwierig, da er stark von den Fähigkeiten des jeweiligen Behandlers abhängig ist. Dennoch möchte ich Ihnen mit meiner Wertung einen Eindruck vermitteln, welche Methode bei welchem Krankheitsbild häufiger Erfolg hat und welche u. U. versagt.

> Welche der manuellen Therapien am besten hilft, ist nicht zuletzt von den Fähigkeiten des Behandlers abhängig.

Die Massage

Die Massage zählt zu den ältesten Therapieverfahren. Es gibt sie in etlichen Ausprägungen, die meist durch Physiotherapeuten (Krankengymnasten) mit Zusatzqualifikation angeboten werden. Ich stelle nachfolgend einige der Formen vor, die bei Gelenkbeschwerden besonders erfolgreich sein können. Aber auch die klassische Massage, die Bindegewebsmassage, die Kolonmassage, die Atemmassage, die Akupunkturmassage, die Fußreflexzonenmassage und viele andere mehr können im Einzelfall für den Bewegungsapparat hilfreich und nützlich sein.

■ **Die Periostmassage:** Die Periostmassage behandelt die schmerzhaften Verdickungen an der Knochenhaut (Periost). Diese treten bei Knochen- und Gelenkerkrankungen auf, hängen jedoch auch mit Erkrankungen innerer Organe zusammen.
Die Hauptwirkung der Periostmassage liegt, wie bei den meisten Massagetechniken, auf dem reflextherapeutischen Gebiet. Die Stimulation der Knochenhaut wirkt also zurück auf die reflektorisch mit ihr verbundenen Systeme wie Gelenke, aber auch innere Organe. Deshalb ist sie ganz besonders bei arthrotischen und wirbelsäulenbedingten Schmerzzuständen wirksam.

■ **Die manuelle Lymphdrainage:** Dies ist eine sehr zarte, absolut schmerzfreie Massage zur Förderung des Lymphabflusses über das Lymph- und Venensystem. Ein Stau der Lymphflüssigkeit führt unweigerlich zur Nährstoff-Unterversorgung vieler Strukturen, so auch der Gelenke.
Die Situationen, in denen das Gelenk besonders auf eine optimale Versorgung angewiesen ist, sind auch die, in denen ein Gelenk besonders von einer manuellen Lymphdrainage profitiert: bei entzündlichen Gelenkerkrankungen, nach Verletzungen, nach Operationen und bei chronischen Schmerzzuständen.

> Die manuelle Lymphdrainage hilft Gelenken dann, wenn sie besonders auf eine optimale Ernährung und Entsorgung angewiesen sind.

■ **Die Bürstenmassage:** Die Bürstenmassage ist seit Jahrhunderten erfolgreich – aber seit Jahrzehnten in Vergessenheit geraten. Bürstungen von Bein- und Armgelenken, Gesäßbereich und Rücken können jederzeit zu Hause selbst mit einer Handbürste durchgeführt werden. Um die venöse und lymphatische Durch-

Bei welchem Krankheitsbild helfen Massagen?	
Arthrose	● ●
Rheuma	●
Gicht	●
Fibromyalgie	● ● ●

●	kein sicherer Effekt	● ●	positive Wirkung sehr wahrscheinlich
●	positive Wirkung möglich	● ● ●	sehr gute Erfahrungen

blutung zu fördern, sollten Sie vom Fuß zum Nabel hin und von der Hand zur Brust hin bürsten. Wichtig zu wissen: Sie sollten die Bürstenmassage nicht direkt vor dem Schlafengehen durchführen, da sie eher anregend wirkt.

Bürstenmassagen zählen zu den besten Vorbeugemaßnahmen in puncto Gelenkbeschwerden. Aber auch dann, wenn die Gelenke bereits angefangen haben zu »zwicken«, sind sie hilfreich. Zusätzlich sind solche Massagen sehr effektiv bei kalten Füßen und Beinen, regen die regenerativen Kräfte an und fördern die Durchblutung im Gelenkbereich.

Osteopathie

In der Osteopathie wird nie ein isoliertes Gelenk allein therapiert, sondern immer das gesamte System »Körper« in die Behandlung einbezogen.

Die Osteopathie ist eine ganzheitliche Form der manuellen Therapie. Ihrer Vorstellung nach gibt es eine enge Wechselwirkung zwischen einer Struktur (z. B. Knochen) und ihrer Funktion (seiner Bewegung), den Selbstheilungskräften des Körpers und der Zirkulation im Körper. Die Gesundheit eines Körpers lässt sich danach an dessen Körperfunktionen ablesen (harmonische, schmerzfreie Bewegungen, intaktes Abwehrsystem, perfekte Durchblutung und damit Regenerationsfähigkeit und ein harmonisches Gleichgewicht zwischen Körper, Geist und Seele) bzw. bei Störungen durch eine Behandlung wieder in Gang setzen.

Die manuellen Techniken reichen von sanften Berührungen bis hin zu rascher Gelenkmanipulation (therapeutischer Handgriff, um die gestörte Gelenkfunktion wiederherzustellen). Bei den Gelenken werden aber die umgebenden Weichteile in das The-

Bei welchem Krankheitsbild hilft Osteopathie?	
Arthrose	• •
Rheuma	•
Gicht	•
Fibromyalgie	• •

• kein sicherer Effekt	• • positive Wirkung sehr wahrscheinlich
• positive Wirkung möglich	• • • sehr gute Erfahrungen

rapiekonzept integriert, denn die Verbesserung der Blut- und Lymphzirkulation gehören untrennbar zum Therapieerfolg bei Gelenkerkrankungen. Gleichzeitig erreicht man einen positiven Effekt auf das Nervensystem.

Wie hat sich die Osteopathie entwickelt?

Die Osteopathie wurde durch den amerikanischen Arzt Andrew Taylor Still (1828–1917) gegründet. In den USA ist die Ausbildung von Ärzten zu Osteopathen auf universitärer Ebene inzwischen etabliert (Titel: Doctor of Osteopathy, D.O.), während in Europa die Osteopathie erst langsam Einzug in die Universitäten und die Arztpraxen hält. Sie wird bei uns von Ärzten, aber auch von Physiotherapeuten jeweils mit Zusatzausbildung praktiziert.

Kritische Beurteilung

Das osteopathische Handeln zielt darauf ab, die Selbstheilungskräfte im Körper zu aktivieren. Dazu bedarf es der Mitarbeit des Betroffenen. Leider wird oft versäumt, dem Patienten genau mitzuteilen, wie sein Beitrag in diesem Prozess aussieht. Wer aber von seinem Behandler nicht aktiv einbezogen wird, bei dem kann das Ergebnis nur ein Teilerfolg sein. Achten Sie deshalb darauf, dass Sie von Ihrem Osteopathen Empfehlungen für Ihren eigenen Beitrag zum Therapieerfolg erhalten. Machen Sie auf jeden Fall nach jeder Therapiesitzung die osteopathischen Eigentherapieübungen, die ich Ihnen auf Seite 220 empfehle.

Chirotherapie

Die Bezeichnung Chirotherapie leitet sich von dem griechischen Wort für »mit der Hand getan« ab, denn es ist eine nur mit den Händen ausgeführte Behandlungsform. Ihr Ziel ist es, Probleme von Wirbelsäule, Gelenken und Muskulatur durch die Untersuchung mit den Händen zu diagnostizieren und ebenso zu behandeln. Im Gegensatz zur Osteopathie therapiert die Chirotherapie vorrangig die einzelne Gelenkfunktionsstörung, weniger die Folgen für das gesamte Bewegungssystem.

Der Chirotherapeut übt während der Behandlung sanften, kontrollierten und gezielten, bisweilen auch kräftigen Druck an den verschiedensten Bereichen der Wirbelsäule und Gelenke aus. In der Regel kommt es während der Behandlung zu einem hörbaren, für den Patienten oft irritierenden Knacken. Dieses Geräusch entsteht meist durch ein Vakuumphänomen im Gelenkbereich, wenn die Gelenke voneinander gelöst werden. Das klingt eindrucksvoll – von therapeutischer Bedeutung ist allerdings das »Knacken« nicht, es ist also kein ungünstiges Zeichen, wenn das Geräusch bei Ihrer Behandlung ausbleibt. Das Ziel der chirotherapeutischen Behandlung ist es, die Gelenkfunktion zu verbessern.

Je länger das Gelenkproblem bereits andauert, desto häufiger und länger ist in aller Regel die Behandlung.

> Die Chirotherapie arbeitet mit sanftem, aber auch kräftigem Druck auf die betroffenen Gelenke.

Wie hat sich die Chirotherapie entwickelt?

In Nordamerika wurde diese Heilweise um 1895 von dem Kanadier Daniel Palmer entwickelt. Dort wird sie von speziell geschulten Therapeuten (Heilpraktiker, staatlich geprüfter Masseur oder Krankengymnast mit Zusatzweiterbildung) durchgeführt.

In Europa ist die Chirotherapie aus der Laientherapeutenszene heraus entstanden. Zwischenzeitlich gibt es sehr viele Schulen, die meist entweder nur Ärzte oder nur Therapeuten unterrichten. Eine Besonderheit gilt derzeit noch für Deutschland: Direkt angreifende (manipulative) chirotherapeutische Griffe dürfen hierzulande nur Ärzte ausführen, da diese aufgrund ihrer langjährigen Ausbildung und Erfahrung die Risiken besser einschätzen sowie die notwendigen Untersuchungen einleiten können.

Bei welchem Krankheitsbild hilft Chirotherapie?	
Arthrose	●
Rheuma	●
Gicht	●
Fibromyalgie	● ●

● kein sicherer Effekt	● ● positive Wirkung sehr wahrscheinlich
● positive Wirkung möglich	● ● ● sehr gute Erfahrungen

Wie wirkt diese Technik?

Der Chirotherapeut wendet während der Behandlung sanften, kontrollierten und gezielten, bisweilen auch kräftigen Druck an den verschiedensten Bereichen der Wirbelsäule oder Gelenke an. Das Ziel der Behandlung ist es, die Gelenkfunktion zu verbessern. Je chronifizierter das Gelenkproblem, desto häufiger muss in aller Regel die Behandlung wiederholt werden.

Für wen ist die Chirotherapie geeignet?

Nur für den Patienten, bei dem eine eindeutig definierte Funktionsstörung der Gelenke besteht, da sich die klassische Chirotherapie auf das Gelenk konzentriert und erst in zweiter Linie Wert auf die Behandlung der Muskeln legt.

> In Deutschland dürfen nur Ärzte direkt angreifende (manipulative) chirotherapeutische Handgriffe vornehmen.

Kritische Beurteilung

Nicht immer setzen alle chirotherapeutischen Griffe gezielt bzw. spezifisch an dem verursachenden Problem an. Gute anatomische Grundlagenkenntnisse und auch Wissen über die Biomechanik der einzelnen Wirbel und Gelenke sind Voraussetzung für einen Therapieerfolg. Dass Chirotherapie die Gelenke »ausleiern« soll, ist dagegen nichts als ein Ammenmärchen.

Die Chirotherapie kann bei eindeutigen Problemen der Gelenkfunktion hilfreich sein (sie konzentriert sich vorrangig auf das Gelenk und nur in zweiter Linie auf die zugehörigen Muskeln und Bänder). Ist jedoch eine wöchentliche Wiederholung der Chirotherapie erforderlich, weil der Schmerz zurückkehrt, ist das Problem nicht allein auf »Gelenkebene« beherrschbar, und Sie sollten darüber mit Ihrem Facharzt sprechen.

Shiatsu

Shiatsu ist eine Form der manuellen Behandlung, die ihren Ursprung im mittelalterlichen Japan hat. Sie basiert auf den Körpervorstellungen der Traditionellen Chinesischen Medizin und damit auf einer ähnlichen gedanklichen Vorstellungsweise wie die chinesische Akupunktur (s. S. 132).

Shiatsu bedeutet frei übersetzt: »Fingerdruck«. Der Shiatsu-Therapeut benutzt Hände, Daumen, Finger, Unterarme, Knie und Füße, um auf bestimmte Körperstellen (die im Verlauf der Meridianlinien liegen, also der Linien, entlang derer auch die Akupunkturpunkte zu finden sind) Druck auszuüben (s. a. S. 132). Zudem werden Dehntechniken und Gelenkrotationen angewendet.

Ziel ist die Harmonisierung des Organismus, die Verbesserung der Beweglichkeit und Koordination sowie der Körperwahrnehmung. Das hilft, innere Fehlfunktionen zu korrigieren, Krankheiten zu behandeln bzw. die Gesundheit zu fördern und zu erhalten.

Shiatsu ist eine recht sanfte Methode der Körperarbeit ohne wesentliche negative Nebenwirkungen. Besonders geeignet ist sie für Menschen mit Energiedefiziten, wenn sie nicht mehr entspannen können, aber auch bei Schmerzen des Bewegungsapparats, Gelenksteife, beginnender Arthrose.

> Shiatsu ist eine japanische Massageform, die das Ziel hat, das gestörte Gleichgewicht (= Krankheit) des Menschen wiederherzustellen.

Wie hat sich Shiatsu entwickelt?

Anfang des 20. Jahrhunderts kombinierte der japanische Therapeut Tamai Tempaku die traditionelle östliche Methode mit westlichem Wissen. 1964 wurde Shiatsu von der japanischen Regierung als Heilmethode offiziell anerkannt.

Kritische Beurteilung

Der Erfolg einer Shiatsu-Therapie ist stark von den Fähigkeiten des Therapeuten abhängig. Es kommt aber auch darauf an, inwieweit der Patient bereit ist, sich dem gedanklichen Wirken dieser Therapieform wirklich zu öffnen.

Bei welchem Krankheitsbild hilft Shiatsu?	
Arthrose	● ●
Rheuma	●
Gicht	●
Fibromyalgie	● ●

● kein sicherer Effekt	● ● positive Wirkung sehr wahrscheinlich
● positive Wirkung möglich	● ● ● sehr gute Erfahrungen

Rolfing

Eine schlechte Haltung führt zu dauerhaften Verspannungen und Bewegungseinschränkungen sowie Belastungen der Gelenke. Rolfing hat das Ziel, diese Fehlhaltungen (Hohlkreuz, Rundrücken hängende Schultern) zu verbessern, entsprechende Energieblockaden zu lösen und eine balancierte, integrierte, auch ästhetisch ansprechende Körperhaltung zu entwickeln.

Im Mittelpunkt steht die Behandlung von Bindegewebsstrukturen. Rolfing ist eine Kombination aus Massage und neu zu erlernenden Bewegungsmustern, die zusammen zu einer Aufrichtung des Menschen führen sollen. Dadurch wird der Gang aufrechter, die Atmung tiefer, die Beweglichkeit besser, der Selbstausdruck gesteigert. Oft muss die Körperarbeit von psychotherapeutischen Maßnahmen begleitet werden, um erfolgreich zu sein.

Rolfing umfasst nicht nur Massage, sondern auch das Erlernen von neuen, schonenderen Bewegungsmustern.

Rolfing ist geeignet für Menschen jeden Alters, die bereit sind, Vorsorge zu betreiben, um langfristig »gut in Schuss« zu bleiben. Trainer, Künstler, Manager und Körperbewusste schätzen Rolfing, weil sie wissen, dass persönliche Ausstrahlung nicht nur eine Frage des Kopfes, sondern auch der körperlichen Haltung ist.

Wie hat sich Rolfing entwickelt?

»Erfunden« wurde das Rolfing von Ida P. Rolf, die diese Therapieform in den 50er-Jahren entwickelt hat. Ihr Credo war: »Wenn der Körper anfängt, so zu funktionieren, wie es seiner Natur entspricht, kann die Schwerkraft ihn durchströmen. Und wenn dies eingetreten ist, heilt er sich spontan selbst.«

Bei welchem Krankheitsbild hilft Rolfing?	
Arthrose	● ●
Rheuma	●
Gicht	●
Fibromyalgie	● ●

●	kein sicherer Effekt	● ●	positive Wirkung sehr wahrscheinlich
●	positive Wirkung möglich	● ● ●	sehr gute Erfahrungen

Kritische Beurteilung

Von vielen Therapeuten wird Rolfing noch als eine Art Massage angesehen. Dabei ist aber wichtig zu verstehen, dass die Korrektur der äußeren Haltung auch mit einer Veränderung der inneren Haltung einhergehen muss. Deshalb ist eine begleitende Psychotherapie sinnvoll, zum Teil sogar erforderlich.

In diesem Überblick können nicht alle manuellen Verfahren, die dem einen oder anderen Menschen schon geholfen haben, erwähnt werden. Ich empfehle Ihnen, einen klugen, auf Ihre Person ausgerichteten Mix aus passiven und aktiven Verfahren auszuwählen, um Ihre Gelenke »in Schuss« zu halten. Ich persönlich rate immer dazu, mit den aktiven Verfahren früh zu starten, damit sie zum Bestandteil des Tagesablaufs werden – und mit Tagesablauf meine ich den täglichen Tagesablauf.

Da bei der Magnetfeldtherapie keine Nebenwirkungen zu erwarten sind, ist dies eine Therapiemethode, die man durchaus versuchen kann.

Magnetfeldtherapie

Schon in der Antike und im alten China nutzten Menschen die heilenden Kräfte von Magnetfeldern. Man geht von der Annahme aus, dass die erzeugten Magnetfelder auf die Zellumgebung allgemein (starke Magnetfelder) bzw. auf das Nervensystem (rasch wechselnde und dafür schwache Magnetfelder) wirken. Der Wirkmechanismus ist wissenschaftlich immer noch nicht geklärt. Tatsache ist aber, dass viele Menschen über positive Reaktionen auf eine Magnetfeldtherapie berichten. Die vielen angebotenen Geräte arbeiten auf unterschiedliche Weise: Während einige mit Magnetspulen und pulsierenden Magnetfeldern arbeiten, verwenden die

Bei welchem Krankheitsbild hilft Magnetfeldtherapie?	
Arthrose	● ●
Rheuma	● ●
Gicht	●
Fibromyalgie	● ●

● kein sicherer Effekt ● ● positive Wirkung sehr wahrscheinlich
● positive Wirkung möglich ● ● ● sehr gute Erfahrungen

gängigsten Geräte nicht pulsierende Magnetfolien. Bei Letzteren ist der Effekt auf das Gelenksystem am wenigsten gesichert. Da bei der Magnetfeldtherapie aber von keinen Nebenwirkungen berichtet wird, ist sie eine Methode, die man durchaus versuchen kann. Da die verschiedenen Gerätetypen aber unterschiedlich arbeiten, ist mein Rat für Sie: Testen Sie die verschiedenen Formen der Magnetfeldtherapie, bevor Sie ein Gerät erwerben.

Elektrotherapie

Elektrotherapie ist da am wirksamsten, wo Strom am besten geleitet wird. Da Gelenkkapseln, Sehnen und Knochen keine guten Stromleiter sind, sind bei der Therapie dieser Strukturen mit Strom keine Wunder zu erwarten. Kommt jedoch das Gelenkproblem mehr von den Muskeln oder gar den inneren Organen, sind die Erfolge größer. Von der großen Palette der möglichen Elektrotherapieformen (galvanische Ströme, Stromimpulstherapieformen, Stromtherapie im Bad – z. B. Stangerbad) wollen wir uns auf die beschränken, die Sie zu Hause selbst anwenden können: die Therapie mit einem so genannten TENS-Gerät.

Eine Elektrotherapie wirkt dann am besten, wenn das eigentliche Problem von den Muskeln herrührt.

TENS ist die Abkürzung für **t**ranskutane **e**lektrische **N**ervenstimulation. Bei dem TENS-Gerät handelt es sich um ein Zigarettenschachtel-großes Gerät. Über eine Batterie werden elektrische Reize erzeugt, die über eine auf die Haut geklebte Elektrode (transkutan) an die peripheren Nerven weitergeleitet werden. Dadurch soll die Umschaltung von Schmerzinformationen im Rückenmark oder direkt an Ort und Stelle gehemmt werden. Es ist also eine The-

Bei welchem Krankheitsbild hilft Elektrotherapie?	
Arthrose	● ●
Rheuma	● ●
Gicht	●
Fibromyalgie	● ●

●	kein sicherer Effekt	● ●	positive Wirkung sehr wahrscheinlich
●	positive Wirkung möglich	● ● ●	sehr gute Erfahrungen

rapieform, die den Schmerz behandelt, aber nicht auf das ursächliche Problem des Gelenks eingeht. Bei chronischen Schmerzen sind die Erfolgschancen mit der TENS-Therapie gut, insbesondere wirkt sie bei Gelenkschmerzen nach Operationen, Schmerzen nach Bandscheibenoperationen, Muskelschmerzen, Rückenschmerzen. Bei rund 70 Prozent der Patienten kommt es zu einer Schmerzreduktion. Die Schmerzen kehren bei Therapiepause allerdings meist innerhalb von vier Wochen wieder zurück, die Wirkung hält also nicht allzu lange an.

Ich selbst sehe die besten Erfolge mit dem TENS-Gerät dann, wenn es durch die Schmerzlinderung in den ersten Wochen dem Patienten wieder möglich wird, »flott« zu werden, also die anfängliche Bewegungsunlust durch den Schmerz überwunden wird und die tägliche Bewegung wieder aufgenommen wird.

Aufgrund der elektrischen Impulse ist TENS allerdings nichts für Herzschrittmacherträger!

Der Milliardenmarkt der Schmerz- und Gelenkmittel

Besser als jede Art von Schmerzmittel einzunehmen ist es, die Ursache Ihres Schmerzes aktiv anzugehen.

Welche immensen Kosten Gelenkerkrankungen insgesamt verursachen, lässt sich nur schätzen. Fest steht aber, dass hierzulande jährlich gut 90 Millionen Verordnungen (Rezepte) über Schmerzmittel (Analgetika und Antirheumatika) ausgestellt werden, Umsatz: rund eine Milliarde Euro.

Nicht immer sind Schmerzmittel ganz zu vermeiden – und nicht immer wäre das auch sinnvoll. Denn es macht keinen Sinn, tagelang zu leiden und sich dem Teufelskreis der ansteigenden Schmerzspirale auszusetzen (s. S. 59). Doch wenn es schon sein muss, dann sollten Sie wissen, was Sie wann nehmen können. Gleichzeitig muss Ihnen klar sein, dass Sie die Ursache Ihres Schmerzes aktiv angehen müssen, damit Sie nicht immer mehr und immer häufiger Schmerzmittel brauchen.

Die klassischen Schmerzmittel können in zwei große Gruppen unterteilt werden: die nicht-opioidhaltigen und die opioidhaltigen Mittel (sie enthalten Betäubungsmittel).

Nicht-opioidhaltige Arzneimittel

Die am weitesten verbreiteten Vertreter der Gruppe der nicht-opioidhaltigen Mittel sind die so genannten **nicht-steroidalen Antirheumatika** (NSAR). Der Name ist irreführend, denn es geht hier nicht um die Therapie von Rheuma! Viel genauer ist da der angloamerikanische Begriff: non steroid anti-inflammatory drugs (nicht cortisonhaltige entzündungshemmende Medikamente; NSAID). Diese Medikamentengruppe bekämpft also Entzündungen ähnlich wie Cortison, ohne solches zu enthalten (und dessen fatale Nebenwirkungen auszulösen). Besonders populäre Substanzen dieser Gruppe sind Diclofenac (Voltaren u.a.), Indomethacin (Amuno, u.a.), Ibuprofen (Togal Ibuprofen, Imbun u.a.).

In der Schmerztherapie haben all diese Mittel ihren festen Platz, da sie bei akuten Muskel- und Gelenkschmerzen schnell und zuverlässig helfen. Das Problem sind die schwerwiegenden Nebenwirkungen. Aus den USA ist bekannt, dass jährlich über 100.000 Menschen als Notfälle aufgrund von Komplikationen in Krankenhäuser eingewiesen werden: mit akuten Magen-Darm-Blutungen oder allergischen Reaktionen sowie Leber-, Nieren- und Knochenmarksschädigungen. Nehmen Sie diese Mittel deshalb immer so kurz wie möglich und auch nie zu viel auf einmal! Ist eine hoch dosierte Einnahme wirklich erforderlich, achten Sie unbedingt auf Ihre Stuhlfarbe: Dunkle Verfärbungen weisen auf jeden Fall auf eine Magen-Darm-Blutung hin.

Bei dauerhafter Einnahme sollten Sie Ihr Blutbild kontrollieren lassen (je nach Dosishöhe alle sechs bis zwölf Wochen) und auf allergische Reaktionen achten (Hautausschlag, Atemnot, laufende Nase und brennende Augen).

Die nicht sauren Vertreter der nicht-opioidhaltigen Schmerzmittel sind in fast jeder Hausapotheke vertreten, haben weniger Nebenwirkungen, sind aber auch nicht so stark wirksam und weniger entzündungshemmend. Die bekanntesten Substanzen sind **Paracetamol** (Benuron) und **Metamizol** (Novalgin).

Acetylsalicylsäure (Aspirin) durchdringt als Schmerzmittel die knöchernen Strukturen und ist deshalb gut wirksam bei Gelenkschmerzen. Jedoch ist die Acetylsalicylsäure nicht das harmlose

Auch vermeintlich harmlose Schmerzmittel wie Aspirin können schwerwiegende Nebenwirkungen haben.

Medikament, für das es viele halten: Allein bei der Einnahme von 500 mg Acetylsalicylsäure (also 1 Tablette!) kommt es zu einer kleinen Blutung im Magen. Eine Mikroblutung allein macht zwar keine Probleme, aber Sie können sich vorstellen, was passiert, wenn Sie drei oder vier Tabletten täglich und das über längere Zeit nehmen. Sie sollten Acetylsalicylsäure deshalb höchstens vorübergehend verwenden, und nur, wenn Sie einen gesunden Magen haben.

Achten Sie auch darauf, dass sich diese Substanz in vielen Kombinationspräparaten »versteckt«! Die genaue Zusammensetzung von solchen Mischpräparaten muss sowohl auf der Verpackung als auch auf dem Beipackzettel stehen.

Noch etwas ist wichtig zu wissen: Acetylsalicylsäure darf auf keinen Fall Kindern unter 16 Jahren gegeben werden, denn in diesem Alter kann es ein so genanntes Reye-Syndrom auslösen. Das ist eine zwar selten auftretende, aber in bis zu 70 Prozent tödlich verlaufende allergieähnliche Nebenwirkung.

Opioidhaltige Medikamente

Bevor stärkste Schmerzmittel verabreicht werden, sollte sichergestellt sein, dass alle diagnostischen und anderen therapeutischen Möglichkeiten bereits ausgenutzt sind.

Diese, auch als Morphine bezeichnete Medikamente, wirken durch die Bindung an bestimmte Rezeptoren des Zentralnervensystems und anderer Organe. Die ursprünglich verwendeten Opiate machen stark abhängig, deshalb wird heute in der Schmerztherapie eine Modifikation eingesetzt, die Opioide. Die Abhängigkeitsgefahr von diesen Medikamenten ist geringer, besteht aber dennoch. Die Einnahme sollte jedenfalls nie abrupt, sondern immer mit einer langsamen Dosisreduktion beendet werden, da sonst Entzugserscheinungen drohen. Opioide verändern darüber hinaus die Persönlichkeit. Häufig treten außerdem Übelkeit, Erbrechen, Verstopfung und Müdigkeit auf.

Ich erwäge die Gabe von Opiaten dann, wenn das gesamte Spektrum der anderen Schmerztherapeutika ausgeschöpft ist. Leider besteht derzeit ein Trend, Opiate frühzeitig einzusetzen. Unserer Erfahrung nach rührt das auch daher, dass viele Schmerzpatienten nicht gründlich genug untersucht und nicht auf die richtige Weise konservativ therapiert werden. Opiateinsatz bei Gelenkschmerzen gehört auf jeden Fall in die Hände von Spezialisten.

■ VORSICHT BEI LANGZEITTHERAPIE

Alle Schmerzmittel haben Nebenwirkungen, die gerade bei längerfristiger Einnahme zum Teil gravierend sind. Wenn es zunächst jedoch keine Alternative zu diesen Schmerzmitteln gibt, achten Sie auf die folgenden Neins, Jas und die Warnsignale:

Die Neins:	Die Jas:	Die Warnsignale:
■ Alkohol	■ ausreichend Ruhe	■ Farbe des Stuhlgangs – Gefahr droht, wenn
■ Nikotin	und Schlaf	er schwarz wird (Blut im Stuhl aufgrund
■ Kaffee	■ leicht verdauliche	eines Magengeschwürs!)
■ saure	Nahrung	■ Gewöhnungseffekte (obwohl der Schmerz
Lebensmittel	■ ausreichend	nachlässt, brauchen Sie weiterhin die Medi-
■ unnötiger Stress	Bewegung	kamente, z. B. um schlafen zu können)

Besprechen Sie mit Ihrem Arzt mögliche Wechselwirkungen zwischen den Substanzen, falls Sie noch andere Medikamente einnehmen.

Typische Vertreter sind Morphine (MST), Piritramid (z. B. Dipidolor), Buprenorphin (z. B. Temgesic, Transtec), Pethidin (z. B. Dolantin), Fentanyl (z. B. Durogesic), Tramadol und Tilidin.

Welche neuen Mittel gibt es?

Vor wenigen Jahren wurden die **COX-2-Hemmer** zu Hoffnungsträgern der Schmerztherapie des Bewegungsapparats stilisiert. Dabei handelt es sich um Medikamente, die ausschließlich ein bestimmtes Enzym, die Cyclooxygenase hemmen. Sie ist verantwortlich für die Bildung von bestimmten Entzündungsfaktoren (Prostaglandine) im Körper und insbesondere im Gelenk. Wird sie gehemmt, wird auch die Entzündung im Gelenk reduziert.

Die anfänglich versprochene geringe Nebenwirkungsrate entpuppte sich jedoch als Irrtum. Einige der Präparate, die als »Wundermittel« verkauft worden waren, mussten wegen ihrer starken Nebenwirkungen (z. B. Vioxx) bis hin zu lebensbedrohlichen Herzrhythmusstörungen, plötzlichem Herztod und Schlaganfall ganz vom Markt genommen werden.

Derzeit wird fieberhaft an der Entwicklung der zweiten Generation dieser Medikamentengruppe gearbeitet, aber selbst wenn dies gelingt, wird bei deren Einnahme zunächst Zurückhaltung geboten sein. Valdecoxib (z. B. Bextra) und Celecoxib (z. B. Celebrex) sind die momentan am Markt favorisierten Präparate. Sie sind bei den meisten Patienten gut wirksam – achten Sie jedoch auf die oben erwähnten Nebenwirkungen: Bemerken Sie Schwellungen der Beine, Bauchschmerzen, Benommenheit, Bluthochdruck, Sodbrennen, Übelkeit oder Durchfall, versuchen Sie es mit einer Dosisreduktion oder – wenn es die Schmerzen nicht zulassen – besprechen Sie es mit Ihrem Arzt.

In der medikamentösen Schmerz- und Gelenktherapie werden noch weitere Medikamente eingesetzt. Hier ein kleiner Überblick über die wichtigsten Mittel.

Cortison – nur scheinbar eine Lösung

Cortison sollte wegen seiner erheblichen Nebenwirkungen nur kurzzeitig eingenommen werden.

Die einen verteufeln es, die anderen halten es für ein Wundermittel: Cortison. Cortison ist ein Wundermittel, das unser Körper selbst in der Nebenniere herstellt und das viele Funktionen und Vorgänge im Organismus reguliert, z. B. die Reaktionen des Körpers auf äußere Belastungen (Stress). Zum Teufelszeug wird es erst, wenn wir zu viel oder zu wenig davon haben. Cortison kann unter anderem die Produktion der weißen Blutkörperchen drosseln und deren Funktion schwächen und damit unmittelbaren Einfluss auf unser Immunsystem nehmen.

Gerade diese hemmende Wirkung macht Cortison als Medikament so hilfreich: Bei Krankheiten, die durch eine Überreaktion des Immunsystems verursacht werden, kann Cortison Leben retten, z. B. bei einem schweren allergischen Asthmaanfall oder bei einem allergischen Schock.

Cortison ist in erster Linie kein Schmerzmittel, auch wenn es aufgrund seiner entzündungshemmenden Eigenschaften Schmerzen reduzieren kann. Eine seiner wichtigen Eigenschaften ist es, Gewebeschwellungen abzubauen. Das kann sehr segensreich sein, wenn etwa ein Nerv durch die Schwellung eingeklemmt wird (Bandscheibenvorfall) oder eine stark aktivierte Arthrose vorliegt, bei der das Gelenk prall geschwollen ist. Wird die Schwellung gemindert, werden auch die Nerven an dieser Stelle nicht mehr gequetscht – der so verursachte Schmerz verschwindet. Bei kurzfristiger Anwendung fallen die Nebenwirkungen kaum ins Gewicht. Anders sieht die Situation bei der längerfristigen Einnahme aus, da können die Nebenwirkungen gravierender ausfallen: Sie reichen von einer Schwächung des Immunsystems und Herzschwäche, über Bluthochdruck und Muskelschmerzen bis hin zu Gefäßblutungen, einem Magengeschwür und Osteoporose. Wenn aber ein Patient stark an Rheuma leidet und seine Beschwerden mit keinem anderen Mittel in den Griff zu bekommen sind, hilft oft nur die langfristige Cortisoneinnahme – in diesem Fall kann es sein, dass die negativen Nebenwirkungen einfach das kleinere Übel sind.

Antidepressiva – Linderung des Schmerzempfindens

Antidepressiva haben zwei unterschiedliche Wirkungsbereiche. Zum einen heben sie die Stimmung des Schmerzgeplagten – was aber nicht heißen muss, dass man depressiv ist –, zum anderen können sie die Bindung von Schmerzmeldesubstanzen an die Schmerzmeldestellen reduzieren oder unterdrücken.

Antidepressiva werden eingesetzt bei chronischen Gelenkschmerzen, die zusätzlich mit Stimmungsschwankungen einhergehen. Beim akuten Gelenk- oder Rückenschmerz machen sie keinen Sinn, da sie erst nach der zweiten bis vierten Woche der Einnahme ihre Wirkung entfalten. Außerdem treten als bedenkliche Nebenwirkungen erhebliche Verdauungsstörungen, Mundtrockenheit und leider auch Veränderungen der Persönlichkeit auf.

Bekannte Mittel sind Amitriptylin (z. B. Saroten), Clomipramin (z. B. Anafranil), Imipramin (z. B. Tofranil).

Antidepressiva wirken nicht nur auf die Psyche, sondern auch auf das Schmerzempfinden – bei allerdings deutlichen Nebenwirkungen.

Antikonvulsiva – Entspannung bei Schmerzen

Antikonvulsiva sind Medikamente, die ursprünglich für die Behandlung von Krampfleiden entwickelt worden sind. Da der plötzlich einschießende (Gelenk-)Schmerz einen ähnlichen Entstehungsmechanismus hat, können Antikonvulsiva in solchen Fällen vereinzelt hilfreich sein, insbesondere, wenn der Ursprung der

Schmerzen an der Wirbelsäule liegt. Da sie aber eine erhebliche Nebenwirkungsrate haben, müssen zunächst andere therapeutische Möglichkeiten versucht werden.

Bekannte Mittel dieser Gruppe sind unter anderem Gabapentin (z. B. Neurontin), Carbamazepin (z. B. Tegretal), Clonacepam (z. B. Rivotril) und Phenytoin (z. B. Zentropil).

Tranquilizer und Muskelrelaxanzien

Sie werden bei Muskelverspannungen, Muskelspasmen, Angst- und Spannungszuständen eingesetzt. Die Wirkung dieser Medikamente bei Gelenkschmerzen lässt sich dadurch erklären, dass die Angst vor der nächsten Schmerzsituation unterdrückt wird, die sonst fortwährend zu starker Muskelanspannung führt. Die Muskeln können sich entspannen, stark schmerzgeplagte Menschen endlich wieder Schlaf finden.

Doch die Einnahme von Tranquilizern macht bei längerfristiger Einnahme abhängig und sollte deshalb möglichst nie länger als vier Wochen dauern. Außerdem reduzieren diese Substanzen den inneren Antrieb des Menschen.

Möglicherweise wirkt die Einnahme mancher Hormone positiv auf die Gelenke, doch sichere Angaben dazu gibt es noch nicht.

Bekannte Mittel dieser Gruppe sind Tetrazepam (z. B. Musaril) und Mephenesin (z. B. DoloVisano M).

Hormontherapie gegen Entzündungsprozesse

Bei entzündlichen Gelenkerkrankungen wie Rheuma ist das Hormon Cortison (s. o.) schon lange etabliert. Ansonsten galt die Hormongabe nur bei seltenen Erkrankungen wie Schilddrüsenhormonmangel in der Schwangerschaft zur Vorbeugung von kindlichen Gelenkproblemen als richtig.

Derzeit entwickelt sich aber eine ganz neue Richtung der Hormontherapie im Zuge der neuen Anti-Aging-Medizin. Hier liefern Untersuchungen erste Hinweise, dass durch die Einnahme von Hormonen wie DHEA (s. S. 41) und HGH (s. S. 39) der Alterungsprozess der Gelenke verlangsamt werden kann. Die Erkenntnisse und Langzeiterfahrungen mit diesen Therapien sind aber noch viel zu spärlich, um sichere Empfehlungen, was den Einfluss auf die Gelenkalterung betrifft, aussprechen zu können.

Basistherapeutika bei Rheumaleiden

Wird die Diagnose Rheuma gestellt, ist das Ziel der Behandlung zunächst, dem Entzündungsprozess Einhalt zu gebieten oder ihn zumindest einzudämmen. Es gibt verschiedene Medikamente, die in diese Richtung wirken können. Sie werden als »Basistherapeutika« bezeichnet und entstammen den unterschiedlichsten Medikamentengruppen: Da gibt es Malariamittel (z. B. Chloroquin), Goldpräparate (z. B. Aurothiomalat), aber auch Entzündungshemmer (z. B. Methotrexat), Zytostatika und Immunsuppressiva (z. B. Azathioprin, Cyclophosphamid, Ciclosporin).

Leider gibt es bei manchen Menschen mit Rheumaleiden sehr schwierige Verläufe, bei denen die klassischen Mittel keine Erfolge bringen. Neuere Substanzen wie Etanercept (wirkt entzündungshemmend und dadurch schmerzlindernd) und Leflunomid (bremst die Verbreitung aktivierter Lymphozyten und entfernt sie aus dem Körper) können bei diesen schwierigen Fällen helfen. Es fehlen jedoch noch langjährige Erfahrungen für diese Mittel.

All diesen Medikamenten ist gemeinsam, dass sie starke Nebenwirkungen haben können. Ihre Anwendung gehört in jedem Fall in die Hand eines Rheumatologen oder erfahrenen Orthopäden.

Therapeutika bei Gicht

In der Akutphase eines Gichtanfalls kommen entzündungshemmende Medikamente zum Einsatz (z. B. Indometazin, in besonders schweren Fällen auch Cortison), die gegeben werden, bis die Entzündung möglichst abgeklungen ist.

Für die Langzeittherapie, also um weitere Anfälle zu vermeiden, können zwei verschiedene Medikamentengruppen eingesetzt werden: **Urikosurika** (z. B. Benzbromaron) und **Urikostatika** (z. B. Allopurinol). Die Urikosurika reduzieren die Rückgewinnung der Harnsäure in der Niere und fördern dadurch die Harnsäureausscheidung. Damit aufgrund der größeren Harnsäurekonzentrationen in der Niere dort keine Harnsäuresteine entstehen, sollte der Harn basisch gehalten werden, z. B. durch die Einnahme von Basenmitteln (s. S. 130). Die Urikostatika dagegen reduzieren von vornherein die Bildung von Harnsäure im Körper.

Für gichtanfällige Menschen kann die lebenslange Einnahme der entsprechenden Medikamente unvermeidlich sein.

■ SCHMERZMITTEL – SEGEN ODER FLUCH?

Substanzgruppe	Beispielpräparat	Segen
Paracetamol	Benuron	Leicht schmerzstillend und fiebersenkend; magen-freundlich; für Kinder geeignet
Metamizol	Novalgin	Stärkere schmerzstillende Wirkung als Paracetamol
Acetylsalicylsäure	Aspirin	»Allround«-Schmerzmittel
NSAR (NSAID)	Diclofenac Indomethacin Ibuprofen	Rasche Hilfe bei akuten Gelenk- und Muskel-schmerzen
Opioidhaltige Schmerzmittel	Morphine Buprenorphin Piritramid Pethidin	Bei stärksten Schmerzen wirksam
COX-2-Hemmer	Valdecoxib Celecoxib	Wirksame Schmerzbekämpfung durch Entzün-dungshemmung
Antidepressiva	Amitriptylin Clomipramin Imipramin	Wirksam bei brennendem Schmerz und Schmerz, der mit Verstimmung einhergeht
Antikonvulsiva	Gabapentin Carbamazepin Clonacepam Phenytoin	Können bei plötzlich einschießenden Schmerzen helfen
Tranquilizer, Muskelrelaxanzien	Tetrazepam Mephenesin	Wirken entspannend und angstlösend, können bei chronischem Schmerz sinnvoll sein
Glucocorticoide	Cortison Prednison Prednisolon	Wirken schmerzstillend, entzündungshemmend, und abschwellend und unterdrücken die gegen sich selbst gerichtete Immunreaktion des Körpers

Fluch	Fazit
Leberentzündung (Hepatitis), insbesondere bei gleichzeitigem Alkoholkonsum	Kurzzeitiger Einsatz unbedenklich
Häufig allergische Reaktionen; bei längerer Einnahme Blutbildveränderungen	Kurzzeitiger Einsatz unbedenklich
Magen-Darm-Blutungen; nichts für Kinder (Gefahr eines Reye-Syndroms)!	Kurzzeitiger Einsatz bei Erwachsenen unbedenklich
Nebenwirkungen erheblich und häufig, am gefährlichsten: Magen-Darm-Blutungen	Kurzzeitiger Einsatz unbedenklich, bei langfristiger Einnahme erhebliches Nebenwirkungsrisiko
Verändern die Persönlichkeit, können abhängig machen; weitere Nebenwirkungen: Übelkeit, Erbrechen, Verstopfung, Müdigkeit	Einsatz nur durch den Experten, erhebliches Nebenwirkungsrisiko
Magen-Darm-Blutungen, Gerinnungsstörungen	Einsatz nur durch den Experten, erhebliches Nebenwirkungsrisiko
Mäßiggradige Schmerzwirkung, die meist frühestens nach 2 Wochen eintritt; Nebenwirkungen: Befindlichkeitsstörungen, gestörte Verdauung, Mundtrockenheit	Einsatz nur, wenn die Schmerzen bereits zu Depressionen führten
Erhebliche Nebenwirkungen: Müdigkeit, Schwindel, Übelkeit, Kopfschmerz, Muskelschmerzen	Einsatz sinnvoll, wenn andere Mittel nicht helfen; Vorsicht: Nebenwirkungen
Erzeugen Abhängigkeit bei Langzeiteinnahme, reduzieren die Eigendynamik	Einsatz sinnvoll, wenn Schmerz zu Schlaflosigkeit führt
Schwächt z.B. das Immunsystem, fördert Osteoporose und Muskelschwund, erhöht die Verletzungsanfälligkeit, reduziert die Gewebeelastizität, Gewichtszunahme	Kurzzeitiger Einsatz kann sinnvoll sein; langfristiger Einsatz ist nie ohne Nebenwirkungen

Die häufigsten Nebenwirkungen dieser Mittel sind Magen-Darm-Beschwerden. Bei den Benzbromaron-Präparaten (Urikosurika) empfiehlt es sich, deutlich mehr zu trinken als sonst und zusätzlich ein Basensalz einzunehmen (z. B. Alkala, erhältlich in jeder Apotheke), damit es möglichst nicht zur Bildung von Harnsäurekristallen in Niere und Blase kommt.

Wird eine Allopurinol-Therapie (Urikostatika) gleich hoch dosiert begonnen, kann es dadurch paradoxerweise zu einem Gichtanfall kommen, deshalb sollte die eingenommene Menge anfangs gering sein und dann langsam gesteigert werden.

Gelingt es trotz strikter Befolgung der entsprechenden Ernährungsregeln nicht, die Harnsäurewerte ohne Medikamente im grünen Bereich zu halten, muss man eines dieser Mittel lebenslang nehmen, sonst droht der nächste Gichtanfall schon bald.

Pflanzliche Heilmittel

Kaum ein Monat vergeht, in dem nicht neue pflanzliche »Wundermittel« für Gelenkbeschwerden Schlagzeilen machen. Auch wenn manche Produkte der Natur ganz erstaunliche Heilerfolge zustande bringen: Nicht bei jedem wirken sie gleich. Was bei dem einen hervorragend hilft, bleibt beim Nächsten wirkungslos. Wenn Sie diese Mittel verwenden wollen, wird Ihnen nicht viel anderes übrig bleiben, als sie auszuprobieren. Bei all zu marktschreierisch angepriesenen Angeboten zu horrenden Preisen sollten Sie allerdings grundsätzlich misstrauisch sein.

Ich stelle Ihnen hier die häufigsten und erfolgreichsten Pflanzenmittel für die Gelenke in einer Übersicht vor:

Bei welchem Krankheitsbild helfen pflanzliche Mittel?	
Arthrose	● ●
Rheuma	● ●
Gicht	●
Fibromyalgie	● ●

● kein sicherer Effekt	● ● positive Wirkung sehr wahrscheinlich
● positive Wirkung möglich	● ● ● sehr gute Erfahrungen

PFLANZLICHE SCHMERZMITTEL

Substanz	Wirkungsweise	Wirknachweis	Meine Erfahrung
Teufelskralle	Hemmt Entzündungen (Wirkstoffe: Harpagosid, Flavonoide)	Durch Studien belegt	● ● ●
Brennnessel	Hemmt Entzündungen, lindert Schmerz, schützt den Knorpel (Wirkstoffe: Kaffeoylchinasäuren)	Durch Studien belegt	● ● ●
Weidenrinde	Lindert Gelenksteife, lindert Schmerz (Wirkstoffe: Salicin)	Durch Studien belegt	● ●
Weihrauch	Hemmt Entzündungen, lindert Gelenksteife (Wirkstoffe: Boswelliasäuren)	Durch Studien nicht sicher belegt, aber über Jahrhunderte verwendet	● ●
Ingwer	Hemmt Entzündungen (Wirkstoffe: u.a. ätherisches Öl, Gingerol, Shogaol)	Durch erste Studien noch nicht sicher belegt; in USA sehr gute Erfolge berichtet	● ●
Blaubeeren, Heidelbeeren	Hemmt Entzündungen (Wirkstoffe: Anthocyane)	Keine Studien vorhanden	●
Mango, Papaya, Ananas	Hemmt Entzündungen (Wirkstoffe: Bromelain)	Durch Studien nicht sicher belegt	●
Süßholz	Hemmt Entzündungen (Wirkstoffe: v.a. Saponine)	Keine Studien vorhanden	●
Curcuma	Hemmt Entzündungen (Wirkstoffe: Curcumin)	Durch Studien nicht sicher belegt	● ●
Grüntee	Hemmt Entzündungen (Wirkstoffe: Flavonoide)	Durch Studien nicht sicher belegt	● ●

Bei welchem Krankheitsbild hilft Homöopathie?	
Arthrose	● ●
Rheuma	● ●
Gicht	●
Fibromyalgie	● ●

● kein sicherer Effekt	● ● positive Wirkung sehr wahrscheinlich
● positive Wirkung möglich	● ● ● sehr gute Erfahrungen

Homöopathie

Die Entdeckung des Prinzips der Homöopathie geht auf das Jahr 1790 zurück. Der Arzt, Apotheker und Chemiker Samuel Hahnemann (1755–1843) beobachtete, dass man Gleiches mit Gleichem heilen kann und zwar mit natürlichen Stoffen, die genau die vorher verspürten Beschwerden (in abgeschwächter Form) auslösen. So werden die Selbstheilungskräfte des Körpers aktiviert.

Welches Mittel das richtige ist, hängt von der persönlichen Konstitution sowie von Dauer und Verlauf der Erkrankungen ab. Da die Medikamentenwahl so stark auf das Individuum abgestimmt wird, ist es nach wissenschaftlichen Kriterien (Doppelblindversuch: Untersucher und Patient wissen nicht, ob und welches Medikament der Patient bekommt) nicht immer ganz einfach, ihre Wirksamkeit klar zu belegen. Deshalb ist der Homöopathie die wissenschaftliche Anerkennung bislang versagt geblieben. Dennoch veranlassen die erfahrungsgemäß großen Erfolge auch bei Gelenkerkrankungen viele Ärzte und Patienten dazu, sie unterstützend zu anderen Verfahren oder gar ausschließlich einzusetzen.

Viele Ärzte und Patienten setzen auch bei Gelenkerkrankungen auf die Homöopathie – die Erfolge sprechen für sich.

Akupunktur

Akupunktur ist ein Teilbereich der jahrtausendealten Traditionellen Chinesischen Medizin. Diese beruht auf der Annahme, dass jeder lebende Körper von lebenswichtigen Körpersäften, unter anderem von der Lebensenergie »Qi« (sprich: Tschii), durchströmt wird. Diese fließen in bestimmten Bahnen im Körper und verbin-

Bei welchem Krankheitsbild hilft Akupunktur?	
Arthrose	● ●
Rheuma	● ●
Gicht	●
Fibromyalgie	● ●

● kein sicherer Effekt   ● ● positive Wirkung sehr wahrscheinlich
● positive Wirkung möglich   ● ● ● sehr gute Erfahrungen

den so auch weit voneinander entfernt liegende Organe und Funktionskreise direkt miteinander. Jede Krankheit beruht nach diesem Verständnis auf einer Störung bzw. einem Ungleichgewicht in dieser Zirkulation. Die richtig gesetzte Akupunktur bringt dann durch Nadelstiche an bestimmten Punkten entlang dieser Leitbahnen das System wieder in Ausgewogenheit und in Fluss. Es finden sich auffällig viele dieser Therapiepunkte an Knochen, Gelenken und in den Muskeln. Das mag mit ein Grund sein, warum die Akupunktur bei Gelenkbeschwerden so erfolgreich ist.

Seit gut einem Jahrzehnt feiert die Akupunktur in Deutschland große Erfolge. Deutschland soll zwischenzeitlich sogar das Land auf der Erde sein, in dem am häufigsten akupunktiert wird. Es gibt verschiedene Akupunkturmethoden, wobei neuere Akupunktur-Therapiekonzepte auf unsere heutigen Verhältnisse abgestimmt sind und sehr erfolgreiche Ansätze bieten.

Seit gut einem Jahrzehnt feiert die Akupunktur in Deutschland große Erfolge. Deutschland soll zwischenzeitlich sogar das Land auf der Erde sein, in dem am häufigsten akupunktiert wird.

Außerdem konnte gezeigt werden, dass nicht nur mit der Nadel der Erfolg kommt, sondern dass man auch durch eine Injektion an der richtigen Stelle (Akupunkturpunkt, Reflextherapiepunkt) positive Wirkungen erzielen kann.

Spezielle Strategien

Viele Patienten können davon ein Lied singen. Sie haben ein schwieriges Gelenkproblem und die Therapeuten samt Ärzten geben nach verschiedenen Behandlungsversuchen auf. Häufig eben mit Kommentaren wie »Sie sind halt nicht mehr der Jüngste«, oder »Das bringt das Alter eben so mit sich.« Natürlich gibt es Fälle, bei denen eine Therapie schwierig ist, ein Erfolg nicht sicher prognostiziert werden kann. Dennoch ist es für die Krankenkasse – vom Patienten ganz zu schweigen – oft kostengünstiger, alles zu versuchen, um ihn vor einer Operation oder Gelenkersatz zu bewahren.

Viele Ärzte haben für solche Fälle ganz spezielle Strategien entwickelt. So behandeln wir in unserer Ambulanz unter anderem häufig solche »schwierigen« Patienten frühzeitig mit Injektionen ins Gelenk und verwenden dabei ausschließlich naturheilkundliche Substanzen. Dazu gehören etwa modifizierte Frischzellen vom Schaf (z. B. Ney Arthros und Ney Chondrin bei Arthrosen), deren Wirkung wissenschaftlich belegt ist. Andere homöopathische Mittel (z. B. Regeneratio, Zeel und Traumeel) sollen nach Überlastungen oder Verletzungen die Reizzustände reduzieren und die körpereigene Regeneration stimulieren. Die Erfolge dieser Behandlungsmethoden geben uns in vielen Fällen recht.

Wir haben mit einigen besonderen Therapieformen sehr gute Erfahrungen gemacht, wie spezielle Injektionen in das Gelenk.

Injektionen und Reflexe

Es gibt aber darüber hinaus eine Reihe weiterer spezieller Strategien, die noch nicht allgemein bekannt sind. Dies gilt auch für die Chapman-Methode und deren Therapiepunkte. Diese Punkte auf der Körperoberfläche sind über die Reflexebene (s. S. 102) mit bestimmten inneren Organen verbunden. Über ihre Untersuchung kann man »versteckte« Probleme (z. B. latente Entzündungen) innerer Organe ermitteln und auch therapieren. Das ist deshalb wichtig, weil diese Organe die Regenerationsfähigkeit der Gelenke beeinflussen. Für den Dünndarm und Dickdarm liegen die Punkte um den Nabel, für den Magen am vorderen Brustbein, für die Geschlechtsorgane am Schambein – um nur die wichtigsten zu nennen. Wir haben sehr gute Erfahrungen mit der Injektion dieser Punkte gemacht. Im Anschluss kann der Patient diese Behandlung zu Hause selbst weiterführen in Form einer Druckmassage. Ein ähnliches Verfahren kann man an den »neuraltherapeutischen« Reflexpunkten anwenden.

In einzelnen Fällen kann jedoch auch durch die verschiedenen konservativen Therapien keine wesentliche Verbesserung mehr erreicht werden. Dann muss man eine Operation erwägen. Häufig kann dadurch eine Funktionsverbesserung und Schmerzreduktion erreicht werden. Ob das in den letzten Jahren hochgejubelte computerunterstützte Operieren tatsächlich große Vorteile bringt, muss man noch abwarten: Der Prothesenalltag hat die anfängliche Euphorie bereits gedämpft. Prüfen Sie deshalb genau die Fallzahlen, die Erfahrung und die Ergebnisse, die Ihr ausgewählter Operateur vorlegen kann. Meiner Erfahrung nach ist der erfahrene Chirurg immer besser als jeder Computer, da der Arzt sich auf ein plötzliches Problem während der Operation rasch einstellen kann – der Computer dieses womöglich aber gar nicht erkennt.

Möglicherweise können in Zukunft Knorpeltransplantationen in schweren Arthrosefällen helfen.

Eine Möglichkeit bei aussichtslosen Kniearthrosen, die in absehbarer Zukunft wohl eingeführt ist, ist die Transplantation von Knorpel, der dem Patienten selbst an anderer Stelle entnommen wird, dann gentechnisch gezüchtet und anschließend an Stellen mit Knorpeldefekt wieder eingepflanzt wird. Das Verfahren ist sehr aufwändig, klingt aber Erfolg versprechend.

Bei Patienten mit fortgeschrittener Schulterverletzung und langer Schmerzleidensgeschichte sollte man eine frühe z. B. arthroskopische Operation der Gelenkkapsel oder der Bandläsion erwägen, um die Schmerzgeschichte zu verkürzen.

Das neue Therapiekonzept – die Proliferationstherapie

Klaus Philipp gilt als der bedeutendste Pferdemaler weltweit. Seine Bilder sind gefragt und erreichen astronomische Preise. Mehr als 70 Frühlinge hat er gesehen und dabei viele aufregende. Und schon immer war das, was er in seinem Leben tat, extrem: extremes Skifahren, extremes Bergsteigen, extremes Reiten. Eines seiner Husarenstücke brachte ihm den inoffiziellen Weitsprung-Weltrekord auf einem Pferd ein – unglaubliche 13,10 Meter.

Aber seine »Kunststücke« hatten auch ihren Preis: Wahrscheinlich war er auch inoffizieller Weltrekordhalter für Knochenbrüche. 40 Brüche hatte er sich zugezogen im Lauf seines Lebens. Bis zu seinem 70. Geburtstag hatte er damit aber keine allzu großen Probleme, doch dann begann das Leiden. Als er in meine Ambulanz kam, ging gar nichts mehr – kein Schritt ohne Schmerz, an Skifahren oder Reiten nicht zu denken. Schwerste Arthrosen in den Kniegelenken, im Mittelfuß und Sprunggelenkbereich lähmten ihn buchstäblich. Sogar Spezialschuhversorgung, Einlagen und Schmerzmittel halfen nichts mehr, alles hatte er schon ausprobiert.

Da Klaus Philipp im hohen Norden lebt, entwickelten wir für ihn ein Konzept mit intensiver Injektionstherapie – zuerst »Aufbauspritzen«, dann zweimal Proliferationstherapie pro Woche, dann zu Hause täglich dreimal Linsenbadtherapie und in sechs Wochen erneut vier Injektionen basierend auf der Proliferationstherapie.

Das Ergebnis kann sich sehen lassen: Er ist zwar nicht immer schmerzfrei – aber immer öfter. Er kann wieder Ski fahren und in seinen ultraleichten, weichen Spezialschuhen vom Maßschuhmacher den Alltag ohne größere Schmerzen und ohne Schmerzmittel verbringen. Und zum Malen muss er sich wegen der Schmerzen auch nicht mehr hinsetzen.

Mitentscheidend für diesen Erfolg ist aber sicher, dass er aktiv sein tägliches Bewegungskonzept absolvierte. Sein Motto ist nach wie vor: »Man hat ja schließlich noch Ziele in meinem Alter!«

> Instabilität ist oft das Grundübel eines Gelenkleidens – hier setzte George Hackett mit seiner Therapieidee an.

Wie hat sich die Proliferationstherapie entwickelt?

In den 40er-Jahren des letzten Jahrhunderts beobachtete der amerikanische Arzt George Hackett, dass viele Fälle von in das Bein ausstrahlenden Schmerzen auf Störungen im Kreuzdarmbeingelenk zurückzuführen sind. Er behandelte sie osteopathisch – aber die Schmerzen kamen wieder. Er erkannte, dass hinter der wiederkehrenden Problematik in den meisten Fällen eine Instabilität dieses Gelenks steckte. Der richtige Weg, dieser Instabilität entgegenzuwirken und damit die Ursache bei der Wurzel zu packen, schien ihm, die Bandstrukturen des Gelenks zu stabilisieren. Gleichzeitig wusste er aus Erfahrung, dass gut platzierte Injektionen diesen Bandstrukturen neue Stabilität verleihen konnten. Die Idee der Proliferationstherapie war geboren.

Hacketts erstes zusammenfassendes Buch erschien im Jahre 1954. Anfänglich nannte er seine Methode »Sklerotherapie«, was so viel bedeutet wie Verhärtungstherapie. Als aber in wissenschaftlichen Studien nachgewiesen werden konnte, dass durch das Injektionsverfahren der Körper stimuliert wird, nicht altes Gewebe zu verhärten, sondern neues zu bilden, benannte er sie in Proliferationstherapie (proliferare – neu bilden) um.

Das Therapieverfahren erlebte in den 60er-Jahren eine Blütezeit, das Interesse ebbte aber wieder ab. Erst seit Ende der 80er-Jahre erlangte das Verfahren seinen Durchbruch. In den USA sind zwischenzeitlich sicher über eine Million Menschen erfolgreich damit behandelt worden, in Deutschland sind es vielleicht erst 30.000!

Die Wirkung der Proliferationstherapie

Die meisten Schmerztherapiekonzepte folgen dem traditionellen Denken, das da heißt »Reizzustände müssen unterdrückt werden«. Zum üblichen Repertoire gehören deshalb Bettruhe, Eisbehandlung, Hochlagern und ganz besonders auch die Einnahme entzündungshemmender Medikamente (Cortison) oder im Fall der Halswirbelsäule eben Hilfestellung durch eine Halskrause.

Die Natur heilt und stärkt den Körper jedoch nicht durch Stilllegung oder Unterdrückung. Erst wenn Reize gesetzt oder stimuliert werden, setzt die Regeneration ein. Genau nach diesem Wirkprinzip funktioniert die Proliferationstherapie.

Bei dieser Therapieform werden durch ein spezielles Injektionsverfahren Reize an den krankhaft veränderten Gelenken und laxen Bändern gesetzt. Dabei wird quasi gleichzeitig auf zwei verschiedenen Wegen die Regeneration angeregt: Einerseits setzt die gespritzte Substanz einen Reiz an den Strukturen, andererseits verursacht die Injektionsnadel selbst einen »Verletzungsreiz«, der eine Art Entzündungsprozess auslöst. Auf beiden Wegen wird die Bildung von Gewebe aufbauenden Zellen (Fibroblasten) stimuliert. Sie setzen wiederum Wachstumsfaktoren frei, die einen Wundheilungsprozess starten, im Rahmen dessen neues Kollagen erzeugt wird. Kollagen ist der Grundbaustein des Gelenksystems (s. S. 30). Ohne Kollagen keine Regeneration!

Das neu gebildete Kollagen macht die behandelten Gelenke, also deren Bänder und Gelenkkapsel, stabiler. Diese so verbesserte Stabilität führt in den meisten Fällen zu einer merklichen Schmerz-

> Die Proliferationstherapie setzt gezielt Reize, damit der Körper durch seine Reaktion darauf sich selbst hilft.

minderung und einer Verbesserung der Gelenkfunktion. Zusätzlich beobachten wir auch eine positive Wirkung auf den Gelenkknorpel. Dies ist jedoch noch nicht ausreichend erforscht. Die Patienten berichten jedoch in über 80 Prozent der Fälle von einer deutlichen Schmerzabnahme, wenn nicht sogar vom völligen Verschwinden des Schmerzes, auch im Gelenk selbst.

Zu jeder Proliferationstherapie gehört unbedingt auch ein persönliches Programm an körperlichen Übungen, das die Stabilisierung der Strukturen unterstützen soll.

Es gibt eine ganze Reihe von Gelenkerkrankungen, bei denen die Proliferationstherapie ausgezeichnete Erfolge aufweisen kann.

Bei welchen Krankheitsbildern kann die Proliferationstherapie helfen?

- Bei allen degenerativen Wirbelsäulenleiden,
- bei allen degenerativen Gelenkarthrosen,
- bei Schmerzen infolge von Haltungsschäden,
- bei Schmerzen, die durch wiederkehrende Blockierungen an der Wirbelsäule auftreten (klassisch ist der Hexenschuss – er weist auf mögliche Instabilität hin),
- bei Rückenschmerzen mit Ausstrahlungen in den/die Arm(e) (Einschlafen der Finger und Arme, nächtliche oder haltungsbedingte Missempfindungen, z. B. Schmerzen nach vornübergebeugtem Zähneputzen),
- bei Arthrosen in Schulter, Knie, Sprunggelenken, Mittelfuß, Hand- und Daumengelenken (je früher mit der Therapie begonnen wird, umso besser die Erfolge) und
- bei Arthrosen der kleinen Wirbelkörpergelenke und des Kreuzdarmbeingelenks.

Wann hilft die Proliferationstherapie?	
Arthrose	● ● ●
Rheuma	●
Gicht	●
Fibromyalgie	●

● kein sicherer Effekt	● ● positive Wirkung sehr wahrscheinlich
● positive Wirkung möglich	● ● ● sehr gute Erfahrungen

SELBST-CHECK PROLIFERATIONSTHERAPIE

Die Proliferationstherapie ist in Europa auch bei Ärzten noch nicht sehr bekannt. Umso wichtiger ist es für Sie, beurteilen zu können, ob dieses Therapiekonzept für eines Ihrer Gelenke hilfreich sein könnte. Beantworten Sie deshalb für sich die folgenden Fragen:

	Ja	Nein
Machen manche Ihrer Gelenke bei Bewegung Geräusche oder laufen sie nicht »rund«?		
Helfen bei Ihren Beschwerden Therapien wie Massage, Akupressur, Shiatsu, Reflextherapieverfahren u. a. nur vorübergehend?		
Hilft Ihnen Chirotherapie oder osteopathische Therapie nur vorübergehend?		
Haben Sie immer wieder das Gefühl, ein Gelenk oder ein Teil der Wirbelsäule sei blockiert und lasse sich regelrecht nicht mehr bewegen?		
Leiden Sie beim Aufstehen unter »Morgenschmerz« und »Anlaufsteifheit«, die nach einigen Bewegungen nachlassen?		
Kommt es nach körperlichen Belastungen zu Gelenkschwellungen?		
Verstärken minimale Erschütterungen, wie z. B. das Fahren auf holprigen Straßen, Ihre Schmerzen?		
Können Sie nicht länger als 30 Minuten schmerzfrei gehen, sitzen oder stehen?		
Bereitet Ihnen das Aufstehen aus einem tiefen Sitzmöbel Schmerzen?		
Haben Sie eine Gelenkoperation hinter sich, die Ihr Beschwerdebild nicht wesentlich gebessert hat?		

Wenn Sie mehr als zwei Fragen mit »Ja« beantworten haben, liegt bei Ihnen mit großer Sicherheit auf einer oder mehreren Ebenen eine Gelenkirritation vor, die mit Proliferationstherapie erfolgreich behandelt werden könnte. Dann sollten Sie Ihr Problem mit Ihrem Facharzt (Orthopäde oder Sportmediziner) besprechen.

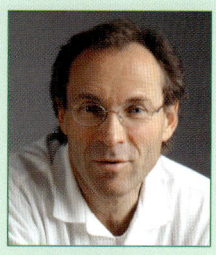

*Dr. med.
Johannes R. Weingart*

Welches Konzept empfehlen Sie bei fortgeschrittener Arthrose?

Selbst wenn die gängige medikamentöse und krankengymnastische Behandlung ausgeschöpft scheint, gibt es weitere therapeutische Möglichkeiten. So sollten die Chancen der manuellen Therapien wie z. B. Osteopathie und Rolfing und auch so genannte unkonventionelle Möglichkeiten erwogen werden. Beispielsweise setzen wir auch auf die Injektion von homöopathischen Substanzen in das Gelenk. Sie dynamisieren nach unserer Erfahrung die Regeneration der Gelenkstrukturen.

Wenn dann möglicherweise nach zwei bis vier Injektionen kein Fortschritt mehr eintritt, ist der Moment für die Proliferationstherapie gekommen.

Was genau ist das – die Proliferationstherapie?

Das ist ein erfolgreiches Injektionsverfahren aus den USA. Bei dieser Methode wird mit hoher Präzision direkt an verletzte oder degenerative Bänder, Gelenkkapseln oder Sehnen gespritzt. Dieser Reiz löst ein Wachstum von Kollagen Typ I aus, also der Hauptsubstanz für die Band- und Gelenkregeneration. Das Ziel ist es, so die Struktur zu stärken und damit die jeweilige Funktion wieder zu verbessern.

Kann die Proliferationstherapie auch bei Schmerzen helfen, die schon über Jahrzehnte bestehen?

Die Proliferationstherapie ist ein erfolgreiches Therapieverfahren für akute und chronische Schmerzzustände, deren Ursache in den Gelenken liegt. Bestehen die Schmerzen bereits seit Jahrzehnten, wird häufig keine Schmerzfreiheit, jedoch meist eine wesentliche Erleichterung erreicht.

Welche Erfolgsrate hat die Therapie?

Bei meiner Injektionstechnik können mindestens 80 Prozent der Patienten mit deutlicher Schmerzabnahme bis Schmerzfreiheit rechnen. Das Ergebnis hängt jedoch von der Schwere des Befundes ab. Nach der ersten Injektion reduziert sich der Schmerz bei den meisten um 20 bis 40 Prozent. Das ist oft schon nach zwei Tagen zu spüren. Nach jeder weiteren Injektion geht der Schmerz durchschnittlich nochmals um 10 bis 30 Prozent zurück.

Was kostet diese Therapie?

Die Therapie umfasst immer eine aufwändige neurologische und körperliche Untersuchung vor jeder Injektion, um die richtige Dosis und Lokalisation festlegen zu können und um keine Kontraindikationen zu übersehen. Zusammen mit der Injektion liegen die Kosten je nach Aufwand und Bekanntheitsgrad des Zentrums in den USA pro Sitzung zwischen 200 und 500 Dollar. Bei uns ist das günstiger: zwischen 80 und 250 Euro.

Die gesetzlichen Kassen übernehmen die Kosten für die Proliferationstherapie leider noch nicht. Die meisten privaten Versicherungsgesellschaften dagegen sind bereit, die entstehenden Kosten vollständig zu übernehmen. Deshalb sollte man mit der Krankenversicherung das eigene Problem im Vorfeld besprechen.

Wie häufig muss gespritzt werden?

Das hängt immer davon ab, wie lange und wie ausgeprägt das Gelenkproblem ist. An der Wirbelsäule und den großen Gelenken sind meist vier bis sechs Injektionen erforderlich. Bei kleineren Gelenken an Hand und Fuß reichen in der Regel drei bis vier Injektionen.

Die optimale Pause zwischen zwei Injektionen beträgt eine bis drei Wochen, kann aber auch länger sein.

Wie oft kann die Therapie wiederholt werden?

Im Prinzip beliebig oft. Sinnvollerweise wird man die Behandlung aber nur so lange fortsetzen, wie nach jeder Injektion mindestens 10 bis 20 Prozent der vorher bestehenden Schmerzen verschwinden.

Je älter der Patient ist, desto geringer ist die zu erwartende Schmerzreduktion pro Injektion: bei über 70-Jährigen z. B. pro Injektion 5 bis 10 Prozent. Das liegt an der nachlassenden Regenerationsfähigkeit der Gelenkstrukturen. Aber was hier eher enttäuschend klingt, kann für jahrelang stark Schmerzgeplagte einen unglaublichen Gewinn an Lebensqualität bedeuten.

Welche Substanzen werden gespritzt?

In meiner Ambulanz wird fast ausschließlich mit 20 bis 24prozentiger Traubenzuckerlösung gespritzt. Andere gängige Substanzen haben unserer Ansicht nach keinen Vorteil, im Gegenteil: Sie haben oft schwerwiegendere Nebenwirkungen.

Wie gefährlich ist die Injektion?

Bei perfekter Injektionstechnik und angesichts der harmlosen Substanz (Traubenzuckerlösung) gibt es eigentlich keine Gefahren. Die perfekte Technik erfordert allerdings eine ausgezeichnete Ausbildung und die entsprechende Erfahrung. Bei unpräziser Injektion besteht die Gefahr, dass Nerven oder gar das Rückenmark getroffen werden. Das führt zu teils wochenlangen schmerzhaften Reizzuständen.

Ein kurzer schmerzhafter Reizzustand an den Stellen der Injektion ist jedoch immer Folge dieser Form der Therapie und damit unvermeidlich. Der Schmerz klingt aber nach ein bis zwei Tagen ab.

Ernährung – so versorgen Sie Ihre Gelenke optimal

Im Internet nennt er sich Tongaman – und das hat mit seiner Leibesfülle zu tun. Kai-Uwe, Jahrgang 1982, Groß- und Einzelhandelskaufmann aus Köln, wiegt etliche Kilo zu viel. Was aber noch viel schlimmer für ihn ist: Er hat Gicht.

Bei Gicht ist der Zusammenhang von Ernährung und Gelenkerkrankung am augenfälligsten.

»Wie, Gicht???« Völlig perplex saß Tongaman vor fünf Jahren vor seiner Hausärztin, als sie ihm eröffnete, woher die schlimmen Schmerzen im Fuß rührten. Er selbst hatte eher an einen Knochenbruch im Fuß geglaubt, denn er war einen Tag zuvor nach einem unbedeutenden Sprung von einer Leiter ungünstig aufgekommen. Aber auf den Röntgenbildern war von einem Bruch nichts" zu sehen. Seine Blutuntersuchung dagegen sprach Bände: Harnsäurewerte jenseits von Gut und Böse.

Ölsardinen, Leber und Lachs, Erdnüsse als Knabberspaß und dazu reichlich Alkohol – alles, was Tongaman vorher zu seinen Lieblingsspeisen gezählt hatte, setzte seine Ärztin auf die Streichliste. »Aber was tut man nicht alles, um die Schmerzen wieder loszuwerden«, sagte sich Tongaman tapfer, packte es an und stellte seine Ernährung radikal um. Na ja, hin und wieder mal ein Gläschen Wein oder ein Bier genehmigte er sich schon, aber sonst hielt er sich im Großen und Ganzen an die Empfehlungen.

Nach zwei, drei Jahren Ruhe im Fuß aber ließ sein Durchhaltewille nach: Er trank »öfters auch mal wieder richtig einen über den Durst«, griff immer öfter zu den geliebten Erdnüssen. Die Quittung ließ nicht lange auf sich warten: »Plötzlich hing ich wieder mit wahnsinnigen Schmerzen unten am großen Zeh in den Seilen.«

Im Moment reißt sich Tongaman lieber wieder am Riemen. »Ich weiß, dass mich irgendwann wieder so ein Anfall treffen kann – allein aufgrund meiner Veranlagung. Aber wenigstens möchte ich dann nicht auch noch selbst daran schuld sein.«

Ernährungsumstellung – ein Muss bei Gelenkproblemen

Falsche Ernährung stand schon immer im Verdacht, Gelenkerkrankungen Vorschub zu leisten. Für die Gicht ist der Zusammenhang schon lange erkannt, entsprechend gibt es eindeutige Ernährungsempfehlungen (weniger Fleisch, weniger Alkohol). Für Rheumapatienten ist das nicht ganz so allgemein möglich, denn es gibt sehr unterschiedliche rheumatische Erkrankungen mit völlig verschiedenen Auslösern. Weitgehend unbekannt ist, dass auch die Arthrose durch die Ernährung beeinflusst wird. Deshalb haben wir für die große Zahl der Arthrose-Patienten eine Art »Wohlfühlernährung« entwickelt, die schmeckt, viel Energie spendet und die Gelenkregeneration optimal fördert. In diesem Kapitel werden ihre wichtigsten Eckpunkte vorgestellt.

Doch nicht nur für Gelenkkranke ist eine Ernährungsumstellung wichtig: Mit besseren Ernährungsgewohnheiten kann jeder seinem Körper und seinen Gelenken eine gute Ausgangsposition für ein langes, möglichst schmerzfreies Leben verschaffen.

Falsche Ernährung stand schon immer im Verdacht, Gelenkerkrankungen Vorschub zu leisten. Auch Arthrose wird durch die Ernährung beeinflusst.

Umdenken und verstehen

Das Angebot der Nahrungsmittelindustrie ist riesig, die Zahl der Ernährungsapostel, die Jahr für Jahr neue revolutionäre Diäten vorstellen, ebenso. Der Erfolg dieser Diäten ist aber meist mehr als mäßig: Kaum sind fünf Kilo runtergekämpft, sind wieder sechs Kilo oder noch mehr drauf. Hunderte dieser Misserfolgs-Schicksale haben wir erforscht. Das Ergebnis ist verblüffend einfach – es haben sich drei Schwachpunkte herauskristallisiert:

1. Nicht bei jedem Menschen funktioniert die Verdauung der verschiedenen Inhaltsstoffe gleich gut. Jeder Körper reagiert ein wenig anders auf Eiweiß, Kohlenhydrate und Fette.
2. Da die Verdauung nicht bei jedem gleich funktioniert, kann es nicht sein, dass eine bestimmte Art der Ernährung und ihre Zusammensetzung für jeden gut und die einzig richtige ist.

3. Keine der üblichen Ernährungsempfehlungen berücksichtigt den Zustand unseres wichtigsten Energie- und Verdauungsorgans: des Dünndarms. Sein individuelles Befinden ist ganz entscheidend dafür, was uns (und unseren Gelenken) in der Ernährung gut tut und was nicht. Nur was der Dünndarm verarbeiten kann, kommt unserem Körper zugute.

Die unterschiedlichen Verdauungs-Typen

Unterschiedliche Verdauungs-Typen brauchen eine unterschiedliche Zusammensetzung ihrer Ernährung.

Kennen Sie auch Leute, die unglaublich viel futtern können, ohne zuzunehmen? Oder bedauernswerte Geschöpfe, die schon beim Lesen von Fettgedrucktem an Körpergewicht zulegen? Es muss also unterschiedliche Verdauungs-Typen geben. Nach unseren Erkenntnissen gibt es drei Hauptgruppen:

- Der Amino-Typ: Er braucht mehr Eiweiß als Kohlenhydrate. Häufig ist er ein Schnellverdauer, holt aber nicht die allerletzte Kalorie aus der aufgenommenen Nahrung heraus.
- Der Carbo-Typ: Er braucht mehr Kohlenhydrate als Eiweiß. Meist ist er ein Langsamverdauer und guter »Futterverwerter«.
- Der Misch-Typ: Er braucht ein ausgewogenes Verhältnis von Kohlenhydraten und Eiweiß, um sich wohl zu fühlen.

Unsere Verdauung ist ein hoch komplizierter Vorgang, der dafür sorgt, dass wir genügend Energie im Körper haben und natürlich auch genügend Potenzial an weiteren Stoffen, um unsere Gelenke optimal zu versorgen. Die wichtigsten Störgrößen dieses komplizierten Ablaufs im Körper sind:

- ein falsches Mischungsverhältnis zwischen den Komponenten Eiweiß, Kohlenhydraten und Fetten,
- eine schlechte Qualität der Eiweiße, Kohlenhydrate und Fette, also eine minderwertige Qualität der Nahrungsmittel, die wir unserem Körper täglich zuführen,
- Infektionskrankheiten und Umweltgifte, die den Dünndarm direkt schädigen oder die Organe, die ihm zuarbeiten. Zu diesen zuarbeitenden Organen gehören z. B. die Bauchspeicheldrüse, die Leber mit dem Gallesystem, der Magen und – nicht zu vergessen – die Speicheldrüsen im Mund.

Was die Gelenke jung erhält

Die Kontrolle dieser drei entscheidenden Störgrößen ist deshalb so wichtig, weil sie einen entscheidenden Einfluss auf den reibungslosen Ablauf und das optimale Ergebnis der folgenden fundamentalen Prozesse im Körper haben:

- auf das Säure-Basen-Gleichgewicht,
- auf die Verdauung der Nahrungsmittel,
- auf den Arachidonsäurespiegel,
- auf den Vitamin-, Mineralien- und Spurenelemente-Gehalt,
- auf den Flüssigkeitshaushalt des Körpers.

Störungen dieser »Schlüssel-Aspekte« sind leider meist nicht sofort sichtbar: Der Körper richtet sich auch auf ungünstigere Bedingungen ein. Erst wenn ein Mensch bis zu 70 Prozent der Leistungsfähigkeit eines Organs oder eines Energieprozesses im Körper eingebüßt hat, spürt er, dass etwas nicht mehr in Ordnung ist. Ein solches Merkmal kann Schmerz sein, aber auch ständige Erschöpfung. Warten Sie nicht ab, bis es schon fast zu spät ist! Je früher Sie auf diese Prozesse Einfluss nehmen, umso erfolgreicher sind Sie. Leider kann man die Früchte dieser bewussten Verhaltensänderung nicht schon heute oder morgen ernten, sondern erst in Jahren oder gar Jahrzehnten. Vermutlich tun sich deshalb so viele Menschen schwer, heute für morgen zu investieren.

Jeden der genannten fundamentalen Prozesse sollten Sie kennen und bei der Gestaltung Ihrer Lebensführung im Blick haben. Ich werde deshalb einen nach dem anderen erläutern und Ihnen die wichtigsten Punkte dazu nahe bringen.

Die positive Wirkung einer Ernährungsumstellung zeigt sich erst nach Monaten bis Jahren – es ist also Durchhaltevermögen gefragt.

Das Säure-Basen-Gleichgewicht

Übersäuerung ist inzwischen der Feind Nr. 1 unserer Gesundheit. Hunderte von Studien zeigen, dass der Säure-Basen-Haushalt in unserem Körper (messbar anhand des pH-Gehalts von Blut, Speichel, Urin und Gewebe) eine viel wichtigere Rolle spielt, als bisher angenommen wurde. Wenn dem Körper Säure zugeführt wird, puffert er sie ab (hauptsächlich im Blut und im Bindegewebe).

Werden aber zu viel Säure bildende Nahrungsmittel zugeführt, ist die Pufferkapazität irgendwann erschöpft, die Säuren verbleiben im Körper und machen ihn »sauer«.

Längst ist wissenschaftlich nachgewiesen, dass chronische Übersäuerung den Alterungsprozess beschleunigt und zahlreichen Krankheiten Vorschub leisten kann: Nieren- und Gallenerkrankungen, Rheuma, Diabetes, Basedow-Krankheit (Schilddrüsenüberfunktion) und gar Krebs. Bei Migräne und Herzinfarkt, Psychosen und Neurosen – bei den unterschiedlichsten Krankheiten liegt gleichzeitig eine Übersäuerung des Organismus vor.

Es gibt inzwischen auch unzählige Beispiele dafür, dass sich Krankheiten erstaunlich rasch bessern, wenn das Grundübel Übersäuerung wirkungsvoll behandelt wird. Das weiß auch jeder Landwirt: Wenn eine Kultur schlecht gedeiht, liegt dies nicht unbedingt am Boden, der zu wenig Nährstoffe enthält – oft sind diese reichlich vorhanden. Viel wahrscheinlicher ist, dass der Boden zu sauer ist, sodass die Enzymtätigkeit blockiert wird, die eine Aufnahme der Nährstoffe durch die Pflanzen erst ermöglicht. Das Problem lässt sich lösen, indem man dem Boden alkalische Substanzen zuführt und damit den pH-Wert des Bodens verbessert.

Die Übersäuerung durch viel saure Nahrungsmittel beschleunigt den Alterungsprozess und fördert eine Vielzahl von Erkrankungen.

Ein physiologischer Prozess

Unser Blut ist durch Puffermechanismen gut geschützt gegen pH-Schwankungen: Sein Wert liegt konstant zwischen 7,36 und 7,42 (pH 7 = neutral). Es kann also normalerweise weder zu sauer noch zu basisch werden. Das ist auch gut so, denn selbst geringe Abweichungen von diesem idealen pH-Wert im Blut führen schnell zu gravierenden Stoffwechsel- und Bewusstseinsstörungen.

Die wichtigsten Organe zur pH-Steuerung sind die Nieren und die Lunge. Sind diese Organe nur beschränkt funktionsfähig oder kommen zusätzliche Säure bildende Faktoren ins Spiel (Stress, Ärger, Alkohol, schlechte Ernährung und Verdauung), übersteigt die Säureproduktion die »Entsorgungskapazität«. Die im Blut zirkulierenden »Pufferbasen« sind gebunden, und die überschüssigen Säuren werden ins Bindegewebe abgelagert (s. auch S. 28), damit

Die Säurebildner in unserer Nahrung

Sehr stark Säure bildend	Stark Säure bildend
■ Fleisch, Wurst, Fleischbrühe	■ Zucker und alle Süßigkeiten (aus weißem Zucker), auch zuckerhaltige Limonaden, gesüßte Fruchtsäfte
■ Hühnereier, vor allem Eiklar	
■ Weißmehl und Weißmehl- produkte	
■ Nüsse, vor allem Erdnüsse	■ Teigwaren aus Weißmehl, Zwieback
■ Rosenkohl, Spargel	■ Raffinierte, gehärtete Fette und Öle (Margarine)
■ Getrocknete Hülsenfrüchte	
■ Essig, Senf	■ Reis (geschält, poliert)
■ Kohlensäurehaltige Getränke	■ Bohnenkaffee und Schwarztee (kürzer als 5 Min. gezogen)
■ Softdrinks	

im Blut der pH-Wert normal gehalten werden kann. Sind die Bedingungen dann wieder gut, können die Säuren durch die mit der Ernährung zugeführten Basen neutralisiert und als Salze über das Blut der Leber und den Nieren zur Entgiftung zugeführt werden.

Zu einer krankhaften Übersäuerung (Azidose) des Bindegewebes kommt es, wenn mit der Nahrung mehr Säuren als Basen zugeführt werden, sodass die Säuren für längere Zeit im Bindegewebe deponiert werden müssen. So kommt es zu der gefürchteten Übersäuerung im Bindegewebe (Gewebeazidose).

So eine Übersäuerung macht am Anfang noch überhaupt keine Probleme. Erst nach längerer Zeit kommt es zu unterschiedlichsten Beschwerden: vielleicht ein Hexenschuss, vielleicht Sod-

Nahrungsmittel mit ausgewogener Säure-Basen-Bilanz

■ Vollkorngetreide, Nudeln aus Roggenvollkornmehl, Knäckebrot
■ Weizenkeime
■ Hirse
■ Grüne Bohnen, frische Erbsen
■ Frische Butter, Sahne
■ Wasser

brennen, vielleicht ein unerklärlicher Durchfall nach besonders üppigen Feiertagen. Mit der Zeit treten weitere Symptome auf, wie Müdigkeit, Appetitstörungen mit Essanfällen, Schwindelgefühle, häufiges Gähnen, Mundgeruch, Verstopfung, übermäßiges Schwitzen, Ringe unter den Augen, Erkältungsanfälligkeit, Nackenschmerzen, Sinusitis (Nasennebenhöhlenentzündung), Cellulitis und chronische Bronchitis. Und noch viel später, nach vielen Jahren erst, stellen sich die Probleme ein, die dann gern zu den Zivilisationskrankheiten gezählt werden: Osteoporose und Arthrose.

Der Zustand der Übersäuerung spiegelt sich im pH-Wert des Urins, der mittels eines Teststreifens (erhältlich in jeder Apotheke) leicht zu ermitteln ist. Da die Werte etwas schwanken können, sollte man diesen Test über einen Zeitraum von mindestens einer Woche regelmäßig dreimal täglich durchführen. Liegen die Werte konstant unter 6,0, liegt eindeutig eine Übersäuerung des Körpers vor, die unsere natürlichen Lebensvorgänge beeinträchtigt.

Die wichtigsten Basenspender

Gemüse und Pilze
Spinat, Rote Rüben, Karotten, Gurken, Broccoli, Kohl, Kohlrabi, Radieschen, Rettich, Sauerkraut, Feldsalat, Knoblauch, Lauch, Kartoffeln, Kopfsalat, Chicorée, Rhabarber, Pfifferlinge, Steinpilze, Tomaten

Nüsse und Samen
Sonnenblumenkerne, Maronen, Cashewkerne, Kürbiskerne, Pistazienkerne (alle anderen Nüsse sind pH-neutral oder leicht sauer)

Milchprodukte und Eier
Soja-Milch, Molke, Buttermilch, Eigelb, Frischmilch, Sahne ohne Hitzebehandlung, Joghurt, Süßrahmbutter

Getreideprodukte
Tofu, Sojamehl (alle anderen Getreidearten sind tendenziell umso saurer, je stärker sie geschält sind)

Früchte
Alle reifen Früchte sind basisch. (Werden jedoch mehr Früchte gegessen als verdaubar sind, kann es zur Fehlverdauung kommen, bei der wiederum Säure produziert wird)

Egal, ob man selbst bereits an den Folgen einer Übersäuerung leidet oder nicht, ist es von Nutzen, seine Ernährung säurearm auszurichten. Auch der Alterungsprozess unserer Gelenke kann so aufgehalten werden. Nicht immer ist es so einfach zu erkennen, welche Nahrungsmittel unseren Säurehaushalt stark belasten. Im Gegenteil – hätten Sie gewusst, dass Fleisch und Weißmehlprodukte, aber auch Hülsenfrüchte und Spargel zu den stärksten Säurebildnern gehören? Entwickeln Sie ein Bewusstsein für das Basische. Entscheiden Sie sich im Zweifelsfall eher für basische Kost.

Ihren eigenen Grad der Übersäuerung können Sie anhand von Urin-Teststreifen, über eine Woche hin mehrfach gemessen, selbst feststellen.

Die optimale Verdauung

Unser Darm spielt eine Hauptrolle für Gesundheit und Immunkraft. Den wenigsten Menschen ist bewusst, dass 80 Prozent des Immunsystems im Darm verankert sind.

In einem gesunden Darm leben Milliarden von Mikroorganismen, im Idealfall sind das mehr als 2,5 Kilogramm nützliche Darmbakterien. Die Bakterien spalten die Nahrung auf und helfen dadurch, den Organismus mit Nährstoffen zu versorgen. Außerdem ist die intakte Darmflora ein wesentlicher Bestandteil unseres größten Immunorgans, dem Dünndarm, und damit von größter Wichtigkeit bei der Abwehr von Krankheitserregern und Giften. Die Widerstandskraft unseres Körpers gegen Krankheiten ist somit ganz eng mit einer gesunden Darmflora verknüpft.

Falsche Ernährung schädigt die Darmflora

Dieses empfindliche System der Darmflora gerät durch unsere heutige Art der Ernährung erheblich in Gefahr:

- Durch falsche Wahl der Nahrungsmittel: Wir essen von Eiweiß, Kohlenhydraten und Fetten zu viel, im falschen Verhältnis, in schlechter Qualität (zu wenig naturbelassene Nahrung, zu viel Kochsalz, zu wenig wertvolle Basensalze).
- Durch Genussmittel: Regelmäßiger Konsum von Alkohol, von Nikotin, von Koffein und von Süßigkeiten überreizt den Darm und fördert die Übersäuerung.

149

- Durch falsche Essgewohnheiten: Die meisten von uns essen zu schnell, zu hastig, zur falschen Zeit und nur nebenbei (beim Fernsehen oder bei der Arbeit). Die Folgen: Sie konzentrieren sich nicht auf das Kauen und schlucken dadurch zu große Brocken, die den Darm überfordern.
- Durch Bewegungsarmut: Wenn der Mensch träge wird, wird auch sein Darm träge und schlaff.
- Durch Stress: Hektik und Stress schlagen auf Magen und Darm – im wahrsten Sinne des Wortes. Häufig antwortet er mit Verstopfung oder sogar Geschwüren.
- Durch Umweltgifte und zum Teil auch durch bestimmte Medikamente (wie z. B. Antibiotika).

Die Folgen sind Verdauungsstörungen mit schweren Schäden für den gesamten Organismus. Diese Fehlernährung bildet die ideale Voraussetzung, damit sich Pilze und Parasiten ausbreiten können. Bei einer gestörten Darmflora geschieht dies unglaublich schnell. In der Folge ist die Verdauung verzögert, und die verzehrten Nahrungsmittel verbleiben übermäßig lange im Darm. Welche ungünstigen Prozesse ein zu lange unverdaut im Darm verbliebener Fleischbrocken auf den verschiedensten Ebenen unseres Körpers verursacht, habe ich bereits auf Seite 52 beschrieben.

Neun von zehn Schmerzpatienten leiden unter dieser Art von Fehlverdauung. Ärzte, die in der Lage sind, den Dick- und Dünndarm mit ihren Händen, also durch das Abtasten der Bauchregion zu untersuchen und zu beurteilen, bestätigen dies. Dies sind Ärzte mit spezieller Weiterbildung in Osteopathie und der Fastenmethode nach F. X. Mayr. Auf andere Art ist der Zustand des Dünndarms praktisch nicht zu erkennen, denn die direkte Ansicht mittels Darmspiegelung (Koloskopie) reicht gerade mal bis zu den letzten 20 Zentimetern des Dickdarms. Die davor liegenden 5 Meter des Dünndarms Richtung Magen bleiben unzugänglich. Hier aber findet ein Großteil der Fehlverdauung statt.

Dabei kann es zu einer Fehlverdauung selbst durch gesündeste Nahrungsmittel kommen: einem Apfel zum Beispiel, wenn er in schlecht gekauten Brocken im Magen und Darm landet. Nur gut zerkleinert kann er in seine Einzelbestandteile zerlegt werden und die Dünndarmwand passieren. Wird der Brocken jedoch nicht aufgeschlossen und verweilen Ballaststoffe lange zusammen mit (Frucht-)Zucker im Dünndarm, beginnt eine unfreiwillige, körpereigene und unkontrollierte Produktion von schädlichen Stoffen. Zusätzlich wird durch diesen Prozess das Milieu noch saurer mit den entsprechenden Folgen für das Bindegewebe (s. o.).

Enzyme für die Verdauung

Enzyme – auch Biokatalysatoren genannt – brauchen wir bei fast allen Stoffwechselprozessen in unserem Körper. Sie sind »Wunderstoffe«, die Stoffwechselprozesse in der Zelle wie auch im Darm bis zu hunderttausendfach beschleunigen können. Sie machen es möglich, dass diese komplizierten Prozesse bei Temperaturen um 37 °C ablaufen können, wo normalerweise Temperaturen über 100 °C und Überdruck erforderlich wären.

Enzyme sind eine wichtige Voraussetzung für eine gesunde Verdauung. Besteht ein Mangel, stellen sich Verdauungsstörungen ein.

Fehlen diese Enzyme im Darm, stellen sich sofort Verdauungsstörungen ein. Dünner oder breiiger Stuhlgang oder übermäßige Blähungen sind typische Anzeichen für derartige Enzymdefizite.

Aus der orthopädischen Therapie wissen wir, dass Enzyme über die Verdauung hinaus eine wichtige Nebenrolle spielen. Sie wirken auch als Entzündungshemmer, aktivieren das Immunsystem und entfalten ihre entzündungshemmende und abschwellende Wirkung ganz besonders auf das Bindegewebe. Dieses Phänomen hat man sich zu Nutze gemacht und hat die Einnahme von Enzymen in Tablettenform empfohlen, um entzündete Gelenke, Sehnen und Muskeln zu behandeln. Allerdings zeigen unsere Untersuchungen des Dünndarms eindeutig, dass diese Enzymgabe sich erst dann für den Bewegungsapparat positiv auswirkt, wenn die Enzyme auch direkt im Verdauungstrakt ihre positive Wirkung entfalten und die Verdauungsprozesse verbessern.

Im Klartext heißt das: Enzyme reduzieren die Entzündungsreaktion im Dünndarm. Die Folge ist eine Verbesserung der Abwehrlage – denn 80 Prozent der Immunabwehr kommt aus dem Dünndarm; dadurch wird die gesamte Reizsituation im Körper reduziert. Jetzt verstehen Sie auch, warum fehlende Enzyme im Darm fatale Folgen für den gesamten Körper und für die Gelenke haben. Denn wenn der Dünndarm unsere Nährstoffe nicht perfekt verdauen kann, kann er sie auch nicht aus dem Darm aufnehmen und dem Körper zur Verfügung stellen. Auch die gesündeste, vitalstoffreichste Ernährung hat keinen Nutzen mehr. Wessen Enzymhaushalt bereits geschwächt ist, für den ist so gesunde Vollwertkost wie beispielsweise rohe Pilze, Gurken, Obst oder ein Vollkornbrot für die Katz – er kann sie einfach nicht verdauen. Die Folgen sind Fehlverdauung, Übersäuerung und damit Verschlechterung der bestehenden Situation. Das überrascht viele – ist aber die Erklärung dafür, dass manche Menschen durch »eigentlich super gesunde Vollwertkost« eher noch kränker werden.

> Bei geschwächtem Enzymhaushalt kann die an sich gesunde Vollwertkost nicht mehr verdaut werden und wirkt dann eher kontraproduktiv.

In diesen Fällen ist es sinnvoll, bis zur Besserung der Verdauung zu den Mahlzeiten entsprechende Verdauungsenzyme einzunehmen (empfehlenswert sind u. a.: Phlogenzym, Enzym Wied) und für vier bis sechs Wochen auf Schonkost umzustellen. Schonkost ist in diesem Fall: gedünstetes Gemüse, wenn tierisches Eiweiß, dann Fisch, und fein gemahlenes Dinkelbrot. Gemieden werden sollten Vollkornbrot, Fleisch, Rohkost, Fett.

Was unserem Darm hilft

Die Bakterien, die unseren Darm bei der Verdauung unterstützen, sind auf optimale pH-Werte in ihrer Umgebung angewiesen. Besteht die Nahrung zum größten Teil aus Säurebildnern, wird die Umgebung sauer. Dann versagen die Bakterien ihren Dienst und machen Schmarotzern Platz (z. B. krank machenden Hefepilzen), die gegenüber pH-Schwankungen weniger anfällig sind. Es kommt zu einer krankhaften Fehlbesiedlung des Darms, die der Fehlverdauung zusätzlich Vorschub leistet. Vermeiden Sie deshalb unbedingt die Situation einer Fehlverdauung, weil auch für die Gelenke massive Folgestörungen entstehen. Hier finden Sie einige Tipps, was Sie zur Vermeidung von Fehlverdauung tun können:

- Essen Sie genügend leicht verdauliche Ballaststoffe (Vollkornprodukte, wenn möglich immer »angeköchelt«, nicht roh, gedünstetes Gemüse, reifes Obst nur vor 15.00 Uhr).

- Essen Sie pro Mahlzeit nicht mehr als 60 Gramm Eiweiß.
- Obst und Süßigkeiten, wenn sie gemeinsam gegessen werden, können Fehlverdauung noch fördern.
- Essen Sie langsam und mit Genuss, kauen Sie gründlich, unterstützen Sie damit eine gute Verdauung.
- Trinken Sie reichlich, also täglich zwei bis drei Liter Flüssigkeit. Am besten geeignet sind mineralstoffarmes Wasser und verdünnte Gemüsesäfte. Zu den Mahlzeiten sollten Sie übrigens besser nicht so viel trinken, maximal einen Viertel Liter. Sie verdünnen sonst die Magensäure, die normalerweise Bakterien und Viren im Speisebrei größtenteils abtötet.
- Entscheiden Sie sich, wann immer Sie können, für eine basische Ernährung. Prägen Sie sich die Liste der basischen Lebensmittel ein und wählen Sie danach aus (s. S. 148).
- Bewegen Sie sich so viel wie möglich.
- Essen Sie nicht mehr am späten Abend, denn nachts soll der Darm möglichst ruhen. Ein chinesisches Sprichwort besagt: »Das Abendessen schenke deinem Feind!«. Vergessen Sie auch nicht – nachts verbrauchen Sie fast keine Kalorien. Was Sie abends zu viel essen, wandert sofort in die Fettzellen, und da bringen Sie es nur wieder schwer heraus!

Die eigene Verdauung beurteilen

Für wie intakt halten Sie nun Ihren Dünndarm? Schultert er alles spielerisch, was Sie ihm so aufbürden? Kann er Ihren Gelenken die optimale Versorgung bieten? Oder hat er manchmal Schwierigkeiten? Braucht er mehr Unterstützung? Und wenn ja, welche?

Analysieren Sie die Situation Ihres Dünndarms mit Hilfe des Checks auf der nächsten Seite. Dieser stützt sich auf Erfahrungen mit einigen tausend Patienten. Der Fragebogen zeigt Ihnen mit hoher Sicherheit, ob Ihr Dünndarm an einer Funktionsstörung leidet oder nicht. Hören Sie in sich hinein. Trifft das Gefragte für Sie zu? Erstrecken Sie Ihren Analysezeitraum nicht nur über die letzten Tage, sondern am besten über die letzten Wochen und Monate. Jedes Ja gibt einen, jedes Nein keinen Punkt.

Analysieren Sie Ihre Verdauung, damit Sie sich optimal auf Ihren derzeitigen Zustand einstellen können.

1. CHECK: WIE GUT IST IHRE VERDAUUNG?

	Ja	Nein
Beobachten Sie häufiger »Kollergeräusche« im Magen-Darm-Bereich?		
Schmerzt es, wenn Sie in der Nabelgegend mit einem Finger tief in den Bauch drücken?		
Erleben Sie während des Essens Völlegefühl?		
Leiden Sie öfters an Aufstoßen und/oder Sodbrennen?		
Haben Sie öfters dünnen Stuhlgang oder ist dieser anfänglich fest und wird gegen Ende immer weicher?		
Sind Sie chronisch müde?		
Verspüren Sie eine innere Ruhelosigkeit?		
Verspüren Sie manchmal grundlos eine innere Verunsicherung, Einsamkeitsgefühle bis hin zur Traurigkeit?		
Falls Sie eine der vorangehenden Fragen mit »Ja« beantwortet haben: Haben Sie dieses Phänomen insbesondere zwischen 13 und 15 Uhr beobachtet? Denn zu dieser Tageszeit durchlebt der Dünndarm seine aktive Zeit.		

Die Auswertung: Wie viele Punkte treffen auf Sie zu?

0 Punkte Wunderbar! Ihrem Dünndarm geht es gut – machen Sie weiter so. In der heutigen Zeit ist dies schon ein selten guter Befund. Zwei Dinge gibt es, die Sie ändern sollten:
- Kauen Sie länger und konzentrierter.
- Essen Sie abends leichter und weniger.

4–6 Punkte Nicht so gut! Mehr als die Hälfte der Bevölkerung bewegt sich in diesem Bereich. Ändern Sie Ihr Essverhalten – Ihrem Körper und Ihren Gelenken zuliebe:
- Kauen Sie länger und konzentrierter.
- Essen Sie abends leichter und weniger, möglichst nicht nach 19.00 Uhr.
- Essen Sie nach 14.00 Uhr keine Rohkost und kein tierisches Eiweiß.

7 und mehr Punkte Brechen Sie mit Ihren derzeitigen Essgewohnheiten und Verhaltensweisen – und zwar jetzt!!! Es gibt fünf Dinge, die Sie sofort ändern sollten:
- Kauen Sie länger und konzentrierter.
- Essen Sie abends leichter und weniger, nach 14.00 Uhr kein tierisches Eiweiß mehr.
- Essen Sie derzeit keine Rohkost, weniger Vollwertkost, trinken Sie keinen Alkohol.
- Nehmen Sie täglich Antioxidanzien (Vitamine A + C + E, Selen und Zink).
- Suchen Sie einen Spezialisten auf, der sich auf die Untersuchung des Bauches versteht (F. X.-Mayr-Ärzte, osteopathisch ausgebildete Ärzte).

Das optimale Mischungsverhältnis Eiweiß zu Kohlenhydraten selbt bestimmen

Mit dem zweiten Check auf Seite 156 bekommen Sie einen Hinweis darauf, wie sich die für Sie persönlich optimale Ernährung zusammensetzt. Denn das ist je nach Verdauungs-Typ verschieden. Auch wenn es immerhin 15 Fragen sind – es ist trotzdem, aufgrund der Komplexität unserer Verdauung, nur ein Kurztest. Es gibt zwar ausführlichere Tests, doch diese berücksichtigen in ihrer Auswertung nicht die Ergebnisse eines vorangegangenen Dünndarm-Funktionstests, so wie wir es tun. Große Bedeutung messe ich der biologischen Qualität der aufgenommenen Kohlenhydrate, Eiweiße und Fette bei! Deshalb finden Sie bei mir unter Umständen ganz andere Empfehlungen als in anderen Büchern und Artikeln, was Art, Mengenverhältnis und Zeitpunkt der Mahlzeiten betrifft. Kreuzen Sie für diesen Check immer nur eine Aussage an, die Ihrem Verhalten am nächsten kommt. Zählen Sie am Ende jeweils die Anzahl Ihrer A-, B- und C-Antworten zusammen.

Schrittweise die Ernährung umstellen

Unsere Tipps für die einzelnen Verdauungs-Typen werden den einen oder anderen überraschen, auch dem einen oder anderen Experten werden sie ungewöhnlich erscheinen. Dennoch – versuchen Sie es einmal mit diesen Ratschlägen, die ich Ihnen zu jedem Verdauungs-Typ gebe. Meine Erkenntnisse basieren auf der Beobachtung und Betreuung von tausenden von Patienten, darunter viele Leistungsträger und Spitzensportler – und alle haben spürbar von der Umstellung ihrer Ernährung profitiert.

Der erste Schritt zur Umsetzung sieht so aus: Sie prüfen das Eiweiß-Kohlenhydrat-Verhältnis in Ihrer normalen Ernährung. Dann stellen Sie Ihre Ernährung schrittweise um, bis Sie das optimale Verhältnis erreicht haben. Bereits nach etwa einer Woche werden Sie sich besser fühlen, energiereicher, ideenreicher und auch belastbarer. Auch Ihre Gewichtsprobleme lösen sich schrittweise auf. Mit den Gelenken dauert es ein bisschen länger, bis das Wohlgefühl der Regeneration aufsteigt – aber dann mit Macht.

2. CHECK: WELCHER VERDAUUNGS-TYP SIND SIE?

Frage 1: Wie sieht Ihr Frühstück aus?

Ergebnis

A
Ich brauche morgens etwas Herzhaftes: Eier, Speck, Wurst und Fleisch. Am liebsten ist mir eine Scheibe Brot belegt mit reichlich Butter und Wurst.

B
Mir ist morgens eine Mischung aus A und C am liebsten – von allem ein bisschen, mal etwas Butter, mal etwas Süßes, mal etwas Obstiges.

C
Ich brauche kein Frühstück oder nur ein kleines. Und das mag ich am liebsten mit Brötchen, Marmelade, Kaffee, vielleicht mit noch ein bisschen Obst.

Frage 2: Wie sieht Ihr Mittagessen aus?

A
Ich brauche mittags unbedingt etwas Richtiges im Magen: Ohne eine Mahlzeit mit Fleisch geht gar nichts. Erst danach fühle ich mich wirklich gestärkt und leistungsfähig.

B
Ich kann mittags ohne Probleme Fleisch essen, ich finde es aber auch nicht weiter tragisch, wenn es mal kein Fleisch oder nur ganz wenig davon und dafür mehr Gemüse gibt.

C
Für mich ist es besser, ich esse kein Fleisch zum Mittagessen, da es mich meist müde, zum Teil aber auch gereizt macht, insbesondere wenn es stressig zugeht.

Frage 3: Wie sieht Ihr Abendessen aus?

A
Ich esse abends gern Fleisch, weil ich mich danach wohler und leistungsfähiger fühle.

B
Ich kann zwar abends Fleisch essen, brauche es aber nicht und vermisse es auch da nicht.

C
Ich fühle mich insgesamt wohler, wenn ich abends kein Fleisch zu mir genommen habe.

Frage 4: Wie steht es mit fettreichem Esen?

A
Ich esse fettiges Essen gern und habe auch keine Verdauungsprobleme.

B
Wenn es nicht zu viel auf einmal ist, vertrage ich Fett ganz gut.

C
Fettes Essen mag ich nicht und es bekommt mir auch nicht so recht.

Frage 5: Wie steht es mit Süßigkeiten?

A
Ich mache mir nicht viel aus Süßigkeiten und fühle mich auch nicht besonders gut, nachdem ich welche genascht habe.

B
Hin und wieder ist mir nach Süßigkeiten nicht so recht wohl, und sie stillen auch meinen Appetit nicht immer.

C
Ich kann größere Mengen an Süßigkeiten sehr gut ganz ohne etwas anderes essen und fühle mich auch wohl dabei.

Frage 6: Gibt es Nahrungsmittel, nach denen Sie sich energieloser fühlen?			Ergebnis
A	**B**	**C**	
Gebäck, Naschereien, insbesondere Süßes, machen mich nur kurz frischer, dann aber eher müde und leistungsarm.	Essen macht mich normalerweise nicht müde, egal ob ich etwas Süßes oder etwas Herzhaftes zu mir genommen habe.	Fleischkost, insbesondere wenn sie recht schwer und fettig ist, macht mich anschließend eher schlapp und müde.	

Frage 7: Wie fühlen Sie sich bei sauren Nahrungsmitteln?			
A	**B**	**C**	
Ich mag Saures richtig gern und verspüre sogar immer wieder Heißhunger nach sauren Gurken, Essigdressings oder Ähnlichem.	Ich habe keine besonderen Gelüste auf Saures, kann es aber essen, ohne dass ich anschließend Probleme bekomme.	Ich mag Saures überhaupt nicht, habe keine Gelüste danach und brauche es daher auch nicht auf meinem Speiseplan.	

Frage 8: Gibt es Nahrungsmittel, die Ihre Konzentrationsfähigkeit mindern?			
A	**B**	**C**	
Süßigkeiten und Naschereien helfen nur ganz kurz, meist werde ich danach noch unkonzentrierter.	Ich sehe keinen Zusammenhang zwischen dem, was ich esse, und wie ich mich konzentrieren kann.	Ich kann mich nicht mehr so gut konzentrieren nach fleischhaltigen und fettigen Mahlzeiten.	

Frage 9: Was passiert, wenn Sie eine Mahlzeit auslassen?			
A	**B**	**C**	
Wenn ich mal nichts zu essen bekomme, werde ich ziemlich schnell gereizt, unruhig, fahrig, und auf jeden Fall nimmt meine Leistungsfähigkeit ganz eindeutig ab.	Ohne Mahlzeit über den Tag werde ich langsam, aber sicher leistungsschwächer, aber ich könnte eigentlich auch ohne Essen auskommen, wenn es denn sein müsste.	Ich vergesse bei der Arbeit oft das Essen und kann leichtes Hungergefühl ohne weiteres übergehen, ohne dass es bei mir zu spürbaren Leistungseinbußen kommt.	

Frage 10: Wie steht es mit Gelüsten – was lieben Sie am meisten?			
A	**B**	**C**	
Wenn ich die Wahl habe, bevorzuge ich eigentlich immer Herzhaftes, Salziges und Würziges.	Mal so, mal so: Je nach Stimmung neige ich eher zu süßen oder zu herzhaften Genüssen.	Ich favorisiere mehr Obst, Gemüse oder Getreideprodukte (z. B. Kekse, Brot, Müsli, Grießbrei).	

WELCHER VERDAUUNGS-TYP SIND SIE?

Frage 11: Wie steht es mit Nachtisch?

Ergebnis

A
Ich bevorzuge die eher fetthaltigen und schweren Desserts, wie z. B. Sahnekuchen und Mousse au chocolat.

B
Das ist ganz unterschiedlich – mal so, mal so, mal soll der Nachtisch eher schwer, mal eher leicht und fruchtig sein.

C
Ich esse lieber Kuchen, Kekse, kleine Obsttörtchen, Speiseeis anstatt fette Sahnetorten oder Schokoladencreme.

Frage 12: Wie steht es mit Zwischenmahlzeiten?

A
Ich freue mich auf die Zwischenmahlzeiten, weil sie mir neuen Schwung geben. Auf Süßigkeiten stehe ich nicht so, sondern eher auf Herzhaftes. Eiweiß oder etwas Fettiges sollte schon dabei sein, damit ich so richtig Energie dabei tanken kann.

B
Hin und wieder brauche ich schon eine Zwischenmahlzeit, damit ich durchhalten kann – egal ob in der Freizeit oder im Büro. Was es da gibt, ist für mich nicht entscheidend. Ich vertrage dabei sowohl etwas Herzhaftes als auch etwas Süßes ohne Probleme.

C
Zwischenmahlzeiten sind nicht unbedingt mein Ding. Und wenn sich doch mal eine Zwischenmahlzeit ergibt, dann bevorzuge ich auf jeden Fall Süßes, nicht so sehr Herzhaftes.

Frage 13: Können Sie sich ein Mittagessen aus »nur« einem Salat vorstellen?

A
Salatteller – das wäre nichts für mich. Meine Reaktion darauf ist aber unterschiedlich – entweder bin ich danach leistungsschwach oder überdreht, aber auch jeden Fall bin ich dann nicht dauerhaft konzentriert.

B
Einen großen Salatteller könnte ich mittags schon essen – aber ich fühle mich nicht bis in den Abend perfekt damit. Der hält bei mir einfach nicht so lange vor, schon bald meldet sich der Hunger wieder.

C
Salatteller ist großartig, dann habe ich in aller Regel keinen Hunger bis zum Abendessen, fühle mich aber nicht so voll wie sonst und bleibe den ganzen Nachmittag über ausgesprochen leistungsfähig.

Frage 14: Wie steht es mit Fruchtsaft als Zwischenmahlzeit?

A
Fruchtsaft allein ist nichts für mich – damit werde ich eher lustlos, schlapp und auch müde.

B
Kein Problem – Fruchtsaft kann ich schon trinken, aber energetisierend ist so ein Saft nicht für mich.

C
Perfekt – ein Glas Fruchtsaft und schon fühle ich mich wieder viel leistungsfähiger als vorher.

Frage 15: Wie steht es mit der Gewichtszunahme? | Ergebnis

A	B	C
Ich nehme besonders dann leicht zu, wenn ich mich mit den Kohlenhydraten nicht zurückhalten kann, also wenn ich beispielsweise zu viel Brot oder Nudeln oder zu häufig Süßigkeiten oder Fastfood zu mir nehme.	Bei meinem Fleisch- oder Kohlenhydratkonsum sehe ich keinen Zusammenhang, was Gewichtszunahme betrifft. Nur wenn ich zu viel esse und mir längere Zeit zu wenig Bewegung verschaffe, nehme ich eindeutig an Gewicht zu.	Bei Fleisch und fettreicher Nahrung lege ich rasch Gewicht zu. Das bekomme ich dann auch nicht durch häufigere Bewegung schnell wieder runter.

Auswertung

Mehr als 8 A-Antworten   Sie sind mit großer Sicherheit ein Amino-Typ (s. S. 160).

Mehr als 8 B-Antworten   Sie sind am ehesten ein Misch-Typ (s. S. 161).

Mehr als 8 C-Antworten   Sie sind wohl ein Carbo-Typ (s. S. 160).

Natürlich können die Menschen nicht in nur drei Kategorien eingeteilt werden, und deshalb gibt es auch die Übergangsformen. Für diese Fälle stellen auch die entsprechenden Ernährungsempfehlungen Übergänge zwischen den eindeutig zuordenbaren Kategorien dar.

Ihr Gesamtergebnis

Erstmalig – und das macht die Sache richtig interessant – integrieren wir nun in die Ernährungsempfehlung nicht nur den Verdauungs-Typ, sondern auch den Zustand des Dünndarms.

Lesen Sie also am Ergebnis des 2. Checks Ihren Verdauungs-Typ ab und ermitteln Sie dann, anhand der Ergebnisse des 1. Checks, die zu Ihnen passende Untergruppe dazu (»mit ausreichender Dünndarmfunktion« oder »mit gestörter Dünndarmfunktion«).

Falls Sie aus Zeitgründen einen der beiden Checks noch nicht gemacht haben, sollten Sie dies nun nachholen, zurückblättern, die erforderlichen wenigen Minuten investieren und erst dann mit den folgenden Tipps für mehr Energie und gesunde Gelenke weitermachen.

Der Amino-Typ

Der typische Vertreter dieser Verdauungsgruppe hat meist einen gesegneten Appetit, kann aber große Mengen essen, ohne zuzunehmen – vorausgesetzt, es handelt sich bei der Mahlzeit überwiegend um Eiweiß, andernfalls nimmt auch er zu. Enorme Probleme kann er bekommen beim Abnehmen, insbesondere wenn Kohlenhydratdiäten versucht werden. Der Amino-Typ braucht einfach Eiweiß, und zwar mehr als Kohlenhydrate.

Der Amino-Typ mit ausreichender Dünndarmfunktion

Sie haben im Check Nr. 1 maximal 3 Punkte und im Check Nr. 2 mindestens 8 A-Punkte. Viele dieser Amino-Typen sind richtige »Fleischfresser«. Je mehr Fleisch, desto besser fühlen sie sich. Meist vertragen sie auch Fettiges besser als Kohlenhydrate. Isst der Amino-Typ zu viel Kohlenhydrate, setzt er die gewonnene Energie zu schnell frei und stürzt nach anfänglichem Leistungshoch ins Tief. Ein ideales Verhältnis für diesen Amino-Typ sind zwei Anteile Eiweiß inklusive Fett und ein Anteil Kohlenhydrate.

Der Amino-Typ mit gestörter Dünndarmfunktion

Sie haben im Check Nr. 1 mehr als 3 Punkte und im Check Nr. 2 mindestens 8 A-Punkte. Ihr Dünndarm kommt mit den Eiweißmengen, die Sie essen, nicht mehr zurecht. Das Eiweiß verbleibt unverdaut im Darm und verschlechtert die aktuelle Situation noch. Sie als Amino-Typ brauchen Eiweiß – ganz ohne Zweifel. Das ideale Verhältnis ist, wie bei normaler Dünndarmfunktion, zwei Anteile Eiweiß (bei weniger Fett) und ein Anteil Kohlenhydrate. Aber Sie sollten im Moment auf leichter verdauliches Eiweiß als die übliche Schweine- oder Rindfleischportion ausweichen (z. B. auf Hüttenkäse, Tofu, weißes Fleisch und Fisch). Essen Sie Obst nur vor 14.00 Uhr, am besten als Zwischenmahlzeit.

Der Carbo-Typ

Er braucht grundsätzlich eher wenig zum Essen. Er fühlt sich mit Kohlenhydraten wohl. Da er aber Süßigkeiten gut verträgt, neigt er im Alter dazu, an Gewicht zuzulegen. Gibt er sich zu viel Süßigkeiten auf einmal hin, reagiert der Körper auf dieses geballte Blut-zuckerhoch leicht mit einer überschießenden Gegenreaktion: einer radikalen Einlagerung des Blutzuckers in die Zellen, die zu Unterzuckerung im Blut und wiederum zu Heißhungerattacken führt – was langfristig Gewichtsprobleme begünstigt.

Der Carbo-Typ mit ausreichender Dünndarmfunktion

Haben Sie im Check Nr. 1 maximal 3 Punkte und im Check Nr. 2 mindestens 8 C-Punkte? Dann sollte Ihre Nahrung zu 60 Prozent aus Kohlenhydraten und zu 40 Prozent aus Eiweiß bestehen. Fett vertragen Sie nicht gut und sollten es möglichst reduzieren. Sie soll-ten aber zu jeder Mahlzeit auch Eiweiß zu sich nehmen (z. B. Ge-flügel, Fisch, fettarme Milchprodukte).

Der Carbo-Typ mit gestörter Dünndarmfunktion

Sie haben im Check Nr. 1 mehr als 3 Punkte und im Check Nr. 2 mindestens 8 C-Punkte. Ihre Ernährungsgewohnheiten stimmen schon längere Zeit nicht mit Ihrem Verdauungs-Typ überein, Sie sollten einige Regeln beherzigen. Zwar ist auch für Sie das Verhält-nis 60 Prozent Kohlenhydrate zu 40 Prozent Eiweiß richtig, jedoch vertragen Sie im Moment Vollwertkost nur, wenn diese gedünstet oder gekocht ist. Auch sollten Sie beim Eiweiß überwiegend auf solches pflanzlicher Natur zurückgreifen, mit wenig Fett versetzt. Wenn Sie tierisches Eiweiß essen, dann besser gekocht als gebraten oder gar gegrillt. Obst sollten Sie nur vor 14.00 Uhr essen, am bes-ten als Zwischenmahlzeit, danach nicht mehr.

Der Misch-Typ

Er vereint beide Anlagen, der eine mehr mit Tendenz zum Carbo-Typ, der andere mehr mit Tendenz zum Amino-Typ. Gewichts-probleme bekommt der Misch-Typ in aller Regel, wenn er aus seinem optimalen Eiweiß-Kohlenhydrat-Verhältnis ausbricht. Be-sonders problematisch wird es, wenn der Misch-Typ von der Ver-anlagung her mehr zum Amino-Typ tendiert, sich aber Richtung Carbo-Typ ernährt. Dann wachsen die Pfunde geradezu von allein und sind nur schwer wieder loszuwerden.

Der Misch-Typ mit ausreichender Dünndarmfunktion

Sie haben im Check Nr. 1 maximal 3 Punkte und im Check Nr. 2 von B am meisten Punkte, also mehr als A- oder C-Punkte. Für Sie wäre ein Verhältnis von 50 Prozent Eiweiß zu 50 Prozent Kohlenhydraten optimal. Dabei macht es Sinn, wenig Fett zu essen, und wenn Fett, dann möglichst als ungesättigte Fettsäuren.

Der Misch-Typ mit gestörter Dünndarmfunktion

Sie haben im Check Nr. 1 mehr als 3 Punkte und im Check Nr. 2 mehr B-Punkte als A- oder C-Punkte. Für Sie wäre ebenfalls ein Verhältnis von 50 Prozent Eiweiß zu 50 Prozent Kohlenhydraten optimal. Sie sollten jedoch darauf achten, nur leicht verdauliches Eiweiß zu sich zu nehmen. Haben Sie mehr als 6 Punkte im Check Nr. 1, sollten Sie im Moment auch Vollwertkost ausschließlich gekocht oder gedünstet essen. Sie sollten Obst nur vor 14.00 Uhr essen, am besten als Zwischenmahlzeit, danach nicht mehr.

Gelenkkiller Arachidonsäure

Unsere durchschnittliche Ernährung enthält viel zu viel Arachidonsäure mit negativen Folgen für die Gelenke.

Ein weiterer Aspekt spielt für die Alterung der Gelenke eine große Rolle, denn neuere Forschungsergebnisse belegen eindeutig, dass chronische Gelenkbeschwerden durch eine ganz bestimmte Fettsäure ausgelöst oder zumindest gefördert werden: durch die Arachidonsäure. Dies ist eine vierfach ungesättigte Fettsäure (Omega-6-Fettsäure), die wir selbst in unserem Körper bilden, aber auch mit tierischen Nahrungsmitteln zu uns nehmen – hauptsächlich ist sie enthalten in rotem Fleisch, Innereien und tierischem Fett. Pflanzen hingegen bilden und enthalten keine Arachidonsäure.

Arachidonsäure ist ein entscheidender Baustein vieler Substanzen, die eine Entzündung im Körper vermitteln. Offensichtlich fördert eine hohe Arachidonsäure-Konzentration die Bereitschaft des Körpers, sich an strapazierten Stellen zu entzünden. Das gilt nicht nur für Gelenke, sondern auch für das Gefäßsystem. Das heißt, dass diese Säure also nicht nur Gelenkentzündungen verstärken, sondern sogar Herzinfarkte auslösen kann – dieser negative Effekt ist in Tierversuchen eindeutig belegt.

Der natürliche Bedarf an Arachidonsäure beträgt etwa 0,1 Milligramm pro Tag. Was denken Sie: Wie viel nehmen wir als durchschnittliche Esser hierzulande davon auf? Egal, was Sie raten, Sie liegen mit großer Sicherheit falsch: Denn statistisch gesehen nimmt jeder Bundesbürger rund 200 bis 400 Milligramm täglich auf, also etwa die zweitausend- bis viertausendfache (!) Menge.

Nur tierische Lebensmittel enthalten Arachidonsäure, allen voran Schweineschmalz mit 1700 Milligramm pro 100 Gramm und Schweineleber mit 870 Milligramm pro 100 Gramm. Auch Eier und Milchprodukte beinhalten Arachidonsäure, wenn auch nicht ganz so viel. Gar keine Arachidonsäure findet sich dagegen in Kartoffeln, Obst, Gemüse, Nüssen, Sojaprodukten oder pflanzlichen Ölen. Daher wäre eine vegetarische Kost bzw. eine Einschränkung des Fleisch- und Wurstkonsums für die Ernährung optimal.

Warum vegetarische Kost hilfreich ist

Zahlreiche Studien belegen, dass sich bei vegetarischer Ernährungsweise die morgendliche Unbeweglichkeit, die Zahl der geschwollenen Gelenke, Schmerzen sowie zum Teil auch die Entzündungswerte im Blut verringern.

Eine vorwiegend vegetarische Kost hilft nachweislich gegen verschiedene Gelenkbeschwerden.

Doch nicht jeder Rheuma- oder Arthrosepatient möchte ausschließlich vegetarisch leben. Geringe Fleischmengen scheinen die Beschwerden nicht zu verstärken, sodass gegen ein bis zwei Fleischmahlzeiten pro Woche wenig einzuwenden ist.

Auch gegen Milchprodukte spricht nichts – im Gegenteil: Weil chronische entzündliche Erkrankungen oftmals eine Knochenentkalkung (Osteoporose) nach sich ziehen, können Milch und Milchprodukte eine wichtige Quelle für das Calcium sein, das benötigt wird, um dieser Begleiterkrankung vorzubeugen. Die einzige Ausnahme: Unverträglichkeit. Achten Sie darauf, ob Ihnen die Milchprodukte auch bekommen. Beobachten Sie nach Konsum von Milchprodukten häufiger Blähungen, Durchfall, Unwohlsein, besprechen Sie mit Ihrem Arzt, ob er eine Unverträglichkeit gegen Milchzucker (Lactoseintoleranz) abklären kann. Ein entsprechender Labortest kann Klarheit schaffen.

Das »gute« Fett: Omega-3-Fettsäuren

Gegenspieler der Arachidonsäure sind die Omega-3-Fettsäuren, die hauptsächlich in Pflanzenölen und Fisch vorkommen. Sie sind in der Lage, die Umwandlung der Arachidonsäure in entzündungsvermittelnde Substanzen zu unterdrücken und stattdessen die Bildung entzündungshemmender Stoffe zu fördern. Das heißt, sie können die Entzündungsprozesse in den Gelenken abmildern.

Pflanzenöle und Fisch sind die Hauptquellen für Omega-3-Fettsäuren, die als Gegenspieler zur Arachidonsäure Entzündungen hemmen.

Besonders effektiv wirkt die Eicosapentaensäure, eine (mehrfach ungesättigte) Omega-3-Fettsäure, die besonders in fettreichen Seefischen wie Hering, Makrele, Steinbutt, Thunfisch oder Lachs, aber auch in hochwertigen Pflanzenölen vorkommt. Planen Sie deshalb etwa zweimal pro Woche einen Meeresfisch in Ihren Speiseplan ein und verfeinern Sie Salate mit hochwertigen Pflanzenölen. Auch eine Therapie mit Fischölpräparaten kann hilfreich sein.

Vitamine, Mineralien und Spurenelemente

Ohne Vitamine geht nichts

Vitamine sind lebenswichtige Substanzen, die der Mensch, mit wenigen Ausnahmen, selbst nicht bilden kann, aber für seinen Stoffwechsel braucht – in kleinen Mengen zwar nur, dafür aber dringend. Vitamine sind auch sehr wichtig für den Gelenk- und Knorpelstoffwechsel und dabei besonders

- für den Knochenstoffwechsel (Vitamin-B-Gruppe, Vitamin C),
- für den Calciumstoffwechsel (Vitamin D),
- als Schutzvitamin gegen Zellschäden durch freie Radikale (z. B. Vitamin A, E und C).

Die Angaben zum Tagesbedarf in der Tabelle auf Seite 165 sind nur Durchschnittswerte, die sich aber bei Gelenkpatienten bewährt haben. Dennoch muss der erfahrene Arzt diese Werte öfters nach unten, z. T. aber auch nach oben korrigieren, um den optimalen Erfolg bei deren zusätzlicher Gabe zu erzielen.

Vitamine, die für die Gelenke wichtig sind

	Schutzfunktion für Gelenke	Empfohlene Tagesdosis	Lieferanten aus der Natur
Vitamin C (Ascorbinsäure)	Schutz gegen vorzeitiges Altern, Beschleunigung der Wundheilung	1000–3000 mg, je nach aktueller Belastungssituation	Zitrusfrüchte, frisches Obst, Kartoffeln, Gemüse
Vitamin E (Tocopherol)	Schutz der Zellen vor freien Radikalen, fördert Muskelkraft und Ausdauer	200–600 mg, je nach aktueller Belastungssituation	Salat, Samen, Nüsse, Vollkorn, Eigelb, kaltgepresste Pflanzenöle
Vitamin B$_2$ (Riboflavin)	Muskelaufbau, Fett- und Eiweißstoffwechsel	10–30 mg	Vollkorn, Nüsse, Bierhefe, Fisch, Milch, Geflügel, Salat, Leber, Fisch
Vitamin B$_3$ (Niacin)	Auf- und Abbau von Fett und Eiweiß, damit wichtig für Gelenkregeneration	30–150 mg	Weizenkeime, Nüsse, Bierhefe, Fisch, Geflügel, mageres Fleisch
Vitamin B$_5$ (Pantothensäure)	Vorbeugung gegen Entzündung, auch auf Gelenkebene	10–30 mg	Innereien, Hülsenfrüchte, Vollkorn, Eigelb, Weizenkleie, Gelee
Vitamin B$_6$ (Pyridoxin)	Regeneration, insbesondere Eiweißaufbau, Ausgleich des Wasserhaushalts	10–30 mg	Avocado, Hülsenfrüchte, Bananen, Vollkorn, Leber, Bierhefe
Vitamin D (Calciferol)	Knochenstabilität, Stärkung des Immunsystems	3–20 ug	Milchprodukte, Eigelb, Seefisch, Avocado, Pilze

Keine Vitamine und doch unerlässlich

Neben den Vitaminen gibt es noch eine Fülle von Substanzen, die für uns hilfreich sind, die Gelenke jung zu erhalten. Die wichtigsten dieser Substanzen werden hier kurz vorgestellt, zusammen mit empfohlener Einnahmemenge, die aber auch von Individuum zu Individuum stark unterschiedlich sein kann.

Chondroitin ist ein komplexer Baustein, der bei der Produktion von Kollagen erforderlich ist. Er kommt in allen tierischen Geweben vor. Der Tagesbedarf beträgt 1000 bis 2000 mg.

Auch *Glucosamin* ist ein komplexer Baustein zur Kollagenherstellung. Es ist ein in der Natur weit verbreiteter »Eiweißzucker«, der Tagesbedarf liegt bei bis zu 1200 mg.

Enzyme sind Biokatalysatoren. Sie haben entzündungshemmende, abschwellende und »darmreinigende« Funktionen. Sie kommen hoch konzentriert vor in Ananas, Papaya, aber auch in anderen Südfrüchten und Vollwertkost (in Vollwertkost sind über 15-mal mehr Enzyme enthalten als in Fastfood!). Für das von mir empfohlene pflanzliche Enzym Bromelain (Phlogenzym) gilt ein Tagesbedarf von bis zu 1500 mg bzw. für das ebenfalls günstige Enzym Papain (Wobenzym) bis zu 1000 mg (beide sind meist jedoch in Kombination mit tierischen Enzymen verarbeitet).

Entzündungshemmende, antioxidative Wirkung zeigen die *Flavonoide*. Man findet sie in hohen Konzentrationen in Kirschen, Pflaumen, roten Trauben, Rotkohl, Auberginen, Zwiebeln, Endivie sowie im Extrakt aus grünem Tee. Tagesdosis: bis zu 200 mg.

Auch *Coenzym Q 10* hat eine entzündungshemmende und antioxidative Wirkung. Es kommt vor in Fisch, Fleisch, Leber und Eiern. Günstig ist eine tägliche Menge von bis zu 50 mg.

Lysin ist Bestandteil von Kollagen und Elastin. Es fördert das Knochenwachstum und stimuliert die Bildung des Wachstumshormons. Enthalten ist es in Fisch, Fleisch, Leber, Eiern, Milch, Vollkornprodukten und Kartoffeln. Der Tagesbedarf liegt bei mindestens 1,6 g (dieser Bedarf ist mit »normalem« Essen meist gedeckt).

Arginin ist unter anderem beteiligt an der Neuerstellung von Kollagen und auch an der Immunabwehr. Arginin ist zu durchschnittlich 3 bis 6 Prozent in allen Proteinen enthalten. Der tägliche Bedarf ist mit »normalem« Essen meist gedeckt.

> Neben den Vitaminen gibt es noch eine ganze Reihe von Stoffen, die für unsere Gesundheit auch unerlässlich sind.

Die Vitalstoffe

Mineralien und Spurenelemente zählen zu den so genannten Vitalstoffen, weil sie für alle Prozesse der Energieentwicklung lebenswichtig sind (s. S. 167). Sie sind unverzichtbares Element der meisten Stoffwechselprozesse der Gelenke und Beschleuniger der Reparatur- und Regenerationsabläufe.

Mineralien und Spurenelemente, die für die Gelenke besonders wichtig sind

	Schutzfunktion für Gelenke	Empfohlene Tagesdosis	Lieferanten aus der Natur
Bor	Positiver Effekt auf Knochen-stoffwechsel, verbessert Cal-cium-, Phosphor-, Magnesium-einbau in den Knochen	5 mg	Gemüse, Trauben, Äpfel, Nüsse abhängig vom Bor-gehalt des Bodens
Fluor	Stimuliert die knochenaufbau-enden Zellen	5 mg	Fisch, Fleisch, Soja, Mine-ralwasser
Jod	Steuert die Regeneration und den Grundumsatz der Zellen	300 µg	Seefisch, jodiertes Speise-salz, Gemüse abhängig vom Jodgehalt des Bodens
Kalium	Fördert Muskelkraft	5000 mg	Vollwertkost, Bohnen, Fleisch, Bananen, Orangen
Calcium	Unerlässlich für Knochenaufbau und Muskelarbeit	1500 mg	Milchprodukte, Hülsen-früchte, Lachs, Zitrus-früchte, Nüsse
Kupfer	Beeinflusst Lebensdauer der Gelenkzellen, wichtig für Zell-atmung	4 mg	Leber, Fisch, Nüsse, Pilze, Schalentiere, Vollkornge-treide
Magnesium	Gilt als das Muskelmineral, unterstützt Knochenaufbau	600 mg	Fisch, Soja, Milchprodukte, Nüsse, grünes Gemüse
Mangan	Erhält die Gelenkzellen länger jung, ist Bestandteil von Enzy-men, die die Gelenke schützen	5 mg; optimal: 5-mg-»Kur« für 6 Wochen	Hülsenfrüchte, Nüsse, Voll-korngetreide, Ananas, Kakao
Phosphor	Mit Calcium zusammen wichtig für Knochenaufbau	1 g	Fisch, Fleisch, Nüsse, Voll-korngetreide, Hefe, Käse
Selen	Wichtiger Radikalfänger, nicht nur bei Gelenkentzündung, son-dern besonders bei Arthrose	200 µg	Fisch, Fleisch, Milchpro-dukte, Vollkorngetreide, Soja
Silizium	Unabdingbar für Aufbau und Regeneration von Knochen, Knorpel und Bindegewebe	50 mg	Alle nicht industriell verar-beiteten Naturprodukte
Zink	Wichtig für Neuaufbau von Knorpel, Körpereiweißen, stärkt Immunsystem	5–50 mg	Fleisch, Meeresfrüchte, Nüsse, Eier, Bohnen, Voll-korngetreide

Besonders wichtig für die Gelenksysteme sind Calcium und Phosphat, die für die Mineralisation der Knochen entscheidend sind, sowie das Fluorid für den Aufbau von Knochen und Zähnen.

Leider können wir nicht davon ausgehen, immer genügend Vitalstoffe aufzunehmen: Wissenschaftliche Analysen belegen, dass unsere Nahrungsmittel heutzutage weniger Mineralien und Spurenelemente enthalten. Das hat viele Gründe. Einer liegt sicher in der Mineralverarmung der Böden durch intensivierte Bewirtschaftung – in immer kürzerer Zeit soll immer mehr Ertrag erwirtschaftet werden. Hinzu kommt, dass vom modernen Menschen auch eine immer höhere Leistung verlangt wird. Er braucht also eine bessere Versorgung mit Vitalstoffen. Lassen Sie deshalb die Konzentration dieser Substanzen in Ihrem Blut einmal untersuchen.

Die empfohlenen Tagesdosen weisen eine große Bandbreite auf. Das liegt daran, dass unterschiedliche Substanzen verwendet wurden, die möglicherweise unterschiedlich gut vom Körper aufgenommen werden. Das wichtigste Kriterium für die Dosierung ist Ihr aktueller Ausgangswert und dann natürlich auch, wie schnell er wieder in den Normbereich zurückkehren soll.

Sekundäre Pflanzenstoffe

Sekundäre Pflanzenstoffe, auch bioaktive Substanzen genannt, sind wahre Wunderelixiere, auch für unser Gelenksystem.

Sekundäre Pflanzenstoffe – sie werden auch bioaktive Substanzen genannt – finden sich in allen pflanzlichen Lebensmitteln. Diese Stoffe sind wahre Wunderelixiere, die wir auch für die Gesundheit unserer Gelenke unbedingt nutzen sollten:

- Sie hemmen die Bildung freier Radikale oder anderer schädigender Moleküle (antioxidative Wirkung, d. h. entzündungshemmend bei Gelenkreizung).
- Sie stärken das Immunsystem (immunmodulatorische Wirkung, d. h. abwehrstärkend bei Gelenkinfektion).
- Sie schützen vor verschiedenen Infektionen mit Pilzen, Bakterien und auch Viren (antimikrobielle Wirkung, d. h. sie wirken keimtötend auch bei Gelenkinfektion).
- Sie senken den Cholesterinspiegel.
- Sie senken das Krebsrisiko (antikanzerogene Wirkung).

Kleiner Einblick in das riesige Spektrum sekundärer Pflanzenstoffe

Sekundäre Pflanzenstoffe	Wo stecken sie drin?	Wie sie unseren Gelenken helfen		
		Antioxidative Wirkung	Abwehr-stärkend	Keimtötend
Carotinoide	Gemüse, besonders in Karotten, Spinat, Kohl	Ja	Ja	Nein
Saponine (Bitterstoffe)	Hülsenfrüchte	Nein	Ja	Ja
Glucosinolate (Geschmacksstoffe)	Senf, Kohlrabi, Meerrettich	Nein	Ja	Ja
Polyphenole	In der Schale von Obst, Gemüse, Getreide	Ja	Ja	Ja
Protease-Inhibitoren	Getreide, Hülsenfrüchte	Ja	Nein	Nein
Monoterpene (Aromastoffe)	Pfefferminze, Limonen	Nein	Ja	Nein
Phytoöstrogene (Isoflavonoide)	Soja, Vollkornprodukten, Leinsamen	Ja	Ja	Nein
Sulfide (schwefelhaltige Stoffe)	Zwiebeln, Knoblauch	Ja	Ja	Ja

Bioaktive Substanzen sind seit jeher Bestandteile unserer Ernährung, und vermutlich haben sie immer schon zur Erhaltung der Gesundheit beigetragen. Bei gesunden Verzehrgewohnheiten nehmen wir täglich etwa 1,5 Gramm dieser Stoffe zu uns, Vegetarier liegen bei ihrer Ernährung sogar noch wesentlich darüber.

Leider schaffen aber die Veränderungen unserer modernen Welt, unser hektischer Lebensstil und die intensivierte Landwirtschaft neue Probleme für unsere Ernährung: Der pflanzliche Anteil unserer Kost ist wesentlich geringer als früher. Wir verarmen deshalb an sekundären Pflanzenstoffen. Und vorverlegte Erntezeitpunkte (unreifes Obst und Gemüse), industrielle Anbaubedingungen (Gewächshäuser) oder die »moderne« Art der Verarbeitung (Erhitzung und Konservierung) von Obst und Gemüse senken die Konzentration der sekundären Pflanzenstoffe. Die Folgen sind bekannt: Die Anfälligkeit für Erkrankungen nimmt allgemein zu, auch die der Gelenke. Unsere Ernährung verarmt trotz des Reichtums und der großen Möglichkeiten – paradoxe Realität.

Ballaststoffe – (fast) immer gut

Ballaststoffe kommen als Gerüstsubstanzen der pflanzlichen Zellwände in allen Pflanzenteilen vor. Weil sie von den Verdauungsenzymen des Menschen nicht verwertet werden können, hielten Wissenschaftler sie lange Zeit für überflüssigen Ballast.

Inzwischen ist hinreichend bekannt, dass Ballaststoffe wichtige Aufgaben erfüllen. Sie gelangen unbeschadet in den Dickdarm, wo sie von dessen Bakterien teilweise abgebaut werden. Dies fördert zum einen eine gesunde Darmflora, und zum anderen entstehen dabei Substanzen, die Dickdarmkrebs verhindern.

Auch auf den Cholesterinspiegel und möglicherweise auf zu hohe Blutdruckwerte wirken sich die unverdaulichen Substanzen günstig aus. In einer Untersuchung erkrankten Männer, die viele Ballaststoffe in Form von Vollkornprodukten aufnahmen, seltener an Herzinfarkt als solche, deren Kost ballaststoffarm war.

Ernährungswissenschaftler empfehlen pauschal, pro Tag mindestens 30 Gramm Ballaststoffe aufzunehmen. Wer täglich Obst, Gemüse und Vollkornprodukte isst, erreicht diese Mengen problemlos. Auch Kartoffeln und Hülsenfrüchte tragen dazu bei.

Wie Sie aber bereits weiter vorn im Buch gelesen haben (s. S. 53), muss man diese Empfehlung hinsichtlich der Zubereitung der ballaststoffhaltigen Nahrungsmittel im Einzelfall anpassen: Es kommt darauf an, wie gut Ihr Dünndarm arbeitet. Hatten Sie im Check Nr. 1 weniger als 3 Punkte, können Sie es mit Ballaststoffen in Rohform versuchen. Bei über 3 Punkten im Dünndarm-Check sollten Sie die Nahrungsmittel besser andünsten.

Die Tabelle auf Seite 171 gibt Ihnen einen orientierenden Überblick. Mit ihrer Hilfe können Sie täglich kluge Entscheidungen zu Gunsten Ihrer Gelenke treffen.

Gute und schlechte Nahrungsmittel für unsere Gelenke	
Gut für die Gelenke	**Schlecht für die Gelenke**
▪ Salate	▪ Tierisches Fett
▪ Gemüse	▪ Gesättigte Fette wie Sahne, Vollfettkäse, Eigelb, Nüsse, fetter Fisch (Aal, Hering), Margarine
▪ Obst	
▪ Alle Dinkelprodukte, z. B. Brot	▪ Gehärtete Fette, auch gehärtetes Pflanzenfett (Biskin, Palmin)
▪ Kartoffeln	
▪ Naturreis	▪ Schweinefleisch
▪ Kaltwasserfische oder Seefische, z. B. Barsch, Kabeljau, Forelle, Heilbutt, Tintenfisch, Austern	▪ Rindfleisch mehr als 2-mal pro Woche
	▪ Wurst
▪ Kaltgepresste Öle, z. B. Olivenöl, Raps-, Erdnuss-, Sesam-, Walnuss-, Distel- oder Sonnenblumenöl	▪ Zitrusfrüchte im Übermaß
	▪ Kaffee
▪ Magerer Käse	▪ Schwarzer Tee
▪ Vegetarischer Brotaufstrich	▪ Zucker und Süßigkeiten aus weißem Zucker
▪ Magermilch	▪ Mehr als ein Viertel Liter Rotwein/Tag
▪ Magerquark	▪ Spirituosen (entziehen dem Körper viele Vitamine, z. B. Vitamin C und E)
▪ Calciumreiches Mineralwasser	
▪ Kräutertee	▪ Nikotin

Nahrungsergänzungsmittel

Um die Gelenke so jung wie möglich zu halten, bedarf es einer perfekten Basisversorgung für alle regenerativen Prozesse. Zur Basisversorgung zählen die Vitamine und viele weitere Substanzen. Die Verlockung ist groß, genauso groß wie die Versprechungen mancher Produkthersteller, den Tagesbedarf an diesen Stoffen einfach in ein paar Tabletten zu packen, zu schlucken und weg ist das Problem. Ganz so leicht geht es leider nicht. Denn es ist für die Industrie schwierig, Produkte zu entwickeln, die besser sind als die Produkte der Natur, die sich im evolutionären Selektionsprozess über viele 10.000 Jahre entwickeln konnten und erprobt sind – eine unglaublich lange Zeit also. Trotzdem boomt der Markt für Nahrungsergänzungsmittel. Immer mehr Produkte, die Mineralstoffe und Vitamine beinhalten, drängen auf den Markt, dazu Rotweinkapseln, Fruchtfasertabletten, Grapefruitextrakt, Apfelessigdragees, Carotin-Tabletten, Knoblauchkapseln etc. Angeblich schließen diese Produkte – bei zu geringem Verzehr von Gemüse und Obst – die Lücke bis zur empfohlenen Zufuhrmenge an Nährstoffen. Tatsächlich liegt ja auch der Verzehr von Gemüse und Obst weit unter den offiziellen Empfehlungen. Laut Ernährungsbericht 2000 der Deutschen Gesellschaft für Ernährung essen wir im Durchschnitt täglich weniger als 280 Gramm Gemüse und Obst – optimal wären 400 Gramm Gemüse und 200 Gramm Obst.

> **Nahrungsergänzungsmittel können niemals ein adäquater Ersatz für Obst und Gemüse sein.**

Doch können Kapseln, Pulver und Dragees diese Lücke schließen? Um eine klare Aussage zu treffen: Auch die besten oder teuersten Extrakte und Konzentrate aus Gemüse und Obst sind keine echte Alternative zu frischem Obst und Gemüse. Ernährungswissenschaftler haben mir ausdrücklich bestätigt, dass nur bei direktem Verzehr der gesamten Frucht wirklich das ganze Spektrum an essenziellen Nährstoffen und sekundären Pflanzenstoffen aufgenommen wird.

Die ernährungsphysiologische Qualität von Gemüse- und Obstextrakten ist kaum überprüft. In der Regel werden einfach die für die frischen Produkte ermittelten positiven Eigenschaften auf die Extrakte der Nahrungsergänzungsmittel übertragen. Das ist jedoch alles andere als ein wissenschaftlicher Nachweis für die gesundheitlich relevante Wirkung auf den menschlichen Körper. Zudem sind Nahrungsergänzungsmittel um ein Vielfaches teurer als die entsprechende Menge an Gemüse und Obst.

Für eine seriöse Beurteilung eines Nahrungsergänzungsmittels sind immer Kenntnisse nötig über die verschiedensten Kriterien:

- Die Herkunft der Inhaltsstoffe: Sind sie synthetisch (künstlich, also im Labor hergestellt) oder aus Naturprodukten gewonnen?
- Den Gehalt der Inhaltsstoffe: Ob die Inhaltsstoffe die Verarbeitung in einen Extrakt überhaupt überstehen bzw. in welchem Maß sie das tun, ist in den meisten Fällen unklar. Extrakte haben oft Ultrahocherhitzung oder andere Konservierungsprozesse hinter sich – was immer qualitätsmindernd ist, weil wertvolle Inhaltsstoffe dabei zerstört werden.

- Die Bioverfügbarkeit der Stoffe: D. h. in welchem Umfang die in den Produkten vorhandenen sekundären Pflanzstoffe vom Körper aufgenommen werden. Denn nicht alles, was in einer Tablette enthalten ist, kann automatisch auch vom Dünndarm aufgenommen und verdaut werden.
- Die Wirksamkeit im menschlichen Körper: Manchmal sind die Wirkungen der Extrakte zwar im Labor erwiesen, ob sie im menschlichen Körper aber genauso effektiv sind, ist auf diesem Weg noch lange nicht garantiert.

Eine vorwiegend vegetarische Kost hilft nachweislich gegen verschiedene Gelenkbeschwerden.

Der Flüssigkeitshaushalt

Ohne Wasser kein Leben. Auch unser Körper besteht zu 75 Prozent aus Wasser. Deshalb spielen Umfang und Art der Flüssigkeitszufuhr eine entscheidende Rolle für unser langfristiges Wohl und auch das unserer Gelenke. Denn unser Gelenkknorpel bleibt nur jung, wenn er ausreichend Wasser enthält.

Warum hat Wasser eine so große Bedeutung?

Wasser spielt in unglaublich vielen Vorgängen unseres Körpers eine entscheidende Rolle, das können sich viele gar nicht vorstellen. Steht dem Körper zu wenig Flüssigkeit zur Verfügung, können viele Prozesse nur noch schlecht laufen:

- Jegliche chemische Reaktion in unserem Organismus findet im Umfeld von Wasser statt.
- Der Hauptbestandteil unseres Bluts ist Wasser. Der Blutkreislauf wiederum ist für den Transport wichtiger Substanzen wie Sauerstoff und Glukose verantwortlich.
- Wasser ist ein wichtiges Element für unsere Thermoregulation zum Schutz vor schädlicher Überhitzung.
- Als Lösungsmittel ist es wichtig für die Ausscheidung von Stoffwechselprodukten über die Niere, besonders der anfallenden Säuren. Hat diese nicht genügend Flüssigkeit dafür, werden Calcium und Phosphor aus den Knochen mobilisiert. Die Folge ist Knochenentkalkung (Osteoporose). Die beste Vorbeugung dagegen ist, die Ausscheidung durch mehr Trinken zu verbessern.

Der offiziell empfohlene Richtwert bei Erwachsenen über die Höhe der täglichen Wasserzufuhr beträgt nach Angaben der Deutschen Gesellschaft für Ernährung (DGE):

■ 1 ml pro kcal (also bei 2500 kcal am Tag bedeutet das eine tägliche Wasserzufuhr von 2500 ml) oder

■ 30 bis 35 ml pro kg Körpergewicht (das sind bei z. B. 75 kg Körpergewicht insgesamt 75 x 35 ml, also 2625 ml).

Im Durchschnitt wird bereits ein Liter Wasser über die feste Nahrung aufgenommen. So verbleiben noch ca. 1,5 Liter an Getränken, die über den Tag verteilt konsumiert werden sollten. Es gilt daher: Zwischenmahlzeit ist out, Zwischentrunk ist in.

Was trinken?

Am besten ist »lebendes Wasser« – also Quellwasser, das wir leider fast nur noch in Flaschen beziehen können. In Quellwasser sind auch viele lebenswichtige Mineralien enthalten, besonders positiv für Muskeln und Gelenke sind dabei Magnesium und Calcium. Dennoch ist in Deutschland, der Schweiz und Österreich die Qualität des Leitungswassers meist recht gut im Vergleich zu anderen Ländern. Deshalb sollten Sie an sich selbst diesen interessanten Therapieversuch machen: Sie trinken gleich nach dem Aufstehen als Erstes in Ihrem Bad ein großes Glas warmes Wasser – und das jeden Morgen vier Wochen lang. Dann entscheiden Sie, ob Sie diese Gewohnheit nicht für den Rest Ihres Lebens beibehalten wollen. Mit an Sicherheit grenzender Wahrscheinlichkeit werden Sie sich allein durch diese Maßnahme schon merklich besser fühlen.

Auf keinen Fall sollten Sie regelmäßig Wasser trinken, das mit Chlor aufbereitet ist. Und meiden Sie möglichst auch kohlensäurehaltiges Wasser – es fördert die Übersäuerung.

Neben Wasser sind auch dünne Fruchtsaftschorlen empfehlenswert. Sie enthalten über den Flüssigkeitsgehalt hinaus sowohl Vitamine als auch Mineralien.

Abzuraten ist dagegen von so genannten Energy-Drinks und Limonaden aller Art. Wer sich je vor Augen gehalten hat, wie viel Zuckerwürfel in einer einzigen Flasche Cola enthalten sind, wird

WAS SIE BEI DER GETRÄNKEWAHL BEACHTEN SOLLTEN

- Wählen Sie ein Mineralwasser mit einem hohen Anteil an Magnesium (> 200 mg/l) und Calcium (> 100 mg/l). So führen Sie dem Körper neben der Flüssigkeit noch wichtige Mineralien zu.

- Eine günstige und geschmacklich variierbare Lösung bietet Fruchtsaftschorle (ca. 1 Teil Saft und 2 bis 3 Teile Wasser). Zur Regeneration der Energiespeicher kann der Saftanteil nach körperlicher Belastung erhöht werden.

- Über die versprochene Wirkungsweise so genannter Energy-Drinks gibt es meist keine wissenschaftlichen Erkenntnisse. Die propagierte anregende Wirkung ist meistens auf das enthaltene Koffein zurückzuführen. Problematisch für den Genuss während des Sports sind der teilweise hohe Kohlenhydratgehalt (> 10 g/100 ml) und die harntreibende, also entwässernde Wirkung des Koffeins.

- Limonaden (Cola, Fanta, Sprite & Co.) enthalten ungeheuer viel Zucker (Kohlenhydrate > 10 g/100 ml) und keine Mineralstoffe. Ihr Konsum ist auf jeden Fall vor und während des Sports ungünstig.

- Alkohol hat vor, während und nach dem Sport negative Folgen auf die Leistungs- und Regenerationsfähigkeit und ist daher als Durstlöscher abzulehnen.

sich leichter für eine gesunde Alternative entscheiden. Und das nicht nur aufgrund der unnötigen Kalorien: Wenn Sie an Fehlverdauung leiden (s. S. 156), bedeutet eine übermäßige Zuckerzufuhr auch eine verschlechterte Verdauung bzw. Aufnahme von allen anderen lebenswichtigen Nährstoffen.

Zwei Flüssigkeiten schaden langfristig garantiert Ihrem Flüssigkeitshaushalt: Alkohol und Koffein. Sie steigern die Urinausscheidung, Sie verlieren dadurch also mehr Flüssigkeit, als Sie sich mit diesen beiden Getränken zugeführt haben. Alkohol hemmt das Hormon ADH (antidiuretisches Hormon), das normalerweise dafür sorgt, dass nicht zu viel Wasser ausgeschieden wird, Sie also nicht innerlich vertrocknen. Regelmäßiger Alkoholkonsum aber führt genau zu diesem innerlichen Austrocknen, ohne dass Sie vermehrt Durst verspüren – eine gefährliche Konstellation.

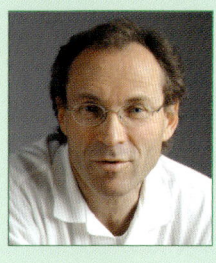

Dr. med.
Johannes R. Weingart

Wie wichtig ist die Ernährung für gesunde Gelenke?

Sie hat eine zentrale Bedeutung, denn mit optimaler Ernährung kann jeder seinen Gelenken eine gute Ausgangsposition für ein langes, möglichst schmerzfreies Leben verschaffen. Andersherum gesagt: Wer seiner Ernährung wenig Beachtung schenkt, sich mit möglichst wenig zeitlichem und finanziellem Aufwand irgendwie satt kriegen möchte, der gräbt seinen Gelenken womöglich das eigene Grab.

Worauf kommt es vor allem an?

Erstens sollten Sie von sich wissen, welcher Verdauungs-Typ Sie eigentlich sind. Entsprechend können Sie sich auf das richtige Mischungsverhältnis von Eiweiß, Kohlenhydraten und Fetten einrichten. Zweitens sollte Ihnen klar sein, in welchen Zustand Ihr wichtigstes Verdauungsorgan, der Dünndarm, ist. Darauf stimmen Sie dann die Zubereitungsart Ihrer Ernährung ab. Darüber hinaus sollten Sie sich immer für hochwertige Qualität bei den Lebensmitteln entscheiden. Im Begriff »Lebensmittel« steckt das Wort Leben – das heißt, sie sind weitgehend naturbelassen. Das Gegenteil gilt für »Nahrungsmittel« – sie sind durch industrielle Prozesse z. T. stark verändert und nicht mehr so wertvoll.

Welches Organ hat den größten Einfluss auf das Alter der Gelenke?

Auch wenn es für viele neu und unglaublich klingt: Es ist ganz sicher der Dünndarm. Hier laufen alle Prozesse ab, die nötig sind, um die Gelenke mit den Substanzen zu versorgen, die für ein schmerzfreies Leben wichtig sind.

Was wirkt sich negativ auf die Funktion des Dünndarms aus?

Hier ist eigentlich alles schädlich, was moderne Ernährung ausmacht:

- Schnelles Essen: Wir haben leider verlernt, lange genug zu kauen. Zu große Brocken können von der Verdauung aber nur unzureichend zerlegt werden und führen zu Fehlverdauung.
- Unausgewogenes Essen: Die meisten achten nicht auf ein für sie optimales Verhältnis von Eiweiß, Kohlenhydraten und Fetten. Der Verdauungsapparat wird damit nicht fertig.
- Essen zur falschen Zeit: Heute wird die Hauptmahlzeit oft auf den Abend verlegt. Dann passiert es, dass man schlafen will und der Dünndarm einen nicht lässt, weil er Hochleistung bringen muss. Die Folge ist Fehlverdauung und damit eine Übersäuerung des Systems.

Was sind Ihre Empfehlungen gegen Übersäuerung?

Es gibt ein paar einfach umzusetzende Tipps: Tauschen Sie den Kaffee zum Frühstück gegen Ihren Lieblingsblütentee, Fleisch und Wurstwaren gegen Fisch sowie Süßigkeiten gegen Trockenfrüchte oder reifes Obst aus. Erhöhen Sie insgesamt Ihren basischen Kostanteil, also essen Sie mehr Gemüse und weniger Nudeln, bevorzugen Sie Kartoffeln. Und bitte kauen Sie länger, langsamer und konzentrierter, das erleichtert Ihrem Verdauungssystem die Arbeit erheblich. Und haben Sie Geduld beim Warten auf das Ergebnis: Die Erfolge stellen sich nicht schon nach Tagen oder Wochen ein, sondern nach Monaten oder Jahren. Aber langfristig werden Sie merken, dass Sie auf dem Weg zum Erfolg sind – halten Sie durch, denn Sie sollten es sich wert sein!

Stimmt es, dass Fasten gut für die Gelenke ist?

Zahlreiche Studien haben gezeigt, dass das Heilfasten bei einigen Gelenkerkrankungen Besserung bringt. Dies gilt insbesondere für die entzündlichen rheumatischen Erkrankungen, wobei sich an das Fasten allerdings eine Ernährungsumstellung auf die vegetarisch orientierten Kostformen anschließen sollte, damit die Wirkung anhält. Mit der Rückkehr zur üblichen Ernährung kehren die Beschwerden in den meisten Fällen wieder zurück.

Kann die Umstellung auf vegetarische Kost manchmal Gelenkprobleme auslösen?

Das kann sein, wenn nicht genügend Eiweiß gegessen wird. Das ist bei rein vegetarischer Ernährung ein bisschen schwieriger, denn die Haupt-Eiweißlieferanten sind bei den meisten das Fleisch. Man sollte deshalb wissen, welche Eiweißquellen die vegetarische Kost bereithält. Wertvolle vegetarische Eiweißlieferanten sind Amaranth, Quinoa, Hirse, Linsen und Algen – an sie sollte man sich halten.

Gibt es Vitamine, die speziell den Gelenken helfen?

Vitamine, die nur und allein die Gelenke unterstützen, gibt es nicht. Aber alle Gelenke unseres Körpers profitieren von der guten Versorgung mit Vitaminen allgemein und dabei nach unserer Erfahrung besonders von den Vitaminen A, C, E – also den so genannten Antioxidanzien. Mit diesen Antioxidanzien hat es folgende Bewandtnis: Bei Gelenkentzündungen werden neben Prostaglandinen und anderen Entzündungsstoffen (Mediatoren) auch in großer Zahl Sauerstoffradikale freigesetzt. Diese sind chemisch ziemlich aggressiv und führen zu einer Zerstörung verschiedener Gelenkanteile, unter anderem des Knorpels. Antioxidanzien können diese Sauerstoffradikale im Körper abfangen, neutralisieren und auf diese Weise frühzeitig unschädlich machen.

Bewegung – so trainieren Sie Ihre Gelenke optimal

Sie nannten ihn Carlo, den Großen. Eine imposante Erscheinung war der 40-Jährige: zwei Meter groß, ganze 100 Kilo schwer. Er kam zu uns als Teilnehmer an unserem Energie-Seminar, um seine, wie er sagte, »Performance zu verbessern«. Er wollte also endlich mal wieder eine Treppe schaffen, ohne klitschnass geschwitzt zu sein.

Carlo, der Große, hatte zwei Hauptprobleme: sein vergeblicher Kampf gegen die Pfunde und seine Bewegungslosigkeit. In puncto Bewegung war er davon überzeugt, dass dieser Zug für ihn abgefahren sei – dafür seien seine Knie einfach schon zu kaputt.

Gegen seine Überzeugung lockten wir ihn zum Laufen in den Wald, »verführten« ihn zur Bewegung. Er sollte – wie alle anderen Seminarteilnehmer auch – erkennen, dass regelmäßige Bewegung die Grundvoraussetzung für ein vitales Leben ist.

Der Mensch ist der Entwicklungsgeschichte nach auf Bewegung ausgelegt. Die Bewegungsarmut der modernen Welt ist entsprechend gegen seine Natur.

Und tatsächlich: Nach anfänglichem Zögern lief es bei Carlo bestens. Nach nur sechs Wochen hatte er schon sechs Kilo verloren. Sein tägliches Bewegungspensum hatte er auf knapp vier Kilometer Walking gesteigert. Schon nach wenigen Tagen hatten auch die Schmerzen nachgelassen – er konnte schließlich sogar wieder ganz schmerzfrei gehen. »Ein saugutes Gefühl«, strahlte Carlo Monate später, »jetzt stimmt sie endlich, meine Performance.«

Der Mensch – ein Bewegungstier

Der Mensch war ursprünglich Sammler und Jäger und musste, um seine Existenz zu sichern, täglich 20 bis 30 Kilometer zurücklegen. Sein Körper ist auf eine hohe Beanspruchung ausgelegt. Erst vor 15.000 Jahren wurde der Mensch sesshaft, seine tägliche Gehstrecke kürzer und kürzer. In der Entwicklungsgeschichte ist das ein sehr kurzer Zeitraum – zu kurz für eine Anpassung.

Besonders die letzten rund 50 Jahre sind von Bewegungsarmut geprägt: Zur Arbeit fahren wir mit dem Auto, den ganzen Tag sitzen wir im Büro und lümmeln uns abends auf der Fernsehcouch. Vom Faulheitsstandpunkt aus gesehen hatte es der Mensch in seiner Geschichte nie besser. Doch die Kehrseite des Fortschritts kennt vermutlich auch jeder – und zwar aus eigener Erfahrung.

Bewegungsmangel macht schlapp

Kommt Ihnen das bekannt vor? Irgendwie fühlen Sie sich nicht wohl. Sie schlafen schlecht, und tagsüber sind Sie meistens müde. Die Glieder schmerzen. Jede Treppe lässt Sie keuchen. All das sind deutliche Symptome für Bewegungsmangel.

Bei der Arbeit bewegt sich heute kaum einer mehr von uns. Und in der Freizeit sind es auch höchstens ein Drittel.

Nur noch bei rund 10 Prozent der Berufstätigen hierzulande ist die Arbeit mit körperlicher Anstrengung verbunden (dagegen klagt jeder Zweite über psychischen Stress). Weniger als ein Drittel der Erwachsenen treibt mindestens einmal pro Woche Sport. Von den über 50-Jährigen ist sogar nicht einmal jeder Fünfte aktiv. Und nur jeder zehnte Erwachsene verbrennt durch sportliche Aktivität pro Woche zusätzlich mindestens 800 Kilokalorien (ideal wären sogar 2000 bis 3000 Kilokalorien). Das sind ernüchternde Fakten.

Doch wer sportliche Bewegung meidet, riskiert Übergewicht. Kein Wunder also, dass mehr als die Hälfte der Deutschen – 65 Prozent der Männer und 50 Prozent der Frauen – zu dick sind, zum Teil sogar dramatisch. Schon ein »kleines Bäuchlein« kann bewirken, dass das Becken nach vorn kippt. Diese kaum sichtbare Veränderung wird später für Schmerzen sorgen, weil sich der Abrieb am Hüftgelenk um das Zehnfache erhöht. Vor allem aber ist Bewegungsmangel ein tückischer Energieräuber, dem schließlich auch ein Großteil der Lebensfreude zum Opfer fallen kann.

Bewegung – Basis für Energie und Lebensfreude

In seinem Bestseller »Mensch, beweg Dich!« hält Hans-Wilhelm Müller-Wohlfahrt ein leidenschaftliches Plädoyer für mehr Bewegung. Nicht nur er hält regelmäßige körperliche Aktivität für die beste Medizin. Mehr noch: Bewegung und vernünftig dosierter Sport sind die Basis für mehr Energie und Lebensfreude.

Heraklid, einer der großen griechischen Philosophen, prägte für die Natur, auch die menschliche, ein einfaches Bild: »Panta rhei – alles fließt«. Tatsächlich ist auch der Mensch nur gesund und in Balance, wenn seine Systeme im Fluss sind:

- Das Blut muss fließen, um Sauerstoff und Nährstoffe bis in die kleinsten Kapillaren des Körpers zu transportieren.
- Die Lymphe muss fließen, um Schlacken abzutransportieren.
- Die Gehirn- und Rückenmarksflüssigkeit (Liquor) muss fließen, um die Steuerzentrale mit wichtigen Nährstoffen zu versorgen.

Stellen Sie sich einmal ein stehendes Gewässer vor. Was geschieht, wenn sich dort gar nichts mehr bewegt, weil es weder einen Zufluss noch einen Abfluss gibt? Das Gewässer kippt um, es erstickt in den eigenen Abfallstoffen und stirbt über kurz oder lang. Im Prinzip gilt das auch für unseren Körper.

Bewegungsmangel ist wider unsere Natur

Tägliche Bewegung und dosierter Sport sind die beste Grundlage für Energie und Lebensfreude.

Nur durch regelmäßige Bewegung bleiben Körper und Seele gesund. Faulheit bringt das ganze System aus der natürlichen Balance. Bei totalem Bewegungsmangel (etwa bei absoluter Bettruhe) ist ein dramatischer Rückgang der Leistungsfähigkeit zu beobachten. Nach nicht mal zehn Tagen haben Herz, Kreislauf, Atmung und Stoffwechsel ein Fünftel ihrer Kapazität verloren. Die Herzschlagzahl und der Milchsäurespiegel (Lactat) im Blut sind deutlich erhöht, das Immunsystem geschwächt, der Knochenabbau schreitet voran, was an auffällig viel Calcium im Urin abgelesen werden kann.

Die Gesundheit unserer Gelenke hängt auf besondere Weise von regelmäßiger Bewegung ab, das haben wir schon auf den Seiten 31 und 32 erklärt. Ohne Bewegung »verhungern« die Gelenke, weil dem Knorpelgewebe dann nicht die nötigen Nährstoffe zugeführt werden können. Er funktioniert ja wie ein Schwamm, aus dem aufgesogene Gelenkflüssigkeit beim Zusammendrücken ausgepresst wird und der bei Entlastung wieder neue Flüssigkeit aufnimmt. Aus der neuen Gelenkflüssigkeit erhält er seine Nährstoffe, seine Abfallstoffe gibt er mit der ausgepressten Flüssigkeit ab. Und die Inhaltsstoffe der Gelenkflüssigkeit werden bei Bewegung ständig über die blutgefäßreiche Gelenkinnenhaut ausgetauscht.

Intelligenz passt sich an

Unser Körper ist intelligent. Diese Körperintelligenz sorgt dafür, dass sich unser System den aktuellen Erfordernissen anpasst. Dieses Prinzip der biologischen Anpassung (Adaption) gilt so oder so:

- Wenn wir unseren Körper fordern, ihn z. B. durch Training stärkeren Belastungsreizen aussetzen, wird sich der betroffene Muskelapparat, das Herz-Kreislauf-System, sogar die Verdauung rasch auf die höheren Anforderungen einstellen. Die Folge: eine Verbesserung der Struktur. Je mehr und intensiver wir trainieren, umso besser wird unsere Leistungsfähigkeit.

- Wenn wir aber den Körper zu wenig fordern, also unterfordern, schaltet das ganze System auf Sparflamme, weil sich die Natur nicht den Luxus leistet, etwas mitzuschleppen, das offensichtlich nicht mehr richtig gebraucht wird. Die fatale Folge ist, dass unser Leistungsvermögen stetig abnimmt.

Nur wer seine Gelenke häufig – am besten täglich – dosiert mit der richtigen Bewegung beansprucht, sorgt dafür, dass genügend Gelenkschmiere entsteht, die Knorpel ausreichend ernährt werden und die stabilisierenden Muskeln funktionstüchtig bleiben. Von wegen »Sport ist Mord«: In jedem Fall ist dosierte Bewegung für die Lebensdauer und Funktionstüchtigkeit unserer Gelenke besser als keine. »Wer rastet, der rostet« – für unseren Gelenkapparat trifft das auf jeden Fall zu. Doch welche Art der Bewegung ist die beste, welcher Sport der beste für mich?

> Unser Körper passt sich aktuellen Erfordernissen schnell an. Wird er nicht gefordert, baut er ab.

Die besten Sportarten für Körper, Geist und Gelenke

Neben der richtigen Dosierung der sportlichen Belastung kommt es darauf an, die richtige Sportart auszuwählen. Als Sportarten, die die Gelenke strapazieren und auf Dauer schädigen, gelten unter anderem Hoch- und Weitsprung, Fußball, Handball, Basketball und Tennis. Vor allem mit zunehmendem Alter sollte man sie vermeiden. Sinnvoll, weil gelenkschonend – sind vor allem Nordic Walking, Wandern, Radfahren, Schwimmen und Aquajogging.

Wer bereits Schwierigkeiten mit der Wirbelsäule, den Hüft-, Knie-und Fußgelenken hat, sollte möglichst nicht joggen, denn der Aufprall beim Aufsetzen der Füße entspricht jeweils dem 2,5-fachen Körpergewicht und stellt eine starke Belastung dar. Die Sportarten, die wir empfehlen, erfüllen diese Kriterien:

- ■ Der ganze Körper wird gleichmäßig beansprucht.
- ■ Die Verletzungsgefahr ist eher gering.
- ■ Die Technik ist unkompliziert zu lernen.
- ■ Die Sportart ist jederzeit, überall und bis ins Alter auszuüben.

Warum Warm-up wichtig ist

Eine aufgewärmte, also stärker durchblutete Muskulatur ist dehnbarer und geschmeidiger, sie wird besser mit Sauerstoff versorgt, die zugehörigen Sehnen und Bänder werden elastischer. Der Kreislauf kommt in Schwung, die Gelenke werden stärker geschmiert, die Koordinationsfähigkeit wird verbessert und insgesamt der Körper besser auf die kommende Belastung vorbereitet. Alle diese Maßnahmen helfen, das Verletzungsrisiko zu verringern.

Fordern, aber überfordern Sie sich nie. Lernen Sie, Ihren »inneren Schweinehund« von wirklichem körperlichem Ruhebedürfnis zu unterscheiden.

Ohne Aufwärmen dauert es bis zu vier Minuten, bis die Sauerstoffaufnahme dem entspricht, was man unter der aktuellen Belastung braucht. In der Zwischenzeit bilden sich infolge des Sauerstoffmangels verstärkt Zwischenprodukte des Stoffwechsels wie Kohlensäure, Milchsäure und andere. Sie alle zusammen verstärken die einsetzende Ermüdung in hohem Maße. Die Pause zwischen Aufwärmen und Belastung sollte übrigens nicht länger als fünf Minuten dauern – sonst geht der positive Effekt verloren.

Verletzungsgefahren frühzeitig erkennen

Natürlich ist niemand vor unglücklichen Zufällen gefeit, auch nicht beim Sport. Aber wenn Sie in Ihren Körper hineinhören, können Sie sicher das Verletzungsrisiko minimieren. Denken Sie bitte daran, dass der Körper immer anfälliger für Verletzungen ist,

- ■ wenn Sie einen Infekt mit Fieber haben,
- ■ wenn Sie unter ungewohnter Luftnot leiden,
- ■ wenn Sie bei einer gewohnten Belastung vermehrt schwitzen,
- ■ wenn extreme Kälte, Hitze oder Luftfeuchtigkeit herrscht,

- wenn Sie unter Stress stehen oder wenig geschlafen haben,
- wenn plötzlich Schmerzen im Muskel oder Gelenk auftreten, für die es keinen plausiblen Grund gibt.

Für den als Letztes genannten Fall beobachten Sie genau, ob eines der folgenden Phänomene bei Ihnen vorliegt:

- Sehnenschmerz nach Belastung,
- Gelenkschmerz nach Belastung,
- ungewöhnlich lange anhaltender »Muskelkater«,
- »Muskelkater« nach geringer körperlicher Belastung,
- nächtliche Schmerzen in Gelenken oder Rücken,
- häufigere »Blockaden« der Wirbelsäule oder der Gelenke.

In so einer Phase sollten Sie einfach einen Gang zurückschalten. Achten Sie auf die Signale Ihres Körpers, nehmen Sie diese ernst! Bei Zweifeln konsultieren Sie besser Ihren Arzt.

Nordic Walking

Nordic Walking gilt vielen als Trendsportart, als vorübergehende Modeerscheinung. Doch dieser Sport hat das Potenzial für mehr:

- Es ist leicht zu lernen, weil es eine natürliche Bewegungsform ist.
- Es ist hervorragend für Menschen geeignet, die mit Sport bislang nicht viel im Sinne hatten (klassische »Sportmuffel«).
- Es ist ideal gerade für Übergewichtige, die auf sanfte, schonende Weise an Gewicht verlieren möchten.

Nüchtern betrachtet, ist Nordic Walking nur ein zügiges Gehen in der Diagonaltechnik (also linkes Bein vor, gleichzeitig rechte Schulter mit Arm vor), das durch schwungvollen Einsatz der speziellen Stöcke unterstützt wird. Arme, Schultern sowie der gesamte Oberkörper – also zusätzlich zu den Beinen weitere große Muskelgruppen – sind in den Bewegungsablauf einbezogen, das ganze Herz-Kreislauf-System wird angeregt. Selbst bei Wohlfühltempo erhöht sich der Herzschlag im Durchschnitt um 5 bis 17 Schläge pro Minute, verglichen mit dem normalen Walking. Das heißt: Die Herzfrequenz erreicht bereits bei mäßigem Tempo das so genannte Fettverbrennungsniveau – der Energieumsatz steigt deutlich. Das macht Nordic Walking zu einem effektiven Ausdauertraining.

> Nordic Walking ist mehr als nur eine vorübergehende Trendsportart. Sie ist für die meisten Gelenkgeschädigten eine optimale Bewegungsform.

Nordic Walking schont die Gelenke

Wie schon ab Seite 21 beschrieben, werden bei jedem Aufsetzen des Fußes nach einem Laufschritt Hüft-, Knie- und Sprunggelenke mit erheblichen Kräften belastet, die im ungünstigsten Falle das 3,5- bis 5fache des Körpergewichts ausmachen können. Beim Walking entspricht dieser Faktor 1,8. Beim Nordic Walking ist die Belastung für die Gelenke noch geringer: Durch den unterstützenden Stockeinsatz wird die Belastung um die Hälfte reduziert. Ähnlich wie beim Skilanglauf verteilt sich das Körpergewicht auf vier Punkte, denn die Hand-, Ellbogen- und Schultergelenke übernehmen einen Teil der Stützlast, die beim Laufen allein auf Fuß-, Knie- und Hüftgelenken liegt.

Durch den Einsatz der Stöcke wird vor allem der passive Bewegungsapparat erheblich entlastet – die Gelenke, der Rücken, die Knie: rund 5 bis 8 Kilogramm pro Schritt nehmen die Stöcke ab, rund 45-mal pro Minute, das ist in einer Stunde Training eine Entlastung von 36 bis 58 Tonnen Körpergewicht.

Außerdem sorgen die Stöcke automatisch für eine korrekte Körperhaltung, was auch die Sauerstoffversorgung verbessert, die Wirbelsäule aufrichtet und die Brust-/Schultermuskulatur kräftigt.

Einsteigertipps

Die Teilnahme an einem Nordic-Walking-Grundkurs ist nicht notwendige Voraussetzung – sie ist aber sehr nützlich, denn von Anfang an werden Haltungsfehler und falsche Techniken vermieden. Je besser Sie die Technik beherrschen, umso mehr Spaß macht das Training – und umso effektiver ist es auch.

Wenn Sie das ganze Potenzial von Nordic Walking ausnutzen wollen, reicht es nicht, einfach nur draufloszutrainieren. Zu jeder Trainingseinheit gehört immer folgender Ablauf:

- langsamer, bewusster Beginn mit Mobilisationsübungen wie beispielsweise Arm- und Beinschwingen,
- angenehm anstrengendes Trainingstempo (ein Gespräch sollte noch möglich sein) für eine Zeit, die sich nach Ihrer Leistungsfähigkeit richtet (anfangs reichen 30 Minuten),
- zum Abschluss Dehnen der beanspruchten Muskulatur.

NORDIC WALKING AUS MEDIZINISCHER SICHT

Der Nutzen von Nordic Walking

Nordic Walking ist ein sehr effektives Ganz-
körpertraining und noch dazu eine der wenigen Sportarten, die jeder in jedem Alter
aufnehmen und ausüben kann.
Nordic Walking ist außerdem gut regulier-
bar: Die Intensität des Trainings lässt sich
ohne Probleme erhöhen oder reduzieren.
Durch die Geschwindigkeit (schnell oder
langsam), Schritt- und Sprungübungen (Gehen, Traben oder Springen), die Gelände-
wahl (steil oder flach) und die Stärke des
Stockeinsatzes (mehr oder weniger Druck
auf den Stock) ist Nordic Walking besonders geeignet zur Rehabilitation von orthopädischen Problemen (Kniegelenke, Hüftgelenk) und Herz-Kreislauf-Erkrankungen.

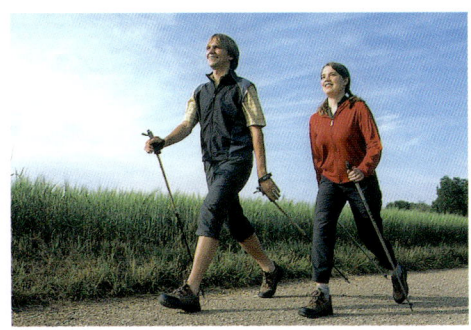

Wie regenerieren die Gelenke?

Harmonische Bewegungsmuster, ruhige,
tiefe Atmung, die durch die Armarbeit verstärkt wird, sowie die Gewichtsentlastung
durch den Stockeinsatz – all dies fördert
die Durchblutung und damit die Regeneration auf Gelenkebene.

Für wen geeignet?

Profitieren können insbesondere gestresste
und übergewichtige Menschen. Risikofaktoren wie erhöhtes Cholesterin, erhöhter Blutdruck und Übergewicht normalisieren sich
bei regelmäßigem Training.

Wann sind die Gelenke gefährdet?

Stürze kommen sehr selten vor beim Nordic
Walking; wenn überhaupt sind es am ehesten die Schulter-, Sprung- und Handgelenke, die gefährdet sind. Doch das Verletzungsrisiko ist ausgesprochen gering!

Wie viel Training ist gesund?

Nordic Walking ist als Ausdauersportart
konzipiert mit zusätzlicher Entlastungskom-
ponente. Deshalb ist ein tägliches Training
mit langsamer, stetiger Steigerung zu empfehlen. Eine Dauer von 20 Minuten bis einer
Stunde wird als ideal angesehen.

Was sollten Einsteiger wissen?

Lassen Sie Ihre Risikofaktoren hinsichtlich
Herz, Gefäßen und Blutdruck abklären.
Starten Sie nicht gerade dann, wenn Sie
sich krank fühlen, matt oder abgeschlagen,
sondern warten Sie ab, bis der Infekt wirklich vollständig abgeklungen ist.

Radfahren

Nicht erst seit den Erfolgen von Jan Ullrich bei der Tour de France ist das Radfahren hierzulande als Trendsportart wieder entdeckt worden. Auch die technische Weiterentwicklung der Fahrräder brachte einen gewaltigen Popularitätsschub: Völlig neue Federungssysteme, perfekte Gangschaltungen und Neuentwicklungen der Lenker gestatten es, dass man in fast jedem Gelände im Sattel sitzend diesen Sport ausüben kann, ohne große Erschütterungen der Wirbelsäule, Schulter-, Hand- und Kniegelenke ertragen zu müssen, dass man fast spielerisch auch größere Berge bezwingen kann. Diesen Sport kann man buchstäblich in jedem Alter ausüben, vom Kindes- bis ins hohe Greisenalter.

Gelenktraining und noch viel mehr

Beim Radfahren werden die Gelenke der unteren Extremitäten erheblich von Gewicht entlastet, was eine ideale Voraussetzung schafft für das Training von Hüfte, Knie und Sprunggelenken. Indem man die Sattelhöhe verstellt, kann man sogar die Trainingseffekte steuern: Ein niedrig gestellter Sattel trainiert die Fußbewegung nach oben, ein eher hoch eingerichteter Sattel betont die Fußstreckung. Mit der Sattelhöhe kann man darüber hinaus auch den Anpressdruck hinter der Kniescheibe auf seine eigenen Bedürfnisse einstellen. Zusätzlich kann die optimale Abstimmung von Sattelhöhe und Lenkereinstellung die für den Radfahrer typische Rundrückenhaltung ausgleichen.

Doch nicht nur die Gelenke und die Muskulatur profitieren vom Radfahren: Gerade Kleinkinder und ältere, in den Bewegungen unsicher gewordene Menschen trainieren durch das ständige Halten des Gleichgewichts ihre Koordination.

Einsteigertipps

Wer das Radfahren als ernsthafte Sportart aufnehmen möchte, sollte vorab beim Arzt ein Belastungs-EKG und eventuell eine Blut-Lactat-Bestimmung machen lassen, denn so lässt sich gut ermitteln, wo der derzeit ideale Trainingsbereich liegt.

RADFAHREN AUS MEDIZINISCHER SICHT

Der Nutzen von Radfahren

Radfahren kann von Menschen praktisch jeder Altersgruppe durchgeführt werden, ob im Freien auf dem Drahtesel oder in geschlossenen Räumen auf dem Heimtrainer. Sein besonderer Nutzen liegt im Kreislauftraining (das ist auch günstig in der Rehabilitationszeit nach Herz-Kreislauf-Erkrankungen) und im Training des Bewegungsapparats. Auch für letzteren Bereich gilt der besondere Nutzen in der Rehabilitationsphase nach orthopädischen Problemen, z.B. von Knie- und Hüftgelenken.

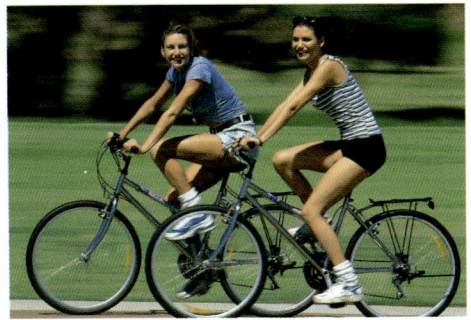

Wie regenerieren die Gelenke?

Eine moderate Gelenkbewegung bei einer gleichzeitigen umfangreichen Gewichtsentlastung (die Last des Oberkörpers ruht auf dem Sattel, nicht auf den Beinen) – das zeichnet die Sportart Radfahren aus. Für Hüft-, Knie- und Sprunggelenksregeneration ist es eine ideale Sportart.

Für wen geeignet?

Profitieren können gestresste und übergewichtige Menschen, aber auch all jene, die viel unterwegs sind. Denn es gibt viele Hotels, in denen man sich ein Fahrrad leihen kann oder in denen ein Hometrainer steht. Bei regelmäßigem Training normalisieren sich erhöhte Cholesterinwerte, erhöhter Blutdruck und Übergewicht.

Wann sind die Gelenke gefährdet?

Stürze kommen leider immer wieder vor. Betroffen davon sind am häufigsten Schulter-, Ellbogen- und Handgelenke, aber auch Knie- und Sprunggelenke. Sind Sitz und Lenker nicht ideal eingestellt, kann es zu vermehrten Belastungen und Verspannungen der Wirbelsäule kommen.

Wie viel Training ist gesund?

20 Minuten bis eine Stunde gilt als ideale tägliche Trainingseinheit, die Trainingseinheiten können ohne Gefährdung der Gelenke zeitlich flexibel gestaltet werden.

Was sollten Einsteiger wissen?

Lassen Sie Ihre Risikofaktoren hinsichtlich Herz- und Gefäßerkrankungen abklären, möglichst mit einem Belastungs-EKG. Starten Sie nicht, wenn Sie sich gerade krank und abgeschlagen fühlen, sondern warten Sie die vollständige Genesung ab.

Schwimmen

Der Auftrieb des Wassers nimmt dem Körper seine Erdschwere. Wir wiegen im Wasser nur noch rund ein Siebtel. Das entlastet die Gelenke, sodass die körperliche Bewegung leichter fällt, was besonders Übergewichtige schätzen. Zugleich fördert der sanfte Widerstand des Wassers bei der Vorwärtsbewegung die Kräftigung von Muskeln und Sehnen sowie die Erhöhung der Ausdauer. Bewegung im Wasser ist der gesündeste Sport überhaupt!

Warum Schwimmen so viele Vorteile hat

Besonders wer noch untrainiert ist, hat im Wasser einen Vorteil: Beim Schwimmen kommt man nicht so leicht außer Atem wie etwa beim Laufen. Das ist leicht nachzuvollziehen: Da die Wassertemperatur meistens geringer ist als die Körpertemperatur, ziehen sich die Blutgefäße in der äußeren Schicht unseres Körpers zusammen. Daher wird die Haut weniger stark durchblutet, und mehr Blut kommt zur arbeitenden Muskulatur – der Pulsschlag muss weniger ansteigen, um die Ernährung der Muskeln zu sichern.

Im Wasser muss der Körper in der Vorwärtsbewegung gegen einen zwölfmal höheren Widerstand ankämpfen als an Land. Das erfordert enormen Körpereinsatz: Der Kalorienbedarf für eine halbe Stunde Schwimmen beträgt rund 400 Kilokalorien. Und das liegt auch daran, dass durch den Temperaturunterschied von Wasser und Körper der Stoffwechsel auf Hochtouren arbeiten muss.

Schwimmen stimuliert den ganzen Körper, verhilft zu Lockerheit und Geschmeidigkeit und verbessert die ganze Koordination des Körpers. Das A und O beim Schwimmen ist die korrekte Technik. Ein Schwimmkurs unter professioneller Anleitung macht Sinn, um die Technik zu erlernen und zu verbessern.

Vorsicht allerdings bei Brust- und Schmetterlingsschwimmen, denn es verstärkt die Hohlkreuzhaltung. Außerdem kann zu heftiges Beingrätschen beim Brustschwimmen die Knie- und Hüftgelenke überlasten, besonders nach Gelenkoperationen und -verletzungen. Empfehlenswert sind dagegen die Schwimmstile Rückenschwimmen oder Brustkraulen.

■ SCHWIMMEN AUS MEDIZINISCHER SICHT

Der Nutzen von Schwimmen

Weil Schwimmen gewissermaßen im »Liegen« stattfindet, wird eine aktive Streckung des gesamten Körpers durchgeführt. Die Lunge wird in ihrem gesamten Volumen beansprucht, die Atmung aktiviert und rhythmisiert, die Wirbelsäule entlastet, das Bindegewebe kräftig massiert.

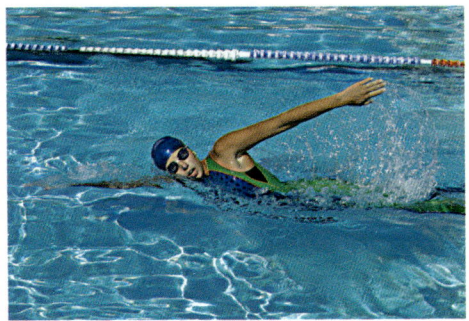

Wie regenerieren die Gelenke?

Beim Schwimmen werden die Gelenke optimal geschont. Der Auftrieb des Wassers entlastet die Wirbelsäule sowie Hüft-, Knie- und Fußgelenke. Auch bei Zerrungen, Gelenkverletzungen und Muskelschmerzen ist noch ein leichtes Schwimmtraining möglich.

Für wen geeignet?

Schwimmen ist geradezu ideal für den gestressten Menschen, den Neueinsteiger und den Übergewichtigen. Zu empfehlen ist es auch bei Gelenk- und Wirbelsäulenproblemen, da die Durchblutung unter Entlastung optimiert wird. Übergewichtige Menschen fällt es meist leicht, sich durch Schwimmen wieder regelmäßig zu bewegen.

Wann sind die Gelenke gefährdet?

Ausschließliches Brustschwimmen, ohne dass dabei der Kopf untertaucht, kann zur Verstärkung von Halswirbelsäulen- und Lendenwirbelsäulenproblemen führen.

Wie viel Training ist gesund?

Da nur wenige Menschen täglich Zeit für das Schwimmen finden, besteht die Gefahr des »Übertrainierens«, wenn man dann nur einmal in der Woche eine Trainingseinheit angeht. Deshalb empfehlen wir bei größeren Trainingsabständen einen steten Wechsel der Schwimmarten.

Was sollten Einsteiger wissen?

Falls Sie an Bluthochdruck, Arteriosklerose, Herzmuskelerkrankungen, Herzinsuffizienz, Herzrhythmusstörungen oder Lungenerkrankungen leiden, sollten Sie nur nach ärztlichem Check beginnen. Verspüren Sie beim Schwimmen gar einen Schmerz in der Herzgegend oder einen, der in den linken Arm ausstrahlt, muss ein Check so bald wie möglich erfolgen. Haben Sie einen akuten Infekt, eine Entzündung oder eine offene Wunde, sollte man mit dem Schwimmen bis zur Ausheilung warten.

Beim Rückenschwimmen und Brustkraulen werden die Gelenke durch den Auftrieb im Wasser optimal entlastet. Viele Anfänger hadern beim Kraulen mit der Atemtechnik und halten die Luft unter Wasser an. Um die Zeit des kurzen Kopf-Auftauchens optimal zu nutzen, sollten Sie besser unter Wasser ausatmen, um dann in der Frischluftphase nur einzuatmen.

Einsteigertipps

Wie bei vielen Sportarten gilt auch hier: Gehen Sie es langsam an. Untrainierte sollten ihre Trainingsdistanz in Intervalle unterteilen – also besser ohne Anstrengung fünfmal 200 Meter mit kurzen Pausen schwimmen als einmal 1000 Meter und fast ertrinken.

Anfängern erleichtern 25-Meter-Bahnen den Einstieg, Könner pflügen auf 50-Meter-Bahnen durch das Becken.

Falls Sie mit Pulsuhr trainieren, sollten Sie bedenken, dass Ihr Herz im Wasser etwa 10 bis 15 Schläge weniger pro Minute schlägt als an Land. Und nicht vergessen: Ein paar Bahnen warm schwimmen hilft – auch im heißesten Sommer.

Aquajogging

Wasser gibt in vielerlei Hinsicht Auftrieb. Beim Aquajogging können Sie den Auftrieb nutzen, um die Gelenke spielerisch leicht und nahezu ohne Belastung zu bewegen und zu trainieren.

Joggen mit Auftrieb

Aquajogging ist leicht zu erlernen. Die Technik ähnelt der des Joggens an Land: Auch die Arme müssen mitschwingen. Gelaufen wird dabei in hüft- oder brusttiefem Wasser.

Wie beim Schwimmen reduziert sich auch beim Aquajogging die Belastung des Körpers durch das Körpergewicht um circa 85 Prozent. Damit ist es also der ideale Sport für Übergewichtige. Aber auch bei Haltungs-, Muskel- und Bindegewebsschwäche, Durchblutungsstörungen oder rheumatischen Erkrankungen sowie für Knie- und Rückenpatienten gilt diese Sportart als optimal.

Außerdem ist Aquajogging ein echter Fettkiller: Der Kalorienverbrauch beträgt fast 400 Kilokalorien pro 30 Minuten.

AQUAJOGGING AUS MEDIZINISCHER SICHT

Der Nutzen von Aquajogging

Aquajogging oder Aquawalking ermöglicht aktive, aber gelenkschonende Bewegungen im Zeitlupentempo. Sie können sich dadurch auf genau diejenigen Gelenke konzentrieren, die Sie besonders trainieren möchten. Aquajogging fördert besonders die Ausdauer und darüber hinaus noch die Beweglichkeit und das Koordinationsgefühl.

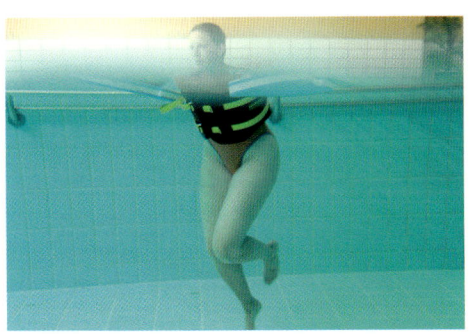

Wie regenerieren die Gelenke?

Aquajogging fördert schonend die Beweglichkeit der Gelenke, da der Wasserauftrieb das Körpergewicht verringert und somit den Bewegungsapparat entlastet. Die Muskulatur erfährt eine permanente Massage und leichte Lymphdrainage, weshalb man fast nie einen Muskelkater bekommt.

Für wen geeignet?

Übergewichtige und Menschen mit Knie- und Rückenproblemen, Haltungs-, Muskel- und Bindegewebsschwäche sowie Durchblutungsstörungen und Rheuma-Patienten. Aquajogging löst dauerhafte durch Stress bedingte Verspannungen der Hals-, Schulter- und Rückenmuskulatur.

Wann sind die Gelenke gefährdet?

Nur dann, wenn Sie ein wenig trainiertes oder verletztes Gelenk einseitig überlasten. Wenn Sie langsam einsteigen und immer auf Ihren Körper hören (Warnhinweise sind Muskelkater, Schmerz, Gelenkschwellung etc.), kann Ihnen nichts passieren.

Wie viel Training ist gesund?

Die optimale Trainingsdauer liegt bei 30 bis 45 Minuten – am besten zwei- bis dreimal wöchentlich. Wer es nur einmal in der Woche ins Schwimmbad schafft, neigt dazu, beim Training zu übertreiben. Am besten wechseln Sie deshalb zwischen Aquajoggen und Schwimmen ab.

Was sollten Einsteiger wissen?

Falls Sie an Bluthochdruck, Arteriosklerose, Herzmuskelerkrankungen, Herzinsuffizienz, Herzrhythmusstörungen oder Lungenerkrankungen leiden, sollten Sie nur nach ärztlichem Check mit dem Schwimmen beginnen. Haben Sie einen akuten Infekt, eine Entzündung oder eine offene Wunde, müssen Sie die Ausheilung abwarten.

Darüber hinaus entspannt die Kraft des Wassers Körper und Psyche. Der kühle Flüssigkeitsstrom massiert die Haut und strafft das Gewebe. Der Temperaturwechsel bringt den Kreislauf in Schwung, und auch das Immunsystem profitiert vom Aquajogging.

Aquajogging für Einsteiger und Fortgeschrittene

Das Wasser ist immer so tief zu wählen, dass man noch gut stehen kann. Für Einsteiger: Der Abdruck vom Beckenboden erfolgt ganz locker und entspannt mit leicht nach vorn gebeugtem Körper. Die Arme werden um 90° im Ellbogen gebeugt und pendeln wie beim Joggen neben dem Körper, in gegengleicher Bewegung. Über die Intensität der Arm- und Beinbewegung steuern Sie Ihre Pulsfrequenz (üben Sie mit einer wasserdichten Pulsuhr im Fettverbrennungspulsbereich! Lesen Sie dazu Seite 183).

Für Fortgeschrittene: Der Abdruck vom Schwimmbadboden ist hier dynamisch. Die Arme werden wie bei der Armbewegung beim Kraulschwimmen eingesetzt. Die Ellbogen sind nur noch leicht gebeugt, und es erfolgt ein kräftiger Armzug mit nach rückwärts gerichteten Handflächen tief im Wasser. Zur Vorwärtsbewegung wird der Arm über dem Wasser geführt (achten Sie auch als Fortgeschrittener auf den optimalen Fettverbrennungspuls, s. S. 183).

Wandern/Bergwandern

In unseren hektischen Zeiten ist Wandern ein wunderbares Kontrastprogramm – und ein Megatrend, der die Sehnsucht nach Entschleunigung der Gesellschaft und nach Rückbesinnung auf menschliche Werte erfüllt. Die Bewegung an der frischen Luft ist das wirksamste Mittel, emotionale Anspannungen oder Stress zu vertreiben. In der Natur kann man Stille erleben, der Reizüberflutung entgehen. Und die Sinne schärfen.

Für Herz und Kreislauf

Wandern ist gut verträglich für Herz und Kreislauf. Der Herzmuskel wird trainiert und gestärkt. Die Durchblutung der Lunge wird gefördert und die Atmung wird tiefer und ökonomischer.

■ (BERG-)WANDERN AUS MEDIZINISCHER SICHT

Der Nutzen von (Berg-)Wandern

Wandern ist eine hervorragende Ausdauersportart, die noch dazu verbunden ist mit
Naturerlebnis und optimalem Stressabbau.
Das gesamte Herz-Kreislauf-System wird
durch die moderate Dauerbelastung ganz
ausgezeichnet trainiert und gestärkt.
Bergwandern ist eine Form des «exercise
walking». Durch leichte Steigungen, kurze
steilere Anstiege und unterschiedlichste
Wegbeschaffenheiten nutzen Sie weitere
positive Belastungsformen.

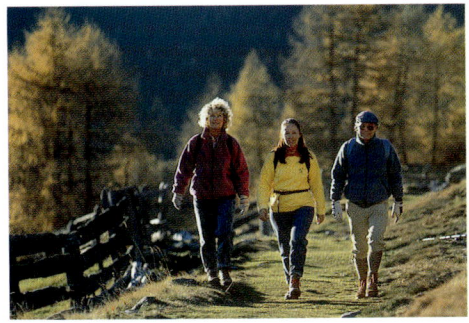

Wie regenerieren die Gelenke?

Wandern trainiert auf schonende Art den
ganzen Körper. Durch seine durchblutungsfördernde Wirkung und seine moderate Ge-
lenkbe- und -entlastung fördert es die Regeneration des Gelenksystems und trainiert
die Stabilisatoren der Gelenke.

Für wen geeignet?

Es ist ideal für Wiedereinsteiger sowie
Übergewichtige und auch ältere Personen,
denn die Gelenkbelastung ist im Vergleich
zum Jogging bei jedem Schritt beim Wandern um mehr als ein Drittel geringer.
Zusätzlich kann man mit speziellen Stöcken
beim Bergabgehen einen Teil des Körpergewichts mit den Armen abstützen, die Hüfte
und die Beine werden auf diese Weise erheblich von Gewicht entlastet.

Wann sind die Gelenke gefährdet?

Personen, die leicht stolpern oder Konzen-
trationsschwierigkeiten haben, sollten
flache Laufstrecken (z. B. Schotterweg im
Wald) bevorzugen. Vorsicht gilt immer
besonders beim Bergabgehen!

Wie viel Training ist gesund?

Wandern ist eine Ausdauersportart. Deshalb
ist tägliches Training mit langsamer Steigerung auf eine Stunde zu empfehlen.

Was sollten Einsteiger wissen?

Lassen Sie durch Ihren Arzt Ihre Risikofaktoren hinsichtlich Herz, Gefäßen und Blutdruck abklären. Legen Sie Ihren Start nicht
in eine Zeit, in der Sie sich ungewöhnlich
matt und abgeschlagen fühlen. Und falls
Sie Wiedereinsteiger sind: Starten Sie nicht
mit der Belastung, mit der Sie vor 10 oder
gar 20 Jahren zuletzt gewandert sind, sondern lassen Sie es langsam angehen.

Die Fließeigenschaften des Blutes verbessern sich und das Thromboserisiko sinkt. Auch die Durchblutung und Sauerstoffversorgung des Gehirns werden verbessert. Dadurch steigt zum Beispiel nachhaltig die Konzentrationsfähigkeit. Weiterhin stärkt Wandern, wie jede Ausdauersportart, das Immunsystem.

Ein Trainingseffekt stellt sich schon ein, wenn Sie dreimal wöchentlich je eine halbe bis eine Stunde wandern. Das Tempo sollte so dosiert sein, dass man sich beim Gehen immer noch leicht und ohne Anstrengung unterhalten kann.

Warum Stöcke empfehlenswert sind

Bergwandern geht an die Substanz, wobei der Abstieg mehr fordert als der Anstieg. Problematisch ist das Abbremsen, die anstrengende Haltearbeit beim Bergabgehen. Bei jedem Schritt bekommt man gewissermaßen einen Schlag ins Kreuz – wer da Probleme hat, sollte mit dem Bergwandern vorsichtig sein. Hilfreich sind (zusammenschiebbare) Teleskopstöcke oder Nordic-Walking-Stöcke. Mit ihrer Hilfe übernehmen Schultern und Arme einen Teil der übermäßigen Belastung (Hüft-, Kniegelenke, Wirbelsäule). Oder Sie nehmen bergab möglichst die Bergbahn.

Rebounding

Ein Rebounder (von engl. rebound = zurückfedern) ist ein Minitrampolin mit einer runden, weich federnden Sprungmatte (Durchmesser ca. 1 m, Höhe ca. 25 cm). Beim Springen auf einem Rebounder werden Sie weich abgebremst, die entstehenden Kräfte werden erst mit Verzögerung an den Bewegungsapparat weitergegeben. Aber auch die inneren Organe werden mobilisiert.

Kraft für die Gelenke und mehr

Rebounding trainiert Gelenkkapseln, Bänder, Sehnen, Muskeln und Knorpel und fördert die Neubildung kollagenhaltiger Fasern, die das Gelenk stabilisieren. Rebounding verstärkt aber auch die Darmtätigkeit. Es konnte sogar ein Anstieg der roten und weißen Blutkörperchen nachgewiesen werden.

■ REBOUNDING AUS MEDIZINISCHER SICHT

Der Nutzen von Rebounding

Es ist ideal zur Förderung des Koordinationsvermögens sowie des Knochen- und Muskelaufbaus. Durch das Empfinden von Leichtigkeit der Bewegung auf dem Trampolin wirkt Rebounding gleichzeitig anregend und damit positiv auf die Psyche.

Wie regenerieren die Gelenke?

Je federnder der be- und entlastende Druck der Schwerkraft auf den Knorpel einwirkt, umso günstiger wirkt sich dies auf die Ernährung des Knorpels aus (s. S. 31).

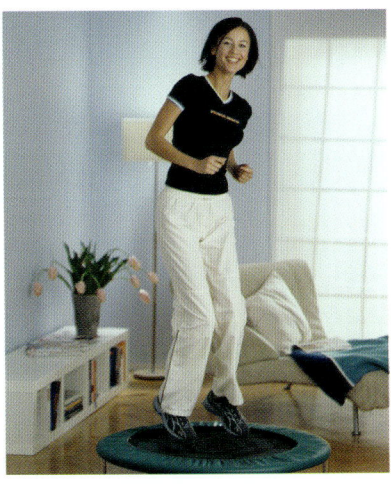

Für wen geeignet?

Es ist ein idealer »Zwischendurch«-Sport für alle, die ihre Gelenke fit halten wollen. Man kann durch Rebounding auch das im Alter oft nachlassende Koordinations- und Reaktionsvermögen trainieren.

Wann sind die Gelenke gefährdet?

Bei Bandscheiben- und Gelenkproblemen sollten Sie nur die Geh- und Laufbewegungen machen, gegebenenfalls gestützt durch zwei Walking-Stöcke. Keine Sorge: Auch alleiniges Gehen und Laufen auf dem Rebounder bringt einen großartigen Trainingseffekt. Auch die Benutzung der Stöcke führt dabei zu keinen Trainingseinbußen. Falls Sie sich gerade zu Anfang unsicher fühlen, nehmen Sie ruhig die Stöcke zur Hand.

Das klassische Auf- und Abhüpfen empfehle ich nur dem Geübten, der noch dazu nicht an Gelenkproblemen leidet.

Wie viel Training ist gesund?

Der Trainingseffekt beim Rebounding ist sehr intensiv, sodass Sie nur wenige Minuten pro Tag trainieren müssen. Ein ideales Endziel ist z. B. 2-mal 15 Minuten pro Tag.

Was sollten Einsteiger wissen?

Lassen Sie Ihren Arzt Ihre Risikofaktoren hinsichtlich Herz, Gefäßen und Blutdruck abklären. Und Vorsicht: Rebounding kann schnell so viel Spaß machen, dass man es leicht übertreiben kann, ohne es sofort zu merken. Starten Sie also nicht, wenn Sie sich gerade matt und abgeschlagen fühlen.

Der Rebounder als Trainingsgerät

Steigern Sie sich täglich um etwa eine Minute, bis Sie nach drei, vier Wochen spielend 15 Minuten intensives Training schaffen. Doch Vorsicht: Der Spaß beim Rebounding verführt zum Übertreiben.

Die Preisspanne für Trainingsgeräte ist groß: von weniger als 50 Euro bis zu mehr als 200 Euro. Bei Billiggeräten ist die Aufhängung der Federn in Matte und Rahmen oft schlecht. Probieren Sie das Gerät selbst einmal aus und vergleichen Sie das Sprungverhalten vor dem Kauf. Achten Sie auf eine weiche Federung. Ich arbeite am liebsten mit den Geräten der Firma bellicon MEDI swing, weil sie weich und elastisch und dennoch sehr robust sind.

Leichtes Krafttraining mit dem Theraband

Wussten Sie, dass wir alle drei Jahre rund ein Kilo Muskelmasse verlieren und durch Fettmasse ersetzen? Und zwar in erster Linie die schnell kontrahierenden Muskelfasern, die uns bei Stürzen davor bewahren, dass wir nicht wie ein Mehlsack umfallen und hart aufkommen. Durch gezieltes Krafttraining lässt sich der schleichende, altersbedingte Muskelabbau stoppen. Mehr noch: Jeder kann in kurzer Zeit Muskulatur aufbauen. Gerade im fortgeschritteneren Alter ist dies von großer Bedeutung.

Die Wirkung von Krafttraining

Muskeln geben nicht nur dem Körper attraktive Rundungen, vor allem halten, stützen, stabilisieren und bewegen sie unsere Gelenke und das Knochengerüst. Sie ermöglichen Bewegung, in ihnen findet die Fettverbrennung statt – Muskeln bestimmen auch maßgeblich über unsere Lebensqualität.

Regelmäßiges leichtes Training führt nicht unbedingt zur Verdickung der Muskeln, es führt aber auf jeden Fall zur Verstärkung der Muskulatur. So gekräftigt, kann sie ihre vielfältigen Aufgaben besser erfüllen. Außerdem kann ein regelmäßiges, leichtes Krafttraining zur Stimulation der inneren Organe beitragen, mit ähnlich positiven Effekten wie die Organ-Stimulationsübungen, die im nächsten Kapitel ausführlich beschrieben sind.

THERABAND-TRAINING AUS MEDIZINISCHER SICHT

Der Nutzen des Theraband-Trainings

Die großen Vorteile der Theraband-Therapie sind die gute Mitnahmemöglichkeit und einfache Handhabung sowie die Anwendung an jedem beliebigen Ort.

Wie regenerieren die Gelenke?

Da mit dem Theraband die gelenkstabilisierenden Strukturen und Muskeln isoliert gestärkt werden können, ist es ein ideales, weil vielseitig einsetzbares Trainingsgerät für jedes Gelenkproblem.

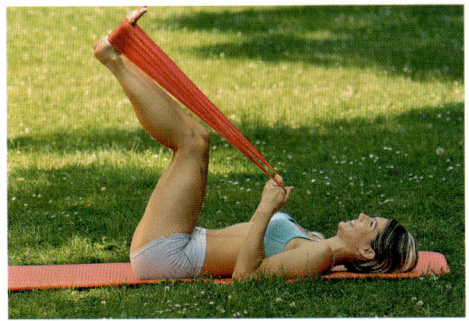

Für wen geeignet?

Für praktisch jeden mit Gelenkproblemen. Und darüber hinaus können eigentlich alle Menschen, die fit und aktiv bleiben wollen, von den Übungen mit dem Theraband in Bezug auf die Gesamtbeweglichkeit und die Gelenkstabilisation profitieren.

Wann sind die Gelenke gefährdet?

Nur für den Fall, dass einseitig oder falsch therapiert wird. Deshalb empfehlen wir bei schon vorhandenen Gelenkbeschwerden eine Einweisung in die Übungen mit dem Theraband durch Ihren Arzt oder einen Physiotherapeuten, der Ihr Gelenkproblem genau kennt. Er kann Ihnen sagen, welche Übungen am besten für Sie sind und wie Sie sie genau ausführen sollten.

Wie viel Training ist gesund?

Das Trainingsziel bestimmt auch hier die Intensität. Der Trainingseffekt mit dem Theraband hängt neben der Übungshäufigkeit und -intensität auch von der gewählten Bandstärke ab (es gibt Bänder von extra leicht bis maximal schwer, jede Stufe hat ihre eigene spezielle Farbe). Entwickeln Sie keinen falschen Ehrgeiz, sondern suchen Sie sich das Band aus, mit dem Ihnen die Übungen am meisten Spaß machen. Wenn Sie Ihre Körperfitness nachhaltig steigern wollen, sollten Sie täglich 2-mal etwa 15 Minuten trainieren.

Was sollten Einsteiger wissen?

Übungen mit dem Theraband – richtig angewendet – machen Spaß. Wenn Sie es nicht übertreiben, kann auch nichts passieren. Sie können also gleich durchstarten (s. S. 201), doch beginnen Sie am besten mit einem weniger festen Band.

Leichtes Krafttraining ist also in jedem Fall empfehlenswert. Und die am wenigsten aufwändige Variante des Krafttrainings ist mit Sicherheit das Training mit dem Theraband.

Das kleinste Fitnessstudio der Welt

Es ist handlich, preiswert, passt in jede Tasche und bietet vielfältige Trainingsmöglichkeiten – das Theraband. Sie können damit gezielt einzelne Muskeln, aber auch ganze Muskelgruppen trainieren, Ihre Muskulatur wirkungsvoll kräftigen und Ihr Bindegewebe straffen. Schon nach zwei Wochen regelmäßigen Trainings werden Sie einen deutlichen Kraftgewinn spüren.

Den meisten Therabändern liegt eine Übersicht über einige Übungen bei, Sie können aber auch Ihren Arzt oder Physiotherapeuten nach den für Sie am besten geeigneten Übungen fragen. Ich selbst empfehle die »Fünf goldenen Gelenkübungen« (s. S. 201).

Sie können Therabänder in verschiedenen Widerstandsstufen kaufen, von beige (extra leicht) bis gold (maximal schwer). Der Preis pro Band liegt bei ca. 10 Euro.

Ein Theraband (Länge: 200–250 cm) besteht aus Naturlatex. Bei guter Pflege ist es lange haltbar. Reinigen Sie das Band alle paar Wochen mit klarem Wasser und pudern Sie es danach mit Babypuder ein. Lagern Sie es trocken, und setzen Sie es nicht unnötig der Sonne aus – dann haben Sie lange Freude an Ihrem persönlichen Fitnessstudio aus der Westentasche.

Qigong

Qigong ist eine chinesische Meditationsform, die es in verschiednenen Ausprägungen gibt: Sie kann sowohl spirituellen und kämpferischen, aber auch gesundheitlichen Zielen dienen. Qigong soll aber in jedem Fall durch harmonische Atem- und Bewegungsübungen zur inneren Konzentration führen.

Mit den Übungen des Qigong soll die Lebensenergie Qi wieder in einen gleichmäßigen Fluss gebracht werden. Der Fluss dieses Qi ist nach chinesischer Vorstellung entscheidend für die Gesundheit und das Wohlbefinden eines Menschen.

QIGONG AUS MEDIZINISCHER SICHT

Der Nutzen von Qigong?

Qigong wirkt nicht nur positiv auf die Funktionen des Bewegungsapparats, sondern auch auf die von Herz und Kreislauf, wenn es regelmäßig geübt wird. Deshalb ist es außer für Gelenkkranke auch für Herz-Kreislauf-Patienten und bei Atemwegserkrankungen bestens geeignet.

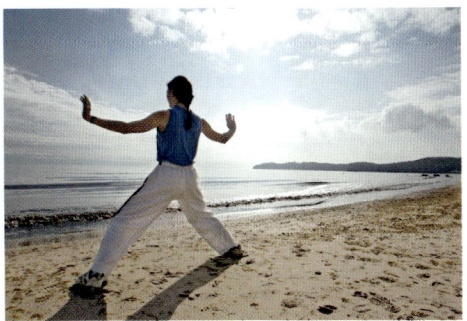

Wie regenerieren die Gelenke?

Es stellt eine ideale, ergänzende Therapie dar bei Rücken- und Gelenkbeschwerden. Der Erfolg basiert auf dem langsamen und harmonischen Wechsel von Anspannung und Entspannung. Und der Gelenkknorpel wird sanft, aber gründlich ausgepresst und kann sich bei Entlastung mit frischer Gelenkflüssigkeit voll saugen. Ein besonderer Tipp ist Aqua-Qigong: Beim Durchführen der Übungen im Wasser erlebt man zusätzlich ein Gefühl von Schwerelosigkeit.

Für wen geeignet?

Alle Menschen, die aktiv bleiben wollen, können durch Qigong ihre Gesamtbeweglichkeit und das innere Gleichgewicht stärken. Da die Bewegungsabläufe ganz ruhig und sanft sind, können auch Ältere und Untrainierte problemlos einsteigen. Gestressten bringt vor allem die Konzentration auf die Harmonie in den Bewegungen und der meditative Charakter Vorteile.

Wann sind die Gelenke gefährdet?

Nur für den Fall, dass einseitig oder falsch geübt wird. Gerade für den Anfänger ist daher eine gute Anleitung durch einen Qigong-Lehrer wichtig.

Wie viel Training ist gesund?

Ideal wäre es, Qigong zur täglichen Gewohnheit werden zu lassen. Dies ist insbesondere den gestressten Menschen zu empfehlen, um vor oder nach harter Tagesarbeit wieder zur eigenen Mitte zu finden und innere Anspannungen zu lösen.

Was sollten Einsteiger wissen?

Da der Erfolg beim Qigong stark vom jeweiligen Lehrer abhängt, sollten Sie prüfen, ob Sie mit ihm »können«. Das Kursangebot ist inzwischen groß – schnuppern Sie ruhig in mehrere rein. Eine vorherige medizinische Abklärung ist eigentlich nicht notwendig, da die Belastung durchgängig gering ist.

Störungen und Blockaden des Qi-Flusses bilden die Ursache aller Erkrankungen, sowohl der psychischen als auch der körperlichen. Alles, was den Fluss des Qi in Gang bringt, wirkt also positiv.

Entspannung und ganzheitliche Energiearbeit

Die Qigong-Übungen haben oft bildhafte Namen: »Die Krähe fliegt in den Morgen«, »Mit den Händen den Himmel stützen«, »Den Bogen nach rechts und links spannen« – solche Bezeichnungen geben ein anschauliches Bild und lassen sich leichter nachvollziehen als rein rationale Beschreibungen. Durch die Übungen werden Bewusstsein und Unterbewusstsein stets gemeinsam angesprochen, es ist ein wahrhaft ganzheitliches Trainingskonzept. Alle Übungen lassen sich überall auf kleinstem Platz durchführen.

Das wesentliche Ziel dieser traditionellen, ganzheitlichen Energiearbeit (das ist die wortwörtliche Übersetzung von Qigong) ist der Aufbau und die Pflege von Qi. Diese innere Kraft wird auf vielfältige Weise entwickelt und kultiviert, indem man sowohl Haltung und Bewegung als auch Atmung, Vorstellung und Geist in Harmonie bringt. Dadurch wird nicht zuletzt der autonom ablaufende Prozess der ständigen Regeneration verstärkt. Entsprechend ist Qigong sowohl zur Vorbeugung als auch zur Behandlung von Erkrankungen hervorragend geeignet.

Qigong ist leicht durchzuführen

Es gibt Qigong-Übungen sowohl in ruhenden Positionen (Stehen, Sitzen, Liegen) als auch in Bewegung. Sie können von Menschen jeder Altersstufe und jeder Leistungsfähigkeitsstufe erlernt und fast überall praktiziert werden. Auch bei bereits eingeschränkter Bewegungsfähigkeit sind viele der Übungen gut durchzuführen.

Qigong können Sie nach erfolgter Anleitung selbstständig praktizieren – das ist der große Reiz. Der Nachteil ist: Die gewünschten Effekte stellen sich nicht sofort ein, anders als z. B. bei der Akupunktur. Wie bei den meisten anderen Sportarten dauert das einige Wochen oder Monate. Trotzdem lassen sich immer mehr Menschen von Qigong begeistern. Nach einem harten Tag können diese Übungen innerhalb weniger Minuten neue Energie spenden.

Die fünf goldenen Gelenkübungen

Diese Übungen helfen, die Gelenkkapseln zu stabilisieren und den Aufbau der gelenkführenden Muskulatur zu entwickeln. Es ist ein ganzheitliches Konzept, denn es werden nicht nur gleichzeitig mehrere Muskelketten trainiert, sondern auch bestimmte innere Organe stimuliert. Optimal ist es, alle fünf Übungen je zehn Mal auf jeder Seite zu absolvieren, aber auch jede einzelne Übung für sich allein bringt – regelmäßig durchgeführt – spürbare Erfolge.
Für alle unsere Gelenkübungen brauchen Sie ein an seinen Enden zusammengeknotetes Theraband in Ihrer Lieblingsstärke.

Schulter- und Wirbelsäule

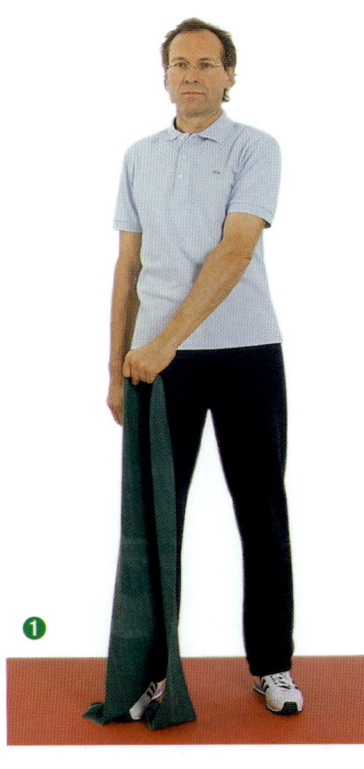

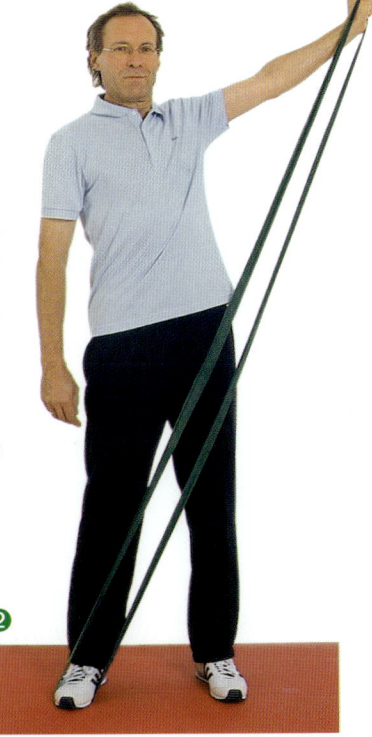

❷ Führen Sie den gestreckten Arm mit dem Band langsam nach links oben, über Schulterhöhe. Der Oberkörper bleibt aufrecht und dreht sich leicht nach links. Dann kehrt der Arm wieder in die Ausgangsposition zurück. Die Übung stimuliert auch den Magen.

❶ Stellen Sie Ihren rechten Fuß in das in der Mitte geknotete Band und halten Sie das Band mit der linken Hand fest. Der linke Arm bleibt dabei gestreckt.

Bauch, Oberschenkel und Sprunggelenke

❶ Sie sitzen auf einem Stuhl, stellen beide Füße in das Band und fassen es mit beiden Händen. Dann heben Sie die Beine etwa 5 cm an.

❷ Strecken Sie die Beine in Hüfte und Knien langsam gegen den Widerstand des Bandes. Dann langsam wieder zurückführen. Diese Übung stimuliert auch den Dünndarm.

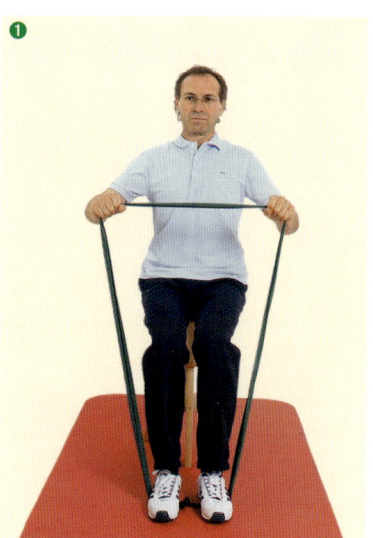

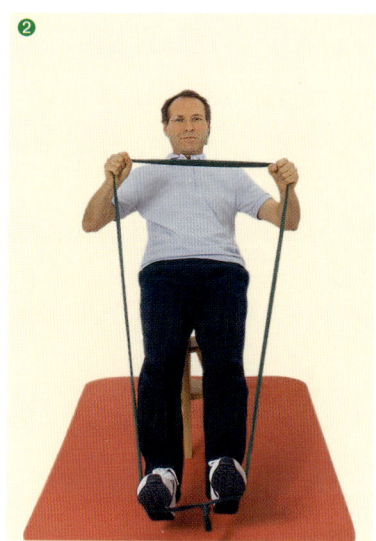

Ellbogen, Schultern und Wirbelsäule

❶ Befestigen Sie das Theraband hoch über Ihrem Kopf, etwa in der Tür. Setzen Sie sich aufrecht mit ausge- streckten Beinen hin und fassen Sie das Band über Ihrem Kopf mit beiden Händen, die Arme sind gestreckt.

❷ Beschreiben Sie mit den Händen einen gro- ßen Bogen bis fast zum Boden und dann im Bogen langsam zurück. Diese Übung stimuliert auch die Bauchspeicheldrüse.

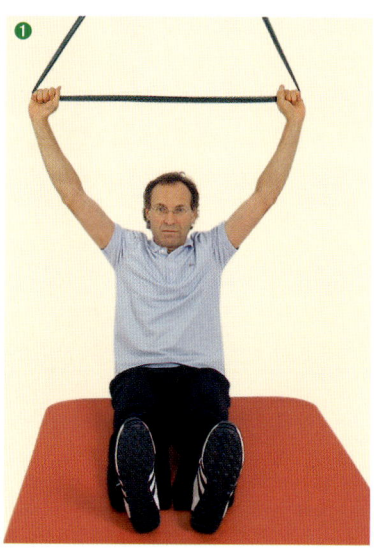

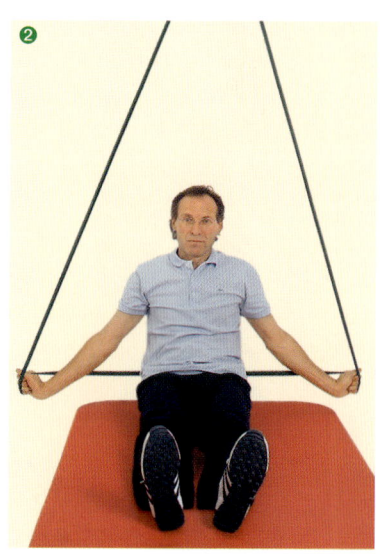

Knie, Hüfte und Lendenwirbelsäule

❶ Das geknotete Theraband legen Sie hier nochmal in der Mitte zusammen und schlingen es um ein Sprunggelenk. Aufrecht stehend spannen Sie es mit der Sohle des anderen Fußes an. Halten Sie sich dabei an einer Stuhllehne fest.

❷ Beugen Sie die Knie und schlagen Sie wie in Zeitlupe langsam nach hinten aus, danach gehen Sie wieder in die Ausgangsposition. Diese Übung stimuliert auch den Dünndarm.

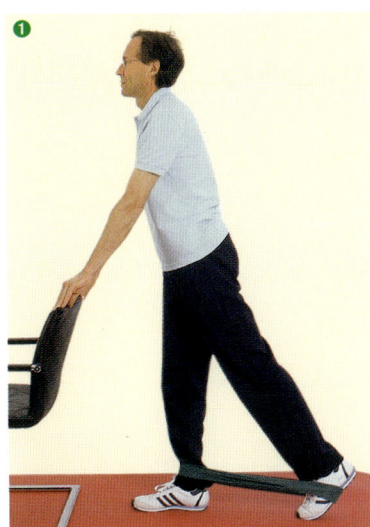
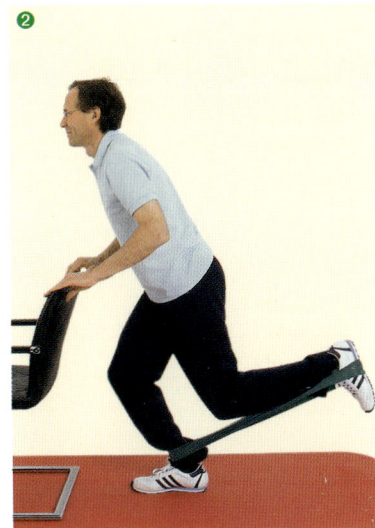

Seitliches Knie, Hüfte und Lendenwirbelsäule

❶ Sie steigen in das wie oben doppelt genommene Theraband und spannen es in Höhe Ihrer Sprunggelenke durch das Spreizen der Beine. Aufrecht stehend wieder an einer Lehne festhalten.

❷ Verlagern Sie Ihr Gewicht auf ein Bein und führen Sie das entlastete Bein langsam so weit wie möglich zur Seite. Diese Übung stimuliert auch den Dickdarm.

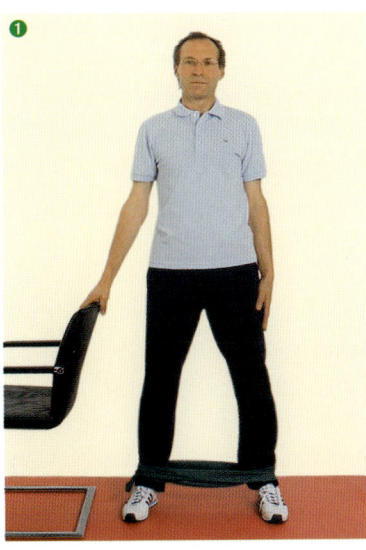
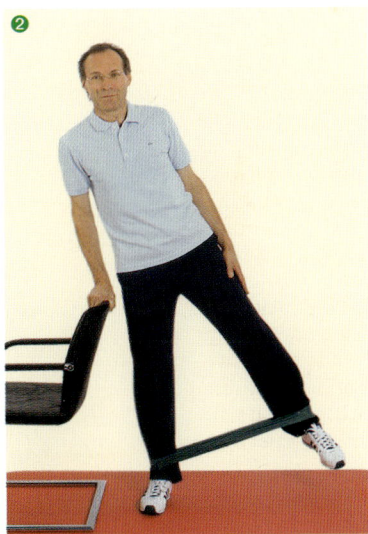

Der große Check: Welcher Gelenk-Typ sind Sie?

Wäre es nicht besser, wenn man jene Faktoren kennen würde, die den einen zum Risikopatienten für Gelenkleiden machen und den anderen nicht? Das hätte den großen Vorteil: Man könnte in (noch) gesunden Zeiten mit entsprechenden präventiven Maßnahmen rechtzeitig gegensteuern. Nachdem ich viele tausend Patienten mit Gelenkbeschwerden betreut habe, hat sich für mich ein klares Risikoprofil herauskristallisiert. Anhand einiger weniger Kriterien lässt sich mit ziemlicher Wahrscheinlichkeit prognostizieren, ob und wie stark Sie gefährdet sind, an den Gelenken zu erkranken.

Wer sein Risikoprofil kennt, kann rechtzeitig Maßnahmen ergreifen, um so lange wie möglich (am besten für immer) Gelenkproblemen vorzubeugen.

Wer ist ein »Gelenk-Risikopatient«?

Es gibt vor allem zwei wichtige Faktoren, die das Schicksal der Gelenke positiv oder negativ beeinflussen:

■ Die Reaktionsmuster der unterschiedlichen Menschentypen auf innere oder äußere Einflüsse. Dabei handelt es sich um angeborene oder erworbene Reaktionsmuster, die sich in der Körperhaltung, aber auch im Temperament widerspiegeln.

■ Die über die Jahre entwickelten Organschwächen, die ganz spezielle Energie- oder Funktionsdefizite zur Folge haben – was sich wiederum auf die Gelenke auswirkt.

Auch wenn Sie sich zur Zeit wohl fühlen oder nur unter gerinfügigen Gelenkbeschwerden leiden – mit dem auf den nachfolgenden Seiten beschriebenen Check erfahren Sie, welches Risiko für Gelenkprobleme Sie in sich tragen. Finden Sie zunächst in der Typ-Analyse heraus, zu welchem Konstitutionstyp Sie gehören und welche »Gelenkrisiken« für diesen Typ am größten sind. In der anschließenden Faktoren-Analyse können Sie dann ermitteln, wie Ihr aktuelles Risikoprofil bei Ihrem derzeitigen Lebensstil aussieht. Mit dem Wissen aus diesem Buch haben Sie Ihre Gelenkgesundheit selbst in der Hand: Lesen Sie ab Seite 210, für welchen Gelenk-Typ welche Sportart am empfehlenswertesten ist.

1. Die Typ-Analyse

Grundsätzlich kann man vier verschiedene Menschentypen an ihren Körperformen erkennen. Zu welchem Typ gehören Sie?

- **Der Hager-Schlaksige (Typ 1):** Er ist der Haltungsschwächling, eher mager, mit schmalem Kopf, Brust und Schultern. Seine Gelenke sind eher schlank strukturiert, häufig nicht sehr straff und neigen zur Überdehnbarkeit.
- **Der Athlet (Typ 2):** Er verfügt über einen starken bis groben Knochenbau und deutlich taillierten Körperbau, sein Brustkorb ist stattlich und er ist eher muskulös.
- **Der Genießer (Typ 3):** Ihm ist die verschwenderische Fülle unseres Lebensmittelangebots anzusehen. Er ist meist mittelgroß und hat einen sichtbaren Bauchansatz. Sein Gesicht ist breit, der Hals eher kurz, die Figur gedrungen. Seine Gelenke sind relativ zu dieser Körperfülle eher grazil angelegt, sie passen sich aber über die Jahrzehnte der erhöhten Gewichtsbelastung an bis hin zur kompensatorischen Gelenkverdickung.
- **Der Labile (Typ 4):** Dieser Typ ist gesundheitlich anfällig, er sieht eher blass und angeschlagen aus. Seine Gelenke sind wenig stabil, zudem schmerz- und verletzungsanfällig.

Aus der jahrelangen Erfahrung in der Betreuung von Gelenkpatienten haben sich vier grundsätzliche Gelenk-Typen herauskristallisiert.

Besonders interessant ist, dass jeder dieser vier Menschentypen ganz typische Reaktionsmuster auf Umwelteinflüsse zeigt. Und auch deren Gelenke reagieren sehr typspezifisch. Egal, in welche Typ-Gruppe Sie sich selbst einordnen, finden Sie nachfolgend die speziellen Risiken jedes Typs aufgeführt.

Typ 1: Der Hager-Schlaksige

Der Hager-Schlaksige startet ohne Handicap in sein Gelenkleben. Meist lebt er mit Normalgewicht. Körperliche Bewegung fällt ihm nicht schwer, obwohl manchmal etwas Anschub nötig ist. Eine Gefahr, die auf ihn lauert, ist die Überbeweglichkeit seines Gelenksystems – die Bänder sind oft nicht so straff, wie sie sein sollten. Ist dies bei Ihnen der Fall? Sie können das an Ihrem Handgelenk prüfen: Lässt es sich um mehr als 90° nach hinten beugen? Wenn ja, ist dies ein Zeichen für die Überdehnbarkeit der Bänder.

Zusätzliche Gelenkrisiken lauern beim Typ 1 hier: Er ist meist kein guter Verwerter von tierischem Eiweiß. Nimmt er für seine Verhältnisse zu viel Eiweiß (also viel Fleisch und Wurstwaren) zu sich, mehren sich seine Verdauungsstörungen. Diese Probleme haben zur Folge, dass er weniger regenerative Substanzen, weniger Mineralien und Vitamine aufnehmen kann. Sein ohnehin schwaches Bindegewebe wird noch schwächer.

»Genussgifte« wie Alkohol und Nikotin schaden dem Hager-Schlaksigen ganz besonders, weil sie zusätzlich dem Bewegungsapparat die notwendige Flüssigkeit entziehen.

Typ 2: Der Athlet

Menschen vom Typ Athlet sind von Natur aus mit kräftigen Muskeln und Gelenken ausgestattet. Sie trainieren regelmäßig die Muskeln und halten mithin auch die Gelenkkapseln stabil – zumindest haben sie dies in jungen Jahren getan. Mit zunehmendem Alter lauern zwei Gefahren: Trägheit und Gewichtszunahme.

Zusätzliche Gelenkrisiken lauern beim Typ 2 hier: Häufig wird einseitig trainiert und einseitig gegessen. Dies begünstigt sowohl die Verletzungsgefahren als auch die Überlastung von den Gelenken. Räumt der Athlet nicht auch einer täglichen Regeneration Raum ein, setzt er sich einem stärkeren Arthroserisiko aus.

Typ 3: Der Genießer

Mit Genießer sind all jene gemeint, die frühzeitig die üppige Kost und das ruhige Erdendasein schätzen lernen. Zur Fortbewegung von hier nach dort wird fast immer nur das Auto oder ein anderes Verkehrsmittel benutzt. Die normale Folge ist Übergewicht, das häufig sogar mit innerem stillem Stolz demonstriert wird: Schließlich unterstreicht Fülle die Bedeutung der Persönlichkeit.

Der Genießer startet schon mit einem erheblichen Handicap in sein Gelenkleben: In der Kindheit war Bewegungsarmut die Regel, die Gelenksysteme wurden überlastet. Jetzt sind Knie- und Hüftgelenke und die untere Lendenwirbelsäule besonders gefährdet.

Zusätzliche Gelenkrisiken lauern beim Typ 3 hier: Er fühlt sich als vitaler Mensch, neigt dazu – wenn er sich schon mal bewegt –, es zu übertreiben. Durch seine Körperfülle steigt die Gelenkbelastung überproportional. Außerdem sind seine Ausscheidungsorgane meist ähnlich träge wie er selbst. Entsprechend werden Schadstoffe nicht rasch genug ausgeschieden – sie werden in großem Maße in Gelenken und Bändern abgelagert.

Typ 4: Der Labile

Bereits in seiner Kindheit muss dieser Typ alle Kinderkrankheiten erdulden. Er ist blass, neigt zu Wassereinlagerung, ist Belastungen nicht gut gewachsen und ermüdet rasch. Medizinische Checks liefern häufig keine konkreten Anhaltspunkte – aber er fühlt sich nie richtig wohl und leistungsfähig. Er neigt zu Entzündungen, die auch die Gelenksysteme und die Muskeln schwächen.

Zusätzliche Gelenkrisiken lauern beim Typ 4 hier: In der Nähe der Gelenke kommt es bei ihm öfters zu Schwellungen. Diese verschlechtern die Gelenkversorgung mit Nährstoffen, was wiederum die ständig nötige Regeneration verlangsamt, den Alterungsprozess beschleunigt. Umso wichtiger ist es, die Schwellungen einzudämmen, sich regelmäßig zu bewegen und perfekt zu ernähren, damit es auch zu möglichst wenig Infekten kommt.

2. Die Faktoren-Analyse

Über den Typ hinaus ist für die Gelenk-Risikoanalyse auch entscheidend, wie der Mensch mit dem jeweiligen Körpertypus mit negativen Umwelteinflüssen fertig wird und wie seine Organe auf innere oder äußere krank machende Einflüsse reagieren. Eine Selbstanalyse bezieht sich deshalb auf folgende Punkte:
- Art der Ernährung und ihre Folgen,
- Ausmaß der täglichen körperlichen Bewegung,
- Gewohnheiten bei Alkohol- und Nikotinkonsum,
- vorausgehende Verletzungen mit Auswirkung auf Gelenke,
- vorausgehende Infektionskrankheiten.

Je ehrlicher Sie hier antworten, desto aufschlussreicher ist die Auswertung für Sie. Solange uns keine Beschwerden plagen, ist es wichtig, die Weichen so zu stellen, dass der Zustand so bleibt.

WELCHES RISIKOPROFIL BESITZEN SIE?

Punkte

Ernährung	Täglich mehr-mals Fleisch/Wurst **3 Punkte**	Täglich ein-mal Fleisch/Wurst **2 Punkte**	3- bis 4-mal pro Woche Fleisch/Wurst **1 Punkt**	Überwiegend vegetarische Kost **0 Punkte**	
Sport mehr als 20 Minuten	1-mal im Monat oder weniger **3 Punkte**	1-mal alle 2 Wochen **2 Punkte**	1-mal pro Woche **1 Punkt**	1-mal täglich oder öfter **0 Punkte**	
Nikotin-konsum	Über 20 Zigaretten **3 Punkte**	Zwischen 10 und 20 Zigaretten **2 Punkte**	Weniger als 10 Zigaretten **1 Punkt**	Kein Nikotin-konsum **0 Punkte**	
Alkohol-konsum	Täglich mehr als 0,75 l Wein oder 1,5 l Bier **3 Punkte**	Täglich 0,375 l Wein oder 0,1 l Bier **2 Punkte**	Geringer, aber doch täg-licher Alkohol-konsum **1 Punkt**	Kein Alkohol-konsum **0 Punkte**	
Gelenkver-letzungen oder Gelenk-operationen	Offene Gelenk-verletzung oder offene Operation **3 Punkte**	Gelenkkap-seldehnung, arthros-kopische Operation **2 Punkte**	Öfters Umknicken, öfter Gelenk-blockierungen **1 Punkt**	Keine Verlet-zung oder Operation bekannt **0 Punkte**	
Infektions-krankheiten	Infektion in einem großen Gelenk **3 Punkte**	Wieder-kehrender Gelenk-erguss **2 Punkte**	Chronisch wie-derkehrende Infektionen im Körper **1 Punkt**	Kaum Infektio-nen, weder im Gelenk noch überhaupt **0 Punkte**	

Punkte gesamt

Die Auswertung

Dieser Gelenk-Risikocheck basiert auf der Erfahrung mit und der Behandlung von tausenden von Patienten. Ihre Selbstanalyse kann frühzeitig Ihr Bewusstsein wecken, auf die Gesundheit Ihrer Gelenke zu achten.

0 Punkte: Risikostufe 0
Sie brauchen sich keine Sorgen zu machen. Sie sind von der Natur verwöhnt, und wenn Sie sich weiterhin aktiv um Ihre Gelenke kümmern, werden Sie Ihre Gelenke noch weit in Ihrem Leben tragen.

1–3 Punkte: Risikostufe I
Checken Sie besonders die Risikobereiche, in denen Sie Punkte gesammelt haben. Danach dürfte es für Sie kein Problem sein, mit Hilfe der Ernährungs- und Bewegungs-Tipps, die Sie in diesem Buch finden, Ihre Punktzahl zumindest stabil zu halten oder sogar zu reduzieren. Dann haben Sie auch langfristig keine Gelenkprobleme zu erwarten.

4–6 Punkte: Risikostufe II
Sie brauchen eine neue Strategie für Ihr Gelenksystem, um Gelenkproblemen dauerhaft zu entgehen. Beginnen Sie am besten jetzt sofort zu handeln, ändern Sie Ihren Lebensstil dort, wo Sie ihn vermutlich schon längere Zeit ändern wollten.

7–10 Punkte: Risikostufe III
Es ist eine genaue Analyse nötig, was Sie an Ihrem Lebensstil ändern können – und müssen. Noch können Sie das Ruder herumreißen, bevor es zu spät ist und Sie von Langzeitschäden an Ihrem Gelenksystem geplagt werden.

11–14 Punkte: Risikostufe IV
Sie sollten sofort, heute und jetzt, anfangen, die für Ihre Gelenke negativen Gewohnheiten zu ändern. Beginnen Sie mit einer Sache, die Ihnen besonders leicht fällt – dann ist ein Anfang schon gemacht. Aber schieben Sie nichts mehr auf die lange Bank. Der »Gelenkarthrose-Zug« hat sich bereits in Bewegung gesetzt. Springen Sie jetzt ab, indem Sie handeln. Noch lässt sich die negative Entwicklung verlangsamen – oder gar stoppen. Lesen Sie ab Seite 210, welche Sportart Ihren Gelenken gut tut.

Über 15 Punkte: Risikostufe V
Ihre Gelenkzukunft ist alles andere als rosig. Sie sind stark gefährdet. Es sind radikale Änderungen in puncto Lebensstil nötig, um Ihre Gelenke langfristig so gesund und so leistungsfähig zu erhalten, wie Sie es sich wünschen. Lesen Sie ab Seite 210, welche Sportart Ihren Gelenken gut tut.

Check: Welcher Sport ist gut für Ihren Gelenk-Typ?

Ich habe aufgrund meiner Erfahrung Empfehlungen für jeden Typ und jede Risiko-Stufe erarbeitet, welche Sportart am besten geeignet ist, um Gelenkerkrankungen und -verschleiß vorzubeugen.

DER HAGER-SCHLAKSIGE

	Risiko-Stufe I	Risiko-Stufe II	Risiko-Stufe III	Risiko-Stufe IV	Risiko-Stufe V
Joggen	•••	••	••	•	•
Walking	•••	•••	••	••	••
Nordic Walking	•••	•••	••	••	••
Schwimmen	•••	•••	••	••	••
Aquajogging	•••	•••	••	••	••
Wandern	•••	•••	••	••	••
Rebounding	•••	•••	••	•	••
Leichtes Krafttraining mit dem Theraband	•••	•••	••	••	••

DER ATHLET

	Risiko-Stufe I	Risiko-Stufe II	Risiko-Stufe III	Risiko-Stufe IV	Risiko-Stufe V
Joggen	•••	•••	••	•	•
Walking	•••	•••	••	••	••
Nordic Walking	•••	•••	••	••	••
Schwimmen	•••	•••	••	••	•
Aquajogging	•••	•••	••	•	•
Wandern	•••	•••	••	••	•
Rebounding	•••	•••	••	•	•
Leichtes Krafttraining mit dem Theraband	•••	•••	•••	•	•

••• risikolos   •• moderates Training   • leichtes Training   • nicht ohne Risiko

Führen Sie also zunächst die Typ-Analyse auf Seite 205 durch und ermitteln Sie dann Ihr persönliches Risikoprofil. Danach können Sie in den Tabellen unten die für Sie optimalen Sportarten ablesen. Richten Sie sich bei Ihrer Wahl aber auch nach Ihren persönlichen Vorlieben, schließlich soll Ihnen der Sport auch Spaß machen. Und nur wenn das der Fall ist, halten Sie auch das einmal Begonnene durch – und nur dann erzielen Sie die erwünschte Wirkung.

DER GENIESSER

	Risiko-Stufe I	Risiko-Stufe II	Risiko-Stufe III	Risiko-Stufe IV	Risiko-Stufe V
Joggen	●●●	●●●	●	●	●
Walking	●●●	●●●	●●	●	●
Nordic Walking	●●●	●●●	●●	●	●
Schwimmen	●●●	●●●	●●	●	●
Aquajogging	●●●	●●●	●●	●	●
Wandern	●●●	●●●	●●	●	●
Rebounding	●●●	●●	●●	●	●
Leichtes Krafttraining mit dem Theraband	●●●	●●●	●●●	●●	●●

DER LABILE

	Risiko-Stufe I	Risiko-Stufe II	Risiko-Stufe III	Risiko-Stufe IV	Risiko-Stufe V
Joggen	●●●	●●●	●●	●	●
Walking	●●●	●●●	●●	●●	●
Nordic Walking	●●●	●●●	●●	●	●
Schwimmen	●●●	●●	●●	●●	●
Aquajogging	●●●	●●	●●	●●	●
Wandern	●●●	●●●	●●	●	●
Rebounding	●●●	●●●	●●	●	●
Leichtes Krafttraining mit dem Theraband	●●●	●●	●	●	●

●●● risikolos ●● moderates Training ● leichtes Training ● nicht ohne Risiko

Sport bei Gelenkbeschwerden

Wenn bei Ihnen bereits ein oder mehrere Gelenke Probleme machen, sollten Sie auf keinen Fall die Hände in den Schoß legen. Auch hier gilt die alte Faustregel: Gebrauch erhält, Anstrengung belebt, Überanstrengung schadet. Wenn Sie also Sport gezielt und unter Anleitung ausüben, können Sie nichts falsch machen und dabei einiges für Ihre Gelenkgesundheit tun.

Sport ist nicht nur für Gelenkgesunde gut – im Gegenteil. Gerade Menschen mit Gelenkproblemen profitieren enorm, wenn sie die für sich richtige Bewegungsart finden und regelmäßig durchführen.

Sport bei Arthrose

Wir haben die acht auf den Seiten 181 bis 200 vorgestellten Sportarten so ausgewählt, dass Sie täglich etwas für Ihre Gelenke tun können – im Wohnzimmer wie im Freien und alles ohne großen Aufwand. Zwar reagiert jeder Arthrose-Patient unterschiedlich auf körperliche Belastung, dennoch kann ich Ihnen ein paar allgemeine Tipps und Empfehlungen geben:

1. Wahrscheinlich werden sich Ihre Beschwerden schon nach einer bis drei Wochen bessern – nur aufgrund des muskulären Trainingseffekts. Einen bleibenden Effekt erzielen Sie erst dann, wenn auch die Bänder und Gelenkkapseln auf Ihr tägliches Training ansprechen, also frühestens nach sechs Wochen.
2. Üben Sie vorsichtig, tasten Sie sich an die ideale Belastungsstufe heran. »Der Schmerz ist dein Freund«, sagen die Amerikaner, denn er warnt vor Überanstrengung. Sie sollten also nie in den Schmerz hineinüben und lieber vorher Pause machen.
3. Einen perfekten Nebeneffekt erzielen Sie mit unseren Sportarten, wenn Sie diese im so genannten Fettverbrennungspulsbereich durchführen. Den ermitteln Sie so:

   220 – Ihr Lebensalter = maximaler Belastungspuls.
   Maximaler Belastungspuls dividiert durch 3 und multipliziert mit 2 = optimaler Fettverbrennungspuls

Bewegen Sie sich täglich mindestens 20 Minuten in dieser Pulsfrequenz, können Sie dadurch nicht nur ganz nebenbei auf Ihr Idealgewicht zusteuern, sondern auch Ihren Testosteronspiegel um bis zu 30 Prozent erhöhen (vgl. S. 42).

Welche Sportart nun bei Ihrer Arthroseform besonders günstig ist, können Sie anhand Ihrer Ergebnisse aus Gelenk-Typ- und Risikoprofil-Check in der Tabelle auf Seite 214 nachlesen.

Sport bei rheumatischen Erkrankungen

Auch beim Rheumapatienten entscheidet das Maß der regelmäßigen täglichen Bewegung über die Gelenkzukunft. Beim chronischen Verlauf ist die tägliche Bewegung ein »Muss«.

Im Prinzip sind alle genannten Sportarten möglich, die Tabelle auf Seite 214 gibt Ihnen Auskunft darüber, welche davon besonders günstig sind. Ich empfehle ganz besonders, die fünf Goldenen Gelenkübungen täglich durchzuführen, da sie neben Ihren Gelenken auch Ihre Organe stimulieren im Kampf gegen das Rheumaleiden. Sind Ihre Gelenke aber gerade stark entzündet (heiß, geschwollen), ist zunächst Ruhe und Schonung angesagt.

Egal, an welchem Gelenkproblem Sie leiden: Es gibt praktisch immer eine Möglichkeit, auch wieder in Bewegung zu kommen.

Sport bei Gicht

Bei einem akuten Gichtanfall müssen Sie Ihrem Gelenk unbedingte Ruhe gönnen, meist lassen die Schmerzen ja sowieso praktisch keine Bewegung zu. Ist der Anfall allerdings vorbei, sollten Sie unbedingt tägliche Bewegung aufnehmen, um das Gelenk besser zu durchbluten. Welche Sportarten von den beschriebenen besonders günstig sind, ersehen Sie aus der Tabelle auf Seite 214.

Sport bei künstlichen Gelenken

Hüft- und Kniegelenkarthrose sind die häufigsten Anlässe für den Einsatz eines künstlichen Gelenks. Das Alter, gegebenenfalls das Ausmaß der Osteoporose, die verbliebene Bewegungsfähigkeit und der Trainingszustand der Muskeln entscheiden, wie intensiv noch Sport ausgeführt werden kann: Im Prinzip kann man auch mit Gelenkprothese alle genannten Sportarten ausüben. Doch egal, welche Art der Bewegung Sie wählen – günstig ist tägliche Bewegung auf jeden Fall, auch und gerade mit künstlichen Gelenken.

WELCHE SPORTARTEN ICH EMPFEHLE

Erkrankung/Situation	Schweregrad	Schwimmen	Radfahren	Aqua-jogging
Hüftgelenkarthrose	beginnende	● ● ●	● ● ●	● ● ●
	mäßige	● ● ●	● ●	● ● ●
	fortgeschrittene	● ● ●	●	● ● ●
Kniegelenkarthrose	beginnende	● ● ●	● ●	● ● ●
	mäßige	● ● ●	● ●	● ● ●
	fortgeschrittene	● ● ●	●	● ● ●
Schultergelenkarthrose	beginnende	● ●	● ●	● ● ●
	mäßige	● ●	● ●	● ● ●
	fortgeschrittene	●	●	● ● ●
Arthrose der kleinen Gelenke der Wirbelsäule	beginnende	● ● ●	● ●	● ● ●
	mäßige	● ● ●	● ●	● ● ●
	fortgeschrittene	● ● ●	●	● ● ●
Sprunggelenkarthrose	beginnende	● ● ●	● ● ●	● ● ●
	mäßige	● ● ●	● ●	● ● ●
	fortgeschrittene	● ● ●	●	● ● ●
Gicht (in der anfallsfreien Phase)	beginnende	● ● ●	● ● ●	● ● ●
	mäßige	● ● ●	● ● ●	● ● ●
	fortgeschrittene	● ● ●	● ● ●	● ● ●
Rheumatische Erkrankungen (außerhalb der akuten Entzündungsphase)	beginnende	● ● ●	● ● ●	● ● ●
	mäßige	● ● ●	● ●	● ● ●
	fortgeschrittene	● ● ●	●	● ● ●

● ● ● für fast jeden ideal   ● ● unbedingt ausprobieren   ● nur empfehlenswert, wenn die Übung keinen Schmerz auslöst   ● nicht zu empfeh

Nordic Walking	Wandern/ Bergwandern	Rebounding	Krafttraining mit dem Theraband	Qigong	Die fünf gol- denen Gelenk- übungen
●●●	●●●	●●	●●●	●●●	●●●
●●	●●	●	●●●	●●●	●●●
●●	●	● (rot)	●●●	●●●	●●●
●●●	●●	●●	●●●	●●●	●●●
●●	●●	●	●●●	●●●	●●●
●	●	● (rot)	●●	●●●	●●●
●●	●●	●	●●	●●	●●●
●	●●	●	●●	●●	●●
●	●●	●	●	●●	●
●●	●●	●	●●●	●●●	●●●
●●	●●	●	●●●	●●●	●●●
●●●	●	● (rot)	●●	●●	●●●
●●●	●●●	●	●●●	●●●	●●●
●●	●●	●	●●●	●●●	●●
●	●	●	●●●	●●●	●
●●●	●●●	●●●	●●●	●●●	●●●
●●●	●●●	●●●	●●●	●●●	●●●
●●●	●●●	●●	●●●	●●●	●●●
●●●	●●●	●●	●●●	●●●	●●●
●●	●●●	●	●●●	●●●	●●●
●	●	● (rot)	●●●	●●●	●●●

Das gute Leben

Es ist nie zu spät, den eigenen Lebensstil positiv zu verändern. Jeder kann jederzeit und in jedem Alter damit anfangen, ein gesundheitsbewusstes und körperlich, geistig sowie sozial aktives Leben zu führen. Man profitiert immer davon.

Durch eine vernünftige Lebensweise können Sie auch auf bereits eingetretene Risikofaktoren – wie z. B. Stoffwechselstörungen, Bluthochdruck, Übergewicht und auch Gelenkerkrankungen – positiv einwirken und deren schädliche Einflüsse auf das Alter verringern. Die Ausrede »Ist eh schon alles zu spät« zieht also nicht.

Was heißt eigentlich »vernünftige Lebensweise«?

Vernünftige Lebensweise heißt auf keinen Fall nur Verzicht, sondern im Gegenteil: Es bedeutet, auf die eigenen Bedürfnisse mehr Rücksicht zu nehmen.

Vernünftige Lebensweise? Davon hat fast jeder eine eigene Vorstellung. Und das ist gut so. Klar, vernünftige Lebensweise bedeutet auf jeden Fall immer: Den eigenen Körper als Kapital betrachten und ihn nicht unnötig mit zu vielen Genussmitteln (Tabak, Alkohol, Süßigkeiten) zu traktieren. Vernünftige Lebensweise – das heißt auch, sich ausreichend Bewegung zu verschaffen, um so den Körper vor unnötigem Übergewicht zu bewahren. Vernünftige Lebensweise – das bedeutet vor allem aber, einmal zur Ruhe zu kommen. Gönnen Sie sich doch einfach mal Stunden der Muße. Geben Sie sich Zeit, um über wirklich wichtige Dinge nachzudenken. Fragen Sie sich: Wohin soll mein Weg eigentlich gehen?

Schenken Sie sich doch vielleicht gerade jetzt ein paar wenige Minuten Zeit und denken Sie darüber nach, auf welche Weise Sie ab sofort Ihr Leben so bereichern könnten, dass Vernunft und Spaß in Ihrem Dasein zu einem sinnvollen Gleichgewicht und zu langfristiger Harmonie finden und diese erhalten.

Denken Sie dabei auch an Ihren Bewegungsapparat – also an die Gesundheit Ihrer Gelenke. Wenn die Gelenke schmerzen und nicht mehr richtig funktionieren, wenn die Bewegungsfreiheit stark eingeschränkt ist – dann ist fast alles nichts mehr wert, die Lebensqualität sinkt ins Bodenlose. Eine vernünftige Lebensweise bewahrt vor diesen unnötigen Einschränkungen oder kann sie zumindest auf ein erträgliches Maß begrenzen.

ZEHN TIPPS FÜR GELENKFREUDIGE LEBENSWEISE

1. Bewegen Sie sich regelmäßig: Durch die Blutzirkulation werden Knochen und Knorpel mit Nährstoffen versorgt.

2. Betreiben Sie gelenkschonenden Sport: Nordic Walking, Wandern, Aquajogging, Radfahren und Schwimmen entlasten und stärken die Gelenke.

3. Schützen Sie sich vor Unfällen: Gerade Arthrose kann auch durch Verletzungen entstehen. Wärmen Sie sich vor dem Sport auf, steigern Sie Ihr Trainingsprogramm nur langsam.

4. Kurieren Sie Verletzungen aus: Achten Sie darauf, dass Ihre Beschwerden vollkommen behoben und die Gelenke wieder strapazierfähig sind. Infektionen können sowohl dem Gelenkknorpel zusetzen als auch Auslöser für arthritische Erkrankungen sein.

5. Achten Sie auf Ihr Gewicht: Tragen Sie nicht unnötig viel Fett mit sich herum. Übergewicht belastet die Gelenke und ist ein Hauptverursacher von Arthrose.

6. Ernähren Sie sich gesund: Ihre Gelenke danken Ihnen den Verzehr von reifem Obst, Gemüse und Salaten. Sie enthalten Vitamine, die gelenkschädigende Stoffe aus Ihrem Körper abfangen. Falls Sie es nicht schaffen, sofort mit dem Rauchen aufzuhören: Lutschen Sie nach jeder Zigarette eine Vitamin-C-Tablette, denn Vitamin C kann zumindest einen Teil der freien Radikale neutralisieren.

7. Lassen Sie entzündete Gelenke behandeln: Gehen Sie zum Arzt und greifen Sie im Notfall zu entzündungshemmenden Medikamenten wie Ibuprofen oder Acetylsalicylsäure. Gönnen Sie sich in diesen akuten Schmerzphasen Ruhe.

8. Hören Sie auf die Signale Ihres Körpers: Schmerzen sind immer eine Warnung. Warten Sie also nicht zu lange ab, sondern werden Sie rechtzeitig aktiv.

9. Investieren Sie in Ihre Gelenke: Gönnen Sie sich die beste Matratze. Entscheiden Sie sich für Abwechslung, was die Sitzmöbel betrifft. Und für Ihre Schuhe gilt: Die besten sind gerade gut genug.

10. Achten Sie auf die eigene Haltung: Eine bewusste, bessere Körperhaltung entlastet nicht nur die Wirbelgelenke im Rücken, sondern auch die anderen Gelenke. Das Leben ist anstrengend genug – erlernen Sie eine Entspannungstechnik speziell für die Gelenke.

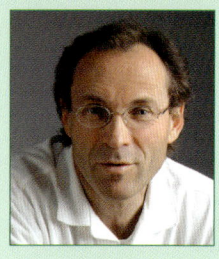

*Dr. med.
Johannes R. Weingart*

Warum ist Bewegung so wichtig?

Was genutzt wird, entwickelt sich; was ungenutzt bleibt, verkümmert – das wusste schon Hippokrates, der große griechische Gelehrte, vor 2400 Jahren. Das heißt, der Mensch bleibt nur gesund und in Balance, wenn seine Systeme im Fluss sind: Das Blut, das den Sauerstoff bis in die kleinsten Kapillaren des Körpers flutet; die Lymphe, die die Schlacken und Gifte abtransportiert; die Gehirn- und Rückenmarksflüssigkeit, die unsere Steuerzentrale mit wichtigen Nährstoffen versorgt. Ein Fluss aber kommt nur zustande, wenn Bewegung ihn in Gang hält. Bewegungsmangel ist wider unsere Natur.

Was passiert, wenn wir uns immerzu schonen?

Unsere Muskulatur, unser Knochenapparat, unser Stoffwechsel – alles ist auf Bewegung eingestellt und ausgerichtet. Mit diesem Phänomen hat schon jeder Bekanntschaft gemacht, der längere Zeit einen Gipsverband tragen musste: Wird der Gips abgenommen, ist die Muskulatur darunter erheblich zurückgegangen. Und auch die betroffenen Gelenke sind lange nicht mehr so beweglich. Das Gleiche geschieht, wenn wir uns nur wenig bewegen, auch wenn uns der Rückgang der Muskeln und der Beweglichkeit nicht so auffällt, weil er sich ganz allmählich vollzieht. Gleichzeitig »verhungern« die Gelenkknorpel, denn sie werden nicht über Blutgefäße versorgt, sondern über die Gelenkflüssigkeit. Diese Flüssigkeit wird mit jeder Bewegung des Gelenkes durch das Zusammendrücken des Knorpels wie aus einem Schwamm ausgepresst und dann – bei Entlastung – frisch mit Nährstoffen ausgestattet aufgenommen. Doch ohne Bewegung stockt die Versorgung und damit die Regenerationsfähigkeit.

Welche Sportarten empfehlen Sie besonders?

Aus Gelenk-Sicht ideale Sportarten beanspruchen den ganzen Körper, sind leicht zu lernen, sind jederzeit und bis ins hohe Alter möglich, bergen eine geringe Verletzungsgefahr und überlasten die Gelenke nicht einseitig. Beim Jogging wirken enorme Kräfte auf die Gelenke, sodass man es eigentlich nur jungen Gelenken empfehlen kann. Dagegen sind Nordic Walking, Wandern, Schwimmen und besonders Aquajogging eine Wohltat für die Gelenke. Außerdem empfehle ich jedem ein leichtes Krafttraining mit dem Theraband, um die gelenkstabilisierenden Strukturen und Muskeln zu stärken.

Darf ich bei Arthrose überhaupt noch Sport treiben?

Sie dürfen nicht nur, Sie müssen sogar Sport treiben, wenn Sie Ihre Beschwerden nicht verstärken, sondern bessern wollen! Doch sollten Sie bei Ihrer sportlichen Betätigung einige Grundregeln beachten:

1. Dosieren Sie Ihr Training immer so, dass Sie danach niemals das Gefühl der schweren Gelenke haben.
2. Tragen Sie so oft wie möglich gut passende, luftgepolsterte Schuhe.
3. Geben Sie Ihrem Gelenk genügend Zeit zum Regenerieren, wenn Schmerzen oder eine Schwellung aufgetreten sind.

Wann ist Sport nach Verletzungen wieder möglich?

Das ist eine außerordentlich schwierige Frage, die nicht pauschal beantwortet werden kann, sondern sich am Einzelfall ausrichten muss. Es muss vom Arzt präzise geklärt werden, welche Strukturen verletzt wurden. Danach richtet sich die Dauer der Ruhepause: Bei Absplitterung oder Bruch muss eine Ruhephase von mindestens sechs Wochen eingehalten werden. Bei Zerrung, Verstauchung und Verrenkung ist die Sachlage schwieriger zu beurteilen, weil diese Verletzungsformen fließend ineinander übergehen. Grundregel ist: Starten Sie nie zu früh mit stärkeren Belastungen, geben Sie der Natur die Chance, das Problem auszuheilen. Das dauert meist zwischen 2 und 8 Wochen. Damit die Ver-

letzung nicht nach Jahrzehnten negative Folgen zeigt, sollten Sie diese Entscheidungen mit Ihrem Arzt besprechen.

Ist Sport mit künstlichem Gelenkersatz möglich?

Im Prinzip ja, denn Sie wollten den Gelenkersatz schließlich nicht, damit Sie wieder schmerzlos sitzen, sondern schmerzlos (oder schmerzarm) gehen können. Der erste Schritt vor körperlicher Belastung ist aber ein anderer: Optimieren Sie Ihr Körpergewicht. Dann sind für fast alle Endoprothesenträger die folgenden Sportarten wieder möglich und sinnvoll: Walking, Gymnastik, Aquajogging, Schwimmen, Waldlauf, Wandern (ohne Rucksack), Radfahren. Besprechen Sie die Vorgehensweise und die Intensität mit Ihrem Arzt.

Gibt es Ausnahmen?

Bei Knieendoprothesen sollten Sie größere Vorsicht walten lassen. Am besten ist es hier, sich ein tägliches dynamisch stabilisierendes Gymnastikprogramm anzugewöhnen, und längere Gehstrecken sollten Sie nur in luftgepolsterten Schuhen angehen. Alle entlastenden Sportarten wie etwa Aquajogging, Schwimmen, Radfahren (Heimtrainer) sind in den meisten Fällen nicht nur möglich, sondern zu empfehlen. Bei einer Schultergelenkprothese dürfen Sie jede Sportart durchführen, vorausgesetzt, Sie setzen Ihre Schulter nicht besonderen Belastungen aus.

Gelenkgesundheit durch Organstimulation

In der Ärzteschaft galt die 63-jährige Anneliese Kaiser als »Koryphäenkiller« – also als ein Fall, an dem sich auch die Erfahrensten die Zähne ausbissen: Sie litt seit Jahrzehnten an Rückenschmerzen, ohne dass bislang ein vernünftiger Grund dafür gefunden worden wäre. Keine einzige Schmerzbehandlung hatte für längere Zeit geholfen. Was steckte hinter dem Schmerz?

In der Familie gab es keine offenkundigen Probleme, die Ehe war glücklich, aus ihren Kindern war etwas »geworden« – die Patientin, im Beruf erfolgreich, wirkte trotz der langen Schmerzperiode psychisch stabil. Sie hatte etwas von einem Machertyp und weiblichem »Haudegen«: Eine patente Frau, die sich nicht unterbuttern lässt – durch nichts, auch nicht durch Schmerz.

Als sie unsere Schmerzambulanz aufsuchte, setzten wir zunächst auch auf die klassische Schmerztherapie (Schmerzmedikamente, Massage). Als diese aber ebenfalls wieder nur für kurze Zeit Erfolg zeigte und die Patientin noch dazu über 400 Kilometer entfernt wohnte, besprachen wir mit ihr alle infrage kommenden Therapieformen, die bislang bei ihr noch nicht angewendet wurden. Wichtig war für Anneliese Kaiser, dass sie die Therapie täglich selbst zu Hause durchführen konnte. Unsere Organ-Stimulationsbehandlung war ihr zwar unbekannt, doch die Wirkungsweise leuchtete ihr ein, und sie wollte einen Versuch riskieren.

Drei Wochen später meldete sie sich telefonisch, und zwar in sehr fröhlicher Stimmung. Sie berichtete über erste Erleichterungsanzeichen und – was ihr besonders wichtig war –, dass sie erstmals seit Jahren die Einnahme von starken Schmerzmitteln weglassen konnte, ohne morgens mit noch stärkeren Schmerzen zu erwachen. Mit einer Hand voll einfacher Übungen hatte sie Erfolge erzielt, die die komplizierten Verfahren vorher nicht erreicht hatten.

Organstimulation durch Muskeldehnung

Zwischen 1950 und 1970 entwickelten Mediziner und Chiroprak-
tiker in den USA ein neues Beobachtungs- und Testverfahren von
Erkrankungen aller Art: Mit Hilfe von Muskeltests waren sie in der
Lage, Aussagen über den Zustand auch der inneren Organe des
Menschen und seiner Erkrankungen zu machen. Diese so genannte
Applied Kinesiology ist als diagnostisches Verfahren inzwischen
weltweit anerkannt und findet immer mehr Anhänger.

Auf diesen Erkenntnissen basieren die Beobachtungen, dass jedes Organ mit einem oder mehreren Muskeln korrespondiert (so
genannte Kennmuskeln). Der Muskel dient gewissermaßen als
Sprachrohr des Organs. Erstmals erkannte man, dass Störungen in
einer Muskelregion auf Störungen im korrespondierenden Organ
hinweisen können. So weist der Dünndarm bei 90 Prozent aller
Rückenschmerzpatienten eine Irritation auf. Die Kennmuskula-
tur des Dünndarms ist die Bauchmuskulatur. Wird sie schwach,
kann sie ihrer Aufgabe, die Wirbelsäule zum Bauch hin zu stabilisieren, nicht mehr nachkommen, und wir fallen ins Hohlkreuz. Die
Konsequenz für die Rückenmuskulatur ist, dass sie mehr arbeiten
muss, weil sie die Hohlkreuzhaltung verhindern will.

> Nur wenn die inneren Organe gut funktio-
> nieren, können alle anderen Elemente des Körpers ebenfalls optimal arbeiten.

Werden nun die Kennmuskeln stimuliert – bei Dünndarmstö-
rungen also die Bauchmuskeln –, so wird dieser Reiz auf das entsprechende Organ übertragen und dieses ebenfalls stimuliert. Man
kann auf diese Art aktiv und doch sanft auf innere Organe einwirken und ihre Störungen behandeln.

Uns interessieren hier natürlich ganz besonders die Organe, die
das Dasein und die Zukunft der Gelenke mit beeinflussen. Für die
wichtigsten »Gelenk-Organe« habe ich die besten Stimulationsübungen für Sie entwickelt und zusammengestellt.

Diese Methode, die inneren Organe über die Korrespondenz-
muskeln zu stimulieren, wird Sie schon nach wenigen Tagen faszi-
nieren. Sie fühlen sich wohler, dynamischer, und Sie spüren, wie
Leben in Ihr Bewegungssystem zurückkehrt.

Die Stimulation des Dünndarms

Alle wichtigen Verdauungsvorgänge finden im Dünndarm statt, doch eine Stimulation lohnt sich auch aus anderen Gründen:

- Nur durch ihn können die Nährstoffe (Energiesubstanzen) in den Körper aufgenommen werden.
- Die Darmbewegung (Peristaltik) – sie ist wichtig für die Darmfunktion – wird gesteigert durch Bewegung und Atmung.
- Funktioniert der Dünndarm nicht optimal, kann ein »innerer Durchfall« entstehen: Lebenswichtige Bestandteile der Ernährung (Vitamine, Mineralien, Aminosäuren) können nicht aufgenommen werden. Unmittelbar bemerken wir das zwar nicht, spüren aber z.B. Energiemangel und Konzentrationsstörungen.
- Mindestens 80 Prozent unseres gesamten Immunsystems befindet sich im und um den Dünndarm.

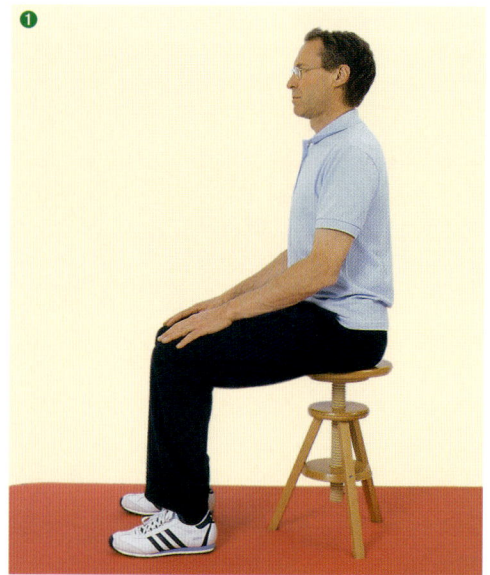 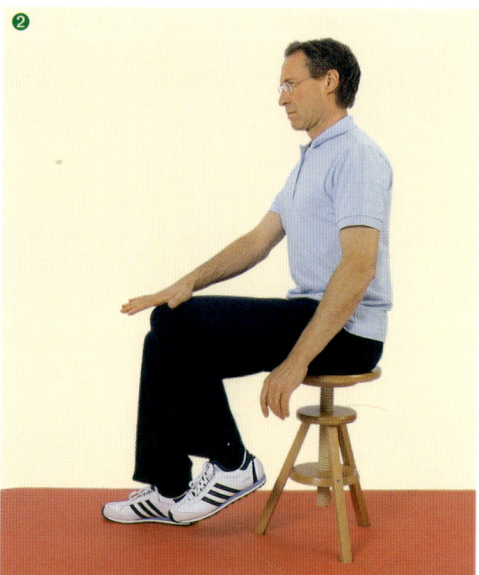

❶ Setzen Sie sich aufrecht auf einen Stuhl ohne Armlehne. Nehmen Sie das Brustbein entspannt nach vorn und ziehen Sie Ihren Nacken lang nach oben, als schwebte Ihr Kopf leicht wie ein Luftballon gen Himmel. Lassen Sie dabei die Schultern fallen.

❷ Heben Sie das linke Knie leicht über den Boden, drücken Sie mit der rechten Hand leicht gegen das linke Knie. Für drei Atemzyklen (jeweils Ein- und Ausatmen und Ruhephase) halten, beim Ausatmen stärker drücken. Die Übung 3- bis 7-mal durchführen, dann Seite wechseln.

Die Stimulation der Niere

Die Niere übt enorm wichtige Funktionen aus, die auch für die Knochen und Gelenke von essenzieller Bedeutung sind:

- Die Regulation des Säure-Basen-Haushalts: Für ein ausgeglichenes Säure-Basen-Gleichgewicht (s. S. 145) muss die Niere die Säuren, die nicht über die Lunge abgeatmet werden können, abfiltern und in den Harn ausscheiden.
- Die Regulation des Mineralhaushalts: Mineralien (s. S. 166) beeinflussen den gesamten Stoffwechsel; ihre Konzentration hängt entscheidend von der Nierentätigkeit ab.
- Die Regulation des Wasserhaushalts: Ist zu wenig oder zu viel Wasser vorhanden, funktioniert der Stoffwechsel nicht richtig.
- Abfiltern und Ausscheiden von »Stoffwechselabfallprodukten«, die sich sonst in den Gelenken ablagern können.

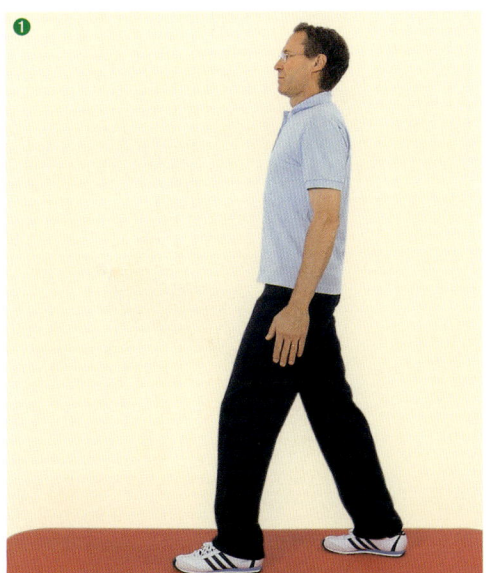

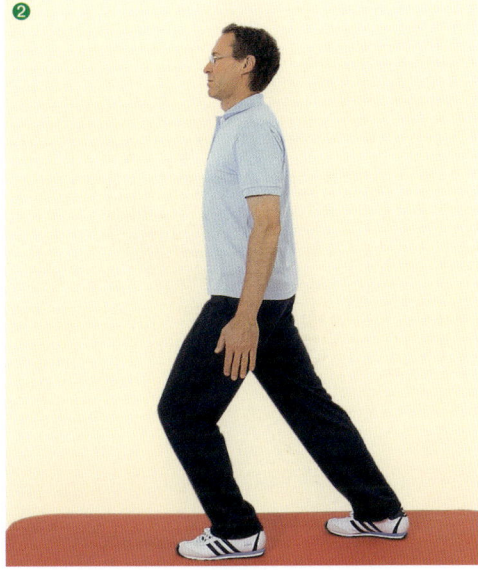

❶ Stellen Sie sich entspannt und aufrecht hin. Setzen Sie das linke Bein nun einen Schritt nach vorn, das rechte Bein bleibt gestreckt, der Oberkörper weiterhin aufrecht. Die Zehenspitzen zeigen nach vorn, beide Fußsohlen stehen mit ihrer ganzen Fläche auf dem Boden.

❷ Schieben Sie Ihr Becken nach vorn, ohne es zu kippen, die Dehnung kann mit den Händen am Gesäß unterstützt werden. Die Wirbelsäule bleibt aufrecht. Halten Sie die Dehnung für drei Atemzyklen aufrecht, dann Seitenwechsel. Die Übung auf jeder Seite 3- bis 7-mal durchführen.

Die Stimulation von Kreislauf und Sexualorganen

Der Kreislauf hat einen direkten Einfluss auf alle Gewebe: Eine gute Durchblutung schafft die Voraussetzungen für eine gute Nährstoffversorgung und den Abtransport der zellulären Abfallprodukte. Auch die Gelenke profitieren davon: Wird die Gelenkflüssigkeit nicht über das Blut ständig neu aufgeladen, bekommt der Knorpel nicht genügend Nährstoffe. Die Folge: Er kann sich nicht mehr gut genug regenerieren, er wird rau und verschleißanfälliger.

Der Einfluss der Sexualorgane auf die Gesundheit unserer Gelenke ist zwar auf den ersten Blick nicht so augenfällig, doch werden in diesen Organen Hormone produziert, die entscheidend den Alterungsprozess des gesamten Körpers und so auch den der Bänder, Knochen und Gelenke beeinflussen.

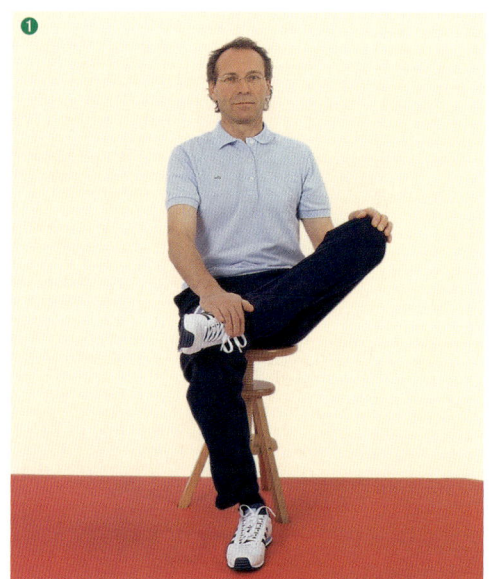 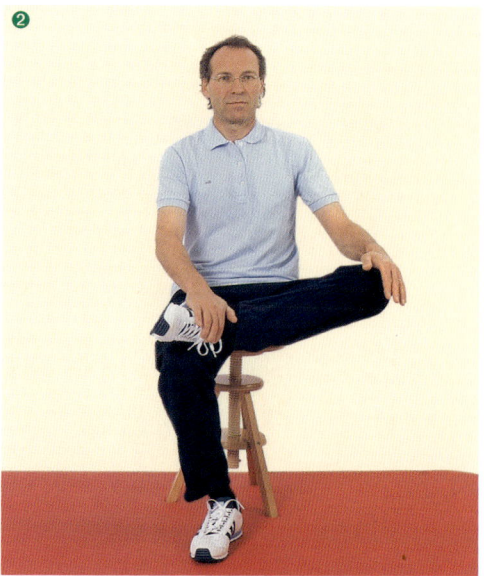

❶ Setzen Sie sich aufrecht auf einen Stuhl ohne Armlehne (s. S. 222 links). Legen Sie das linke Bein in Schneidersitz-Position auf den rechten Oberschenkel oder lehnen Sie die Fußsohle wenigstens daran an. Den linken Fuß mit der rechten Hand in dieser Stellung halten.

❷ Drücken Sie das Knie mit der gleichseitigen Hand sanft bodenwärts. Diese Position für drei Atemzyklen halten, dann Seitenwechsel. Beim Ausatmen den Druck der Hand auf das Knie sanft erhöhen, Becken nicht kippen. Die Übung auf jeder Seite 3- bis 7-mal durchführen.

Die Stimulation der Bauchspeicheldrüse

Die Bauchspeicheldrüse hat eine sehr wichtige Aufgabe in unserem Verdauungssystem: Sie produziert einen Großteil unserer Verdauungsenzyme, die die größeren Bestandteile der Nahrung in kleinere zerlegen. So zerkleinert passieren die Nährsubstanzen die Dünndarmwand und werden ins Blut überführt. Unzerlegt dagegen können die Nährstoffe nicht aufgenommen werden.

Produziert die Bauchspeicheldrüse keine oder nur zu wenig Enzyme, ist die gesamte Verdauung gefährdet und damit die Nährstoffversorgung des Körpers. Selbst bei bester Ernährung »verhungert« der Mensch regelrecht. Dabei sind gerade die Gelenke mit ihrem täglichen Reparaturbedarf dringend angewiesen auf eine optimale Versorgung. Eine Anregung der Bauchspeicheldrüse hat also eine positive Wirkung, die Sie schon bald spüren werden.

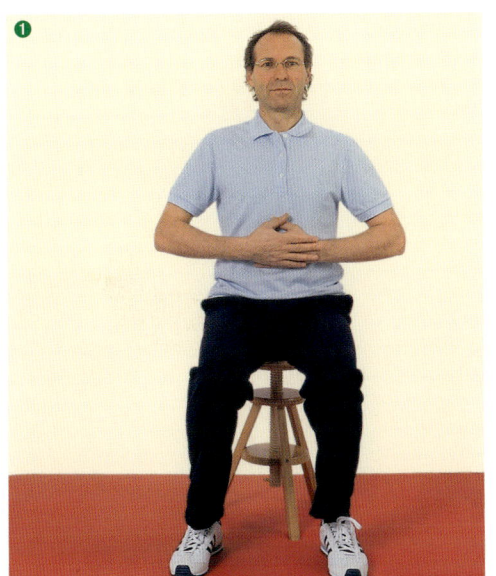

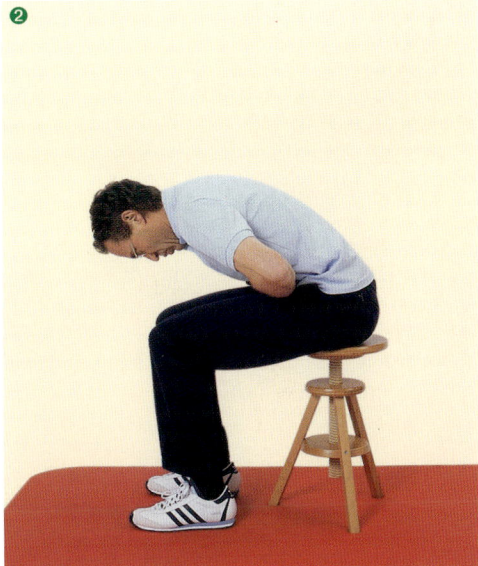

❶ Setzen Sie sich aufrecht auf einen Stuhl ohne Armlehne (s. S. 222 links). Legen Sie Ihre beiden Handflächen oberhalb des Nabels flach übereinander auf den Bauch. Üben Sie mit den Handflächen nun einen sanften Druck in Richtung Bauch aus und atmen Sie entspannt ein.

❷ Beugen Sie beim Ausatmen den Oberkörper weit nach vorn und verstärken Sie dabei den Druck Ihrer Handflächen auf den Bauch. Achten Sie darauf, dass Sie bei der Vorwärtsbewegung langsam und vollständig ausatmen. Wiederholen Sie diese Übung drei bis sieben Atemzyklen.

Register

Bildnachweis

Umschlagvorderseite: Axel Kock
IFA-Bilderteam: Umschlagrückseite r. M., 5 u., 187, 193; Getty Images: 189;
jump Fotoagentur: Umschlagrückseite u. l., 195; Mauritius: 5 M., 197;
Dr. K.-U. Nielsen: Umschlagrückseite r. u., 4 u., 5 o., 66, 68, 72, 201–203,
222–225; Superbild: Umschlagrückseite r. o., 4 o., 185; Visum: Umschlagrückseite u. r., 4 M., 191, 199

■ HINWEIS

Die im Buch veröffentlichten Ratschläge wurden mit größter
Sorgfalt von Autor und Verlag erarbeitet und geprüft. Eine Ga-
rantie kann jedoch nicht übernommen werden. Ebenso ist eine
Haftung des Autors bzw. des Verlags und seiner Beauftragten für
Personen-, Sach- oder Vermögensschäden ausgeschlossen.

Erkrankungen mit ernstem Hintergrund gehören immer in ärztliche Behandlung. Bei bereits bestehenden Beschwerden kann
das Buch deshalb keinen fachärztlichen Rat ersetzen.